CHAKREN

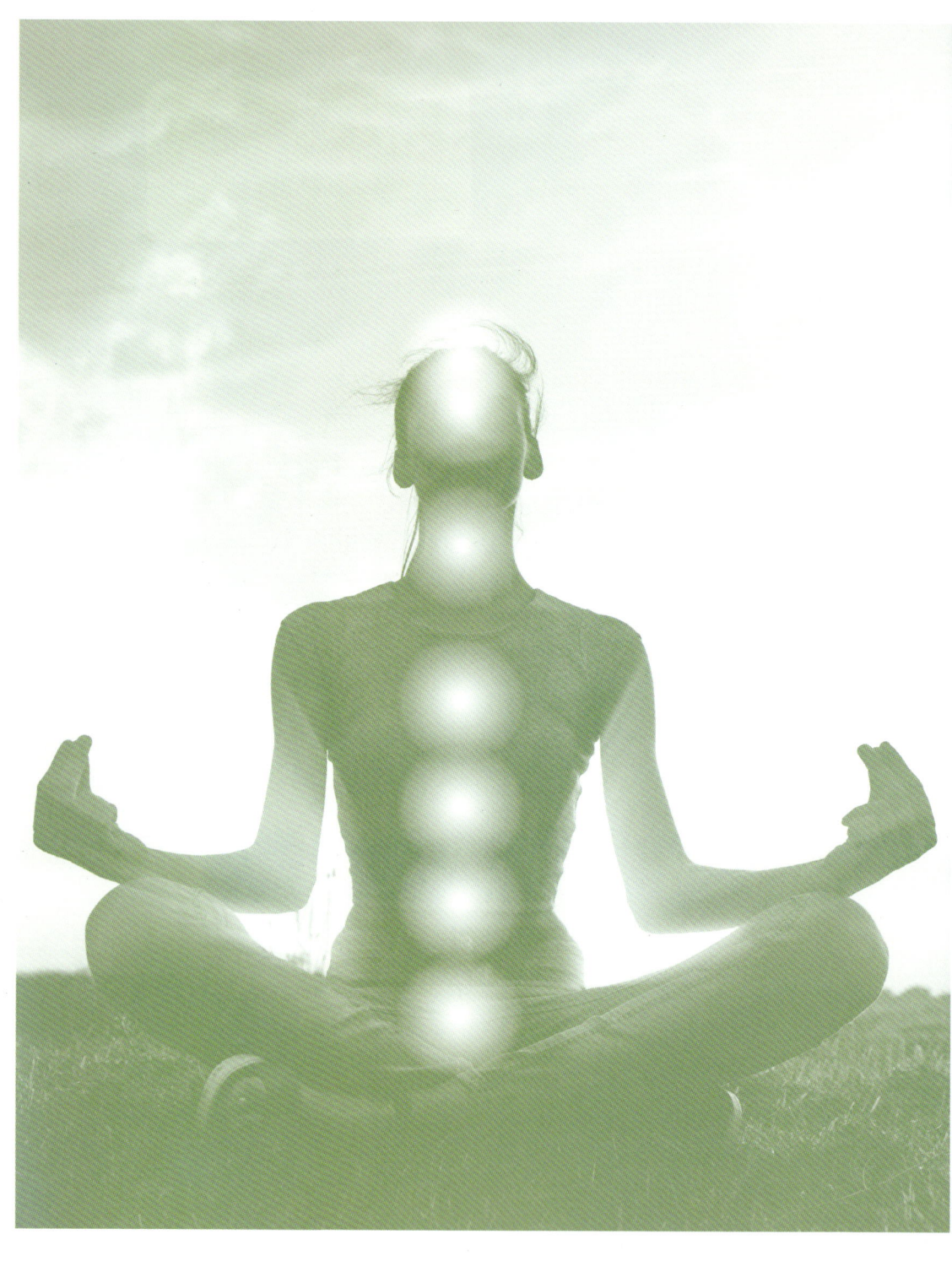

CHAKREN

JENNIE HARDING

Librero

Die Originalausgabe erschien 2018 unter dem Titel:
Secrets of Chakras

© 2018 Librero IBP (für die deutschsprachige Ausgabe)
Postbus 72, 5330 AB Kerkdriel, Niederlande

© 2018 The Ivy Press Limited

Produktion der deutschsprachigen Ausgabe:
Tanja Timmerman vertaling & redactie
Übersetzung: Sebastian Schaffmeister
Satz: Studio Spade

Printed in China

ISBN: 978-94-6359-092-1

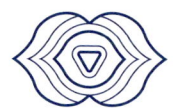

Bei der Zusammenstellung der Texte und Abbildungen
wurde mit größter Sorgfalt vorgegangen. Trotzdem
können Fehler nicht vollständig ausgeschlossen werden.
Verlag und Autor können für fehlerhafte Angaben und
deren Folgen weder juristische noch irgendeine Haftung
übernehmen. Für Verbesserungsvorschläge und Hinweise
auf Fehler sind Verlag und Autor dankbar.

Hinweis
Die Ratschläge und Empfehlungen in diesem Buch
wurden von Autoren und Verlag nach bestem Wissen und
Gewissen erarbeitet und sorgfältig geprüft. Dennoch kann
eine Garantie oder Haftung nicht übernommen werden.

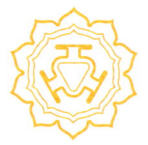

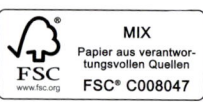

FSC
www.fsc.org

MIX
Papier aus verantwor-
tungsvollen Quellen
FSC® C008047

AUFBAU DES BUCHES

Willkommen in der Welt der Chakren: Sie begeben sich auf eine faszinierende Reise in die Energiezentren des menschlichen Körpers. Dieses Handbuch hilft Ihnen, mehr über die Chakren zu erfahren, was sie sind, wo sie sich befinden und wie sie Sie physisch, mental und spirituell beeinflussen. Indem Sie es lesen, werden Sie ein neues Verständnis vom Sein und dem Leben in einem menschlichen Körper bekommen. Dieses Buch ist in Abschnitte unterteilt, um das Kennenlernen der Chakren einfach und unterhaltsam zu gestalten. Für den Anfang ist es eine gute Idee, das Buch als Ganzes zu lesen. Sie werden dann Abschnitte finden, die Sie erneut besuchen möchten. Die Erforschung der Chakren kann eine sehr anregende und individuelle Erfahrung sein.

Wichtiger Hinweis

In diesem Band werden einfache Yoga-Übungen gezeigt, um die Chakren zu energetisieren. Wenn Sie schwanger sind oder an einer Krankheit leiden, sollten Sie einen Arzt aufsuchen, bevor Sie mit dem Yoga beginnen. Die Informationen in diesem Buch sollen den medizinischen Rat nicht ersetzen. Wenn Sie körperliche oder psychische Probleme haben, sollten Sie immer einen Arzt aufsuchen.

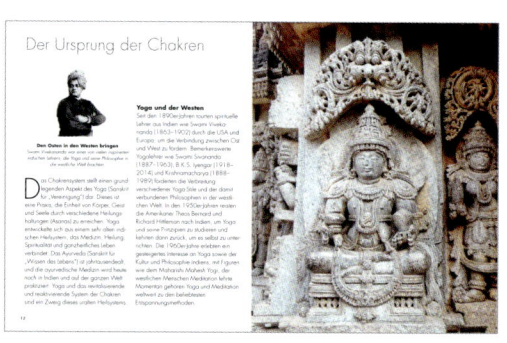

Hintergrund

Wir beginnen damit, das Wesen der Chakren zu erforschen, ihre alte Bedeutung und ihre Verbindungen zur Yoga-Praxis.

Das Sakralchakra:
Einführung & Farbe

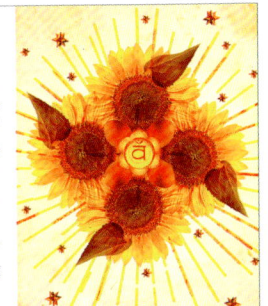

Das Sakralchakra ist das zweite Energiezentrum im Chakrensystem. Es ist primär mit den Emotionen verbunden, mit den Beziehungen in Ihrem Leben. All unsere Interaktionen mit Familie, Freunden, Partnern oder Kindern haben ihre Prototypen, dieses Chakra entwickelte zu nähren, zu entleeren. Selbst wenn Sie alleine leben, können Sie es immer noch in Ihrer Beziehung zu sich selbst erleben.

Sakralchakra-Energie ist grundlegend für das menschliche Leben. Eine erotische Bestätigung für das Sakralchakra ist "Ich fühle", was zeigt, dass dies ein Ort von großer Sensibilität ist.

Die Farbe des Sakralchakras ist ein warmes Orange. Dies ist eine helle, gräuliche und attraktive Farbe mit einer Ausstrahlung, die Selbstvertrauen und Offenheit fordert. Diese Tradition vermittelt ein sonniges und fröhliches Gefühl, eines von Ausstrahlung und Freiheit, wie die Freude an einem Sommertag.

Zeugungskraft

Das Sakralchakra ist auch das sexuelle Zentrum, unsere schöpferische Energie breitet sich auf alle mit ihrer Fortpflanzung verbundenen Organe und Systeme aus. Es ist besonders wichtig, das Sakralchakra energisch und gesund zu erhalten, wenn Sie eine Familie gründen wollen, und das gilt für beide Partner in der Beziehung.

Daher ist das Ausgeglichenheit des Chakras eine gute Sache, um sicherzustellen, dass die Empfängnis im besten physischen und energetischen Rahmen stattfindet. Die Arbeit mit dem Sakralchakra hilft auch, alle emotionalen und sexuellen Beziehungen ausgeglichen und gesund zu halten.

Zufriedenheit erhalten

Ein weiterer Aspekt des Sakralchakras ist die Fülle. Manchmal versucht sich die Vorstellung von Fülle mit Wohlstand. Dann kann Geld gemeint sein, aber auch positive Energie in allen Aspekten des Lebens zu erhalten. Wenn das Sakralchakra wenig Energie hat, wird dadurch der Fluss der Fülle abgeschnitten und es entstehen Mangelgefühle. Die Wiederherstellung von warmer Sakralchakra-Energie lässt die Fülle-Energie wieder fließen.

Die Chakren entdecken

Indem Sie jedes Chakra einzeln betrachten, lernen Sie, seine Wirkung zu erfahren und es (wieder) zu aktivieren.

Die neuen Chakren

Das dritte Kapitel führt fünf zusätzliche spirituelle Ebenen ein, die den grundlegenden sieben Chakren hinzugefügt wurden.

Das Alta-Major- oder
Hinterhauptchakra

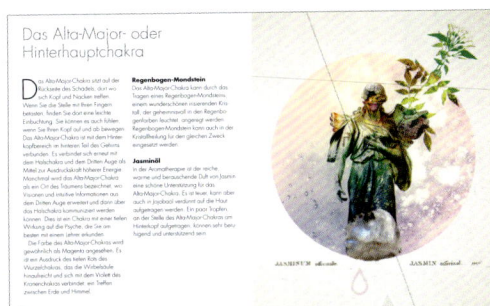

Das Alta-Major-Chakra sitzt auf der Rückseite des Schädels, dort wo sich Kopf und Nacken treffen. Wenn Sie die Stelle mit Ihren Fingern betasten, finden Sie dort eine leichte Einbuchtung. Sie können es auch fühlen, wenn Sie Ihren Kopf auf und ab bewegen. Das Alta-Major-Chakra ist mit dem Hirnstamm und dem Mittelhirn verbunden. Es verbindet sich erst mit dem Halschakra und dem Dritten Auge als Mittel zur Ausdruckskraft höherer Energie. Manchmal wird das Alta-Major-Chakra als der Ort des Träumens bezeichnet, wo Visionen und intuitive Informationen aus dem Dritten Auge erweitert und durch über die Halschakra kommuniziert werden können. Dies ist ein Chakra mit einer hellen Wirkung auf die Psyche, die Sie am besten mit einem Lehrer erkunden.

Die Farbe des Alta-Major-Chakras wird gewöhnlich als Magenta angegeben. Es ist eine Ausdruck das hellen Rots des Wurzelchakras, das die Wohndusche kreuzlaucht und sich mit dem Violett des Kronenchakras verbindet, ein Treffen zwischen Erde und Himmel.

Regenbogen-Mondstein

Der Alta-Major-Chakra kann durch das Tragen eines Regenbogen-Mondsteins, einem wunderschönen irisierenden Kristall, weiter unterstützt werden. Sie können unterstützt werden, wenn der Regenbogen gemforben leuchtet, angeregt werden. Regenbogen-Mondstein kann auch in der Kristallheilung für den gleichen Zweck eingesetzt werden.

Jasminöl

In der Aromatherapie ist der reiche, warme und berauschende Duft von Jasmin eine schöne Unterstützung für das Alta-Major-Chakra. Es ist teuer, kann aber auch in Jojobaöl verdünnt auf der Haut aufgetragen werden. Ein paar Tropfen an der Stelle des Alta-Major-Chakras am Hinterkopf aufgetragen, können sehr beruhigend und unterstützend sein.

Kristalle & Chakra-Heilung

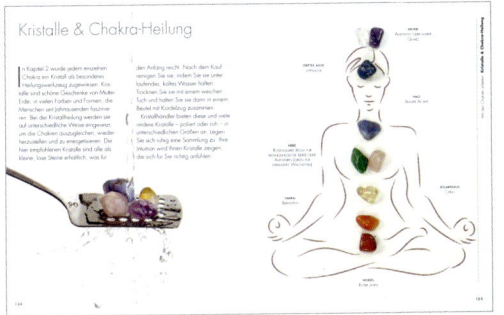

In Kapitel 2 wurde jeder einzelnen Chakra ein Kristall als besonders Heilungswerkzeug zugewiesen. Kristalle sind echte Geschenke von Mutter Erde, in vielen Farben und Formen, die Menschen seit Jahrtausenden faszinieren. Ihre Heilungswirkung wurde auf unterschiedliche Weise eingesetzt, um die Chakren auszugleichen, wieder herzustellen und zu energetisieren. Die hier empfohlenen Kristalle sind alle als kleine, lose Steine erhältlich, was für den Anfang reicht. Nach dem Kauf weigern Sie nie, indem Sie sie unter laufendes, kaltes Wasser halten. Trocknen Sie sie mit einem weichen Tuch und halten Sie sie dann in einem Beutel mit Kordelzug zusammen.

1. Sie sich ruhig eine Sammlung zu. Ihre Intuition wird Ihnen Chakren zeigen, die sich für Sie richtig anfühlen.

Leben mit Chakren

Die letzten Kapitel zeigen Ihnen, wie Sie das Bewusstsein für Chakren nutzen können, um sich bei der Arbeit, in Ihren Beziehungen und zu Hause zu stärken.

Chakra-Heilung

Wir stellen Ihnen eine Vielzahl von Heilmethoden vor, die es Ihnen ermöglichen, mit Chakra-Energie zu arbeiten.

Wurzelchakra:
das Zuhause als Zufluchtsort

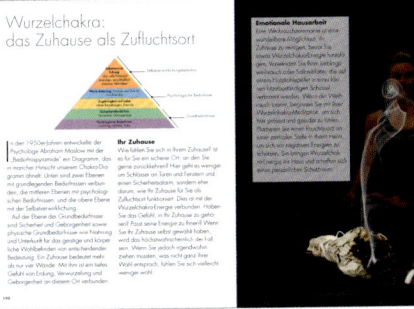

In den 1950er-Jahren entwickelte der Psychologe Abraham Maslow mit der Bedürfnispyramide ein Diagramm, das in mancher Hinsicht unseren Chakras entspricht. Die grünen direkt unten und zwei Ebenen mit grundlegenden Bedürfnissen oder, den mittleren Ebenen mit psychologischen Bedürfnissen, und die obere Ebene mit der Selbstverwirklichung.

Auf der Ebene der Grundbedürfnisse und Sicherheit und Geborgenheit sowie physische Grundbedürfnisse von Nahrung und Unterkunft für das geistige und körperliche Wohlbefinden von entscheidender Bedeutung. Ein Zuhause bedeutet mehr als nur ein Wände. Mit ihm ist ein tiefes Gefühl von Erdung, Verwurzelung und Geborgenheit an diesem Ort verbunden.

Ihr Zuhause

Wie fühlen Sie sich in Ihrem Zuhause? Ist es für Sie ein sicherer Ort, an dem Sie gerne zurückkehren? Mag gehts es weniger im Schlössen zu Türen und Fenstern und einen Sicherheitszaun, sondern eine davon, wie Ihr Zuhause für das Zufluchtsort funktioniert. Dies ist mit der Wurzelchakra-Energie verbunden. Haben Sie das Gefühl, im Zuhause zu gehen, weil Fuß parat eine Energie zu freuen? Wenn Sie Ihr Zuhause selbst gewählt haben, wird das höchstwahrscheinlich der Fall sein. Wenn Sie jedoch irgendwohin ziehen mussten, was nicht ganz Ihre Wahl entsprach, fühlen Sie sich vielleicht weniger wohl!

Emotionale Hausarbeit

Eine Wurzelschemmerhäusterne ist eine wandelbare Möglichkeit, Ihr Zuhause zu reinigen, bevor Sie Ihre Wurzelchakra-Energie neu gestalten. Verwenden Sie Ihre prüfungswirksam oder alles beschreiben die auf einen Nutzbekäpefer in eine kleine reinsel aufzulegtem System berehnen wollte. Wenn der Wert noch Licht, beiswesse Sie im Raum Wurzelschule/aktivierter und ist hin einen präzisen Teile in ihrem Heim, an den ein negatives Energie an Verlieren. Sie bringen Wurzelschule mit eingie im Haus und erhalten sich seine physiktisten Schutzformen.

DIE CHAKREN ENTDECKEN

In diesem Abschnitt werden wir die Chakren selbst erforschen, um herauszufinden, was sie eigentlich sind und welche Idee dahintersteht. Die Chakren sind Teil eines uralten Energiesystems, das Körper, Geist und Seele in Einklang bringt. Seien Sie bereit für einige Visualisierungen und andere Übungen: der beste Weg, die Chakren kennzulernen, ist, herauszufinden, wie sie sich für Sie anfühlen.

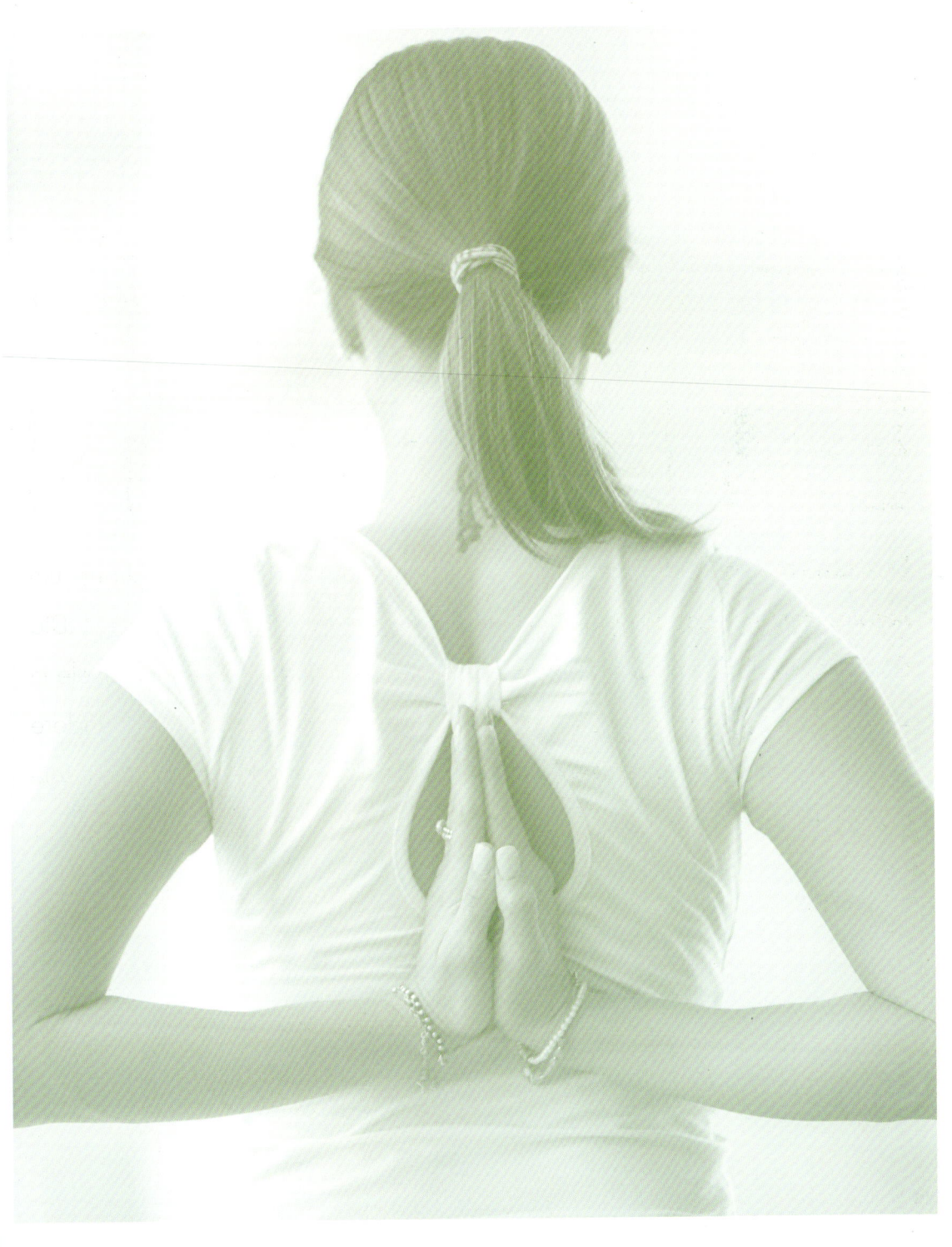

Was sind die Chakren?

Die Chakren sind eine Möglichkeit, Lebensenergie darzustellen, die Lebenskraft, die dem Körper innewohnt und ihn energetisiert. Sie bilden einen Kreislauf, in dem diese Energie von einem Zentrum in das nächste übergeht, und während sie fließt, ernährt und unterstützt sie den Körper. Das nebenstehende Schaubild zeigt sieben große Zentren entlang der Wirbelsäule. Diese sind in den Farben des Regenbogens dargestellt: rot an der Basis der Wirbelsäule, orange im Unterbauch, gelb unter dem Rippenbogen, grün in der Mitte der Brust, hellblau am Hals, dunkelblau zwischen den Augenbrauen und violett am Kopfende.

Die Namen der Chakren sprechen für sich: „Wurzel" zeigt an, dass dieses Zentrum stabilisiert. „Sakral" bezieht sich auf den dreieckigen Knochen an der Basis der Wirbelsäule, das Kreuzbein. „Solarplexus" bezieht sich auf das Nervenzentrum im Bauchbereich, wo es grummelt, wenn Sie gestresst sind. „Herz" bezieht sich nicht auf das physische Herz selbst,

sondern auf den zentralen Punkt, der das gesamte System ausgleicht: mit drei Chakren darüber und dreien darunter. Das Halschakra befindet sich in der Mitte des Halsbereichs. Das „Dritte Auge" ist eine Stelle zwischen den Augenbrauen, die mit der Zirbeldrüse im Gehirn verbunden ist. Die „Krone" ist das Kopfende, wo Sie eine Krone tragen würden; Heiligenscheine symbolisieren diesen Bereich ebenfalls.

Das Wort *chakra* stammt aus dem Sanskrit und bedeutet „Rad". Diese Zentren sind nicht statisch, wenn sie auf dieses Diagramm schauen; sie rotieren und durchdringen den Körper. Die physische Wirbelsäule ist die Verbindung zwischen ihnen; Lebensenergie, im Sanskrit *prana* genannt, fließt entlang der Wirbelsäule und verbindet die Chakren in einer konstanten Schleife.

Auf den Seiten 14-15 erfahren Sie, wie Sie Ihre Atmung nutzen können, um zu spüren, wie Energie in Ihren Körper gelangt und durch die Chakra-Zentren fließt.

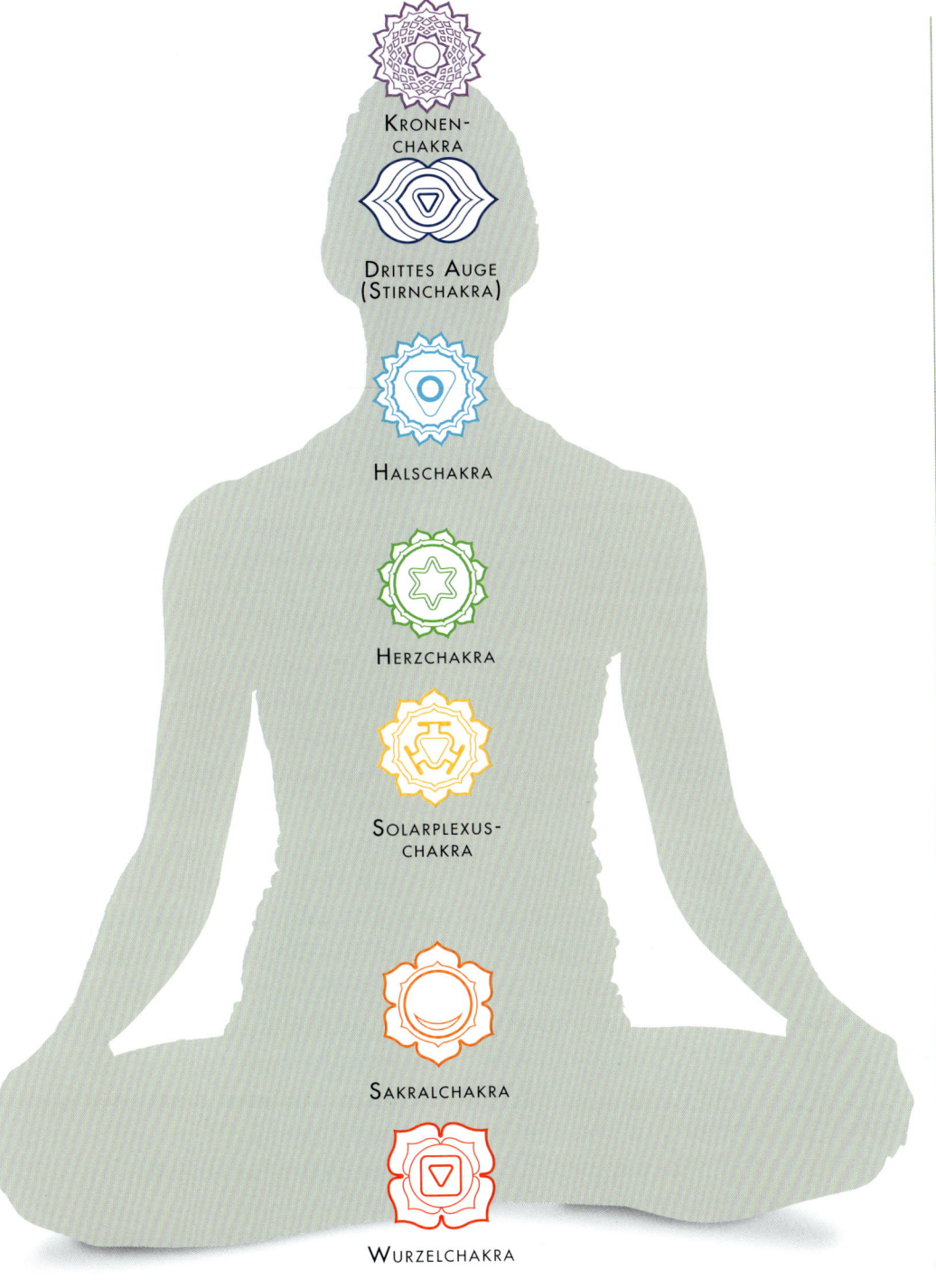

KRONEN-
CHAKRA

DRITTES AUGE
(STIRNCHAKRA)

HALSCHAKRA

HERZCHAKRA

SOLARPLEXUS-
CHAKRA

SAKRALCHAKRA

WURZELCHAKRA

Der Ursprung der Chakren

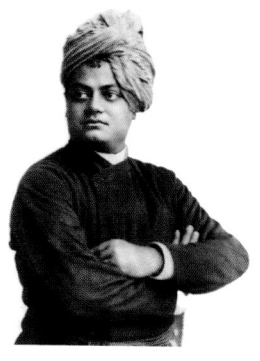

Den Osten in den Westen bringen

Swami Vivekananda war einer von vielen inspirierten indischen Lehrern, die Yoga und seine Philosophie in die westliche Welt brachten.

Das Chakrensystem stellt einen grundlegenden Aspekt des Yoga (Sanskrit für „Vereinigung") dar. Dieses ist eine Praxis, die Einheit von Körper, Geist und Seele durch verschiedene Heilungshaltungen (Asanas) zu erreichen. Yoga entwickelte sich aus einem sehr alten indischen Heilsystem, das Medizin, Heilung, Spiritualität und ganzheitliches Leben verbindet: Das Ayurveda (Sanskrit für „Wissen des Lebens") ist jahrtausendealt, und die ayurvedische Medizin wird heute noch in Indien und auf der ganzen Welt praktiziert. Yoga und das revitalisierende und reaktivierende System der Chakren sind ein Zweig dieses uralten Heilsystems.

Yoga und der Westen

Seit den 1890er-Jahren tourten spirituelle Lehrer aus Indien wie Swami Vivekananda (1863–1902) durch die USA und Europa, um die Verbindung zwischen Ost und West zu fördern. Bemerkenswerte Yogalehrer wie Swami Sivananda (1887–1963), B.K.S. Iyengar (1918–2014) und Krishnamacharya (1888–1989) förderten die Verbreitung verschiedener Yoga-Stile und der damit verbundenen Philosophien in der westlichen Welt. In den 1950er-Jahren reisten die Amerikaner Theos Bernard und Richard Hittleman nach Indien, um Yoga und seine Prinzipien zu studieren und kehrten dann zurück, um es selbst zu unterrichten. Die 1960er-Jahre erlebten ein gesteigertes Interesse an Yoga sowie der Kultur und Philosophie Indiens, mit Figuren wie dem Maharishi Mahesh Yogi, der westlichen Menschen Meditation lehrte. Momentan gehören Yoga und Meditation weltweit zu den beliebtesten Entspannungsmethoden.

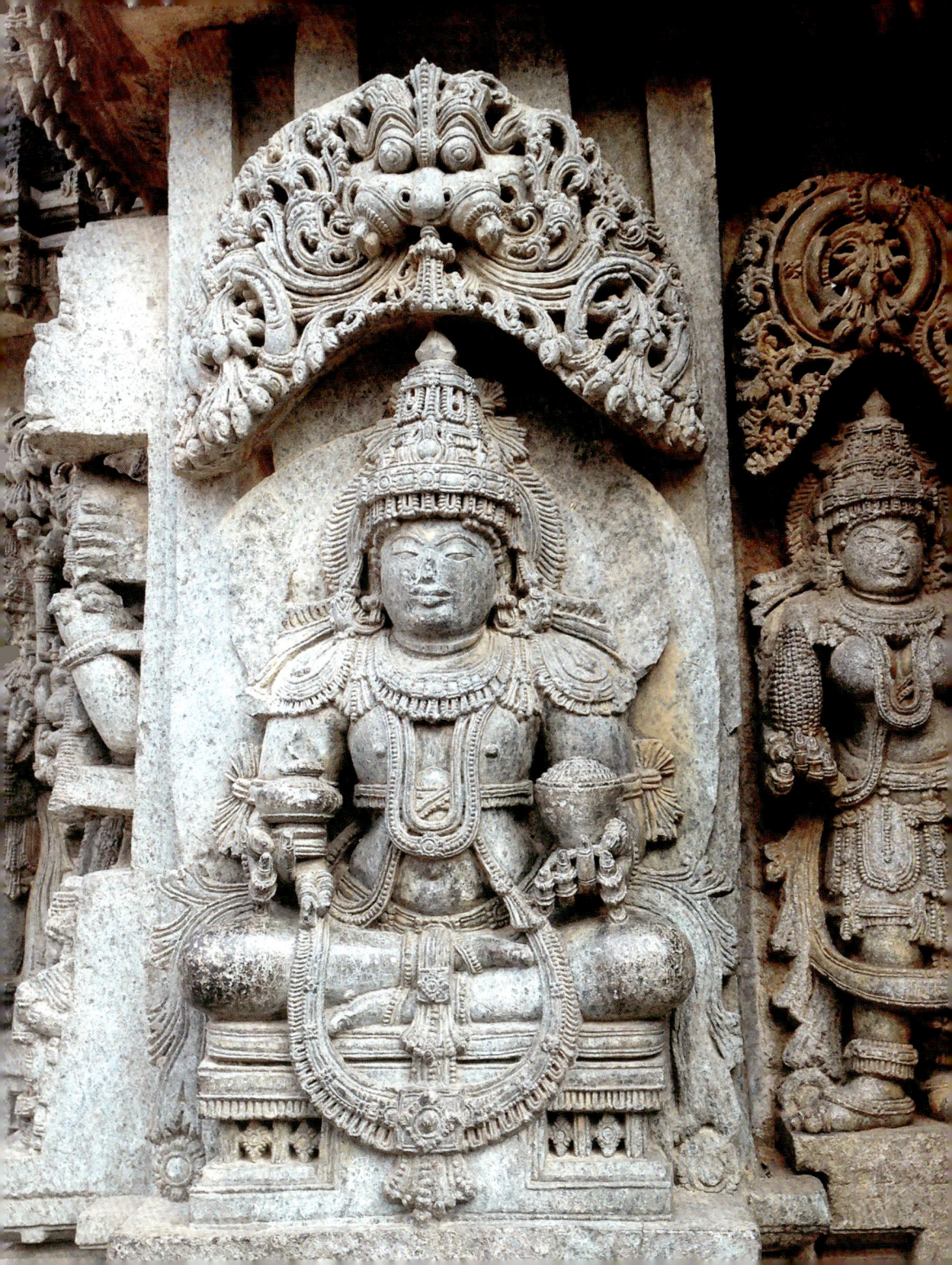

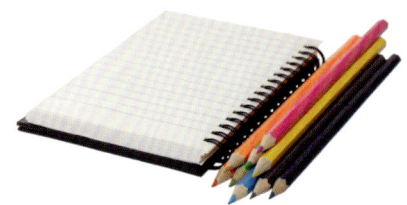

Notizen machen

*Vielleicht möchten Sie diese
Visualisierung aufschreiben, um
Ihre Übung zu unterstützen.*

DEN FLUSS DER ENERGIE SPÜREN Genauso wichtig wie das
theoretische Wissen ist es, die Chakren selbst zu erfahren. Hier ist eine einfache
Übung für den Anfang, mit der Sie lernen, die Energie zu spüren, die alle Chakra-Zentren durchzieht.

1 *Setzen Sie sich auf einen Stuhl mit einer Rückenlehne. Ihre Füße müssen ungekreuzt sein und flach auf dem Boden liegen. Halten Sie Ihren Rücken gerade und legen Sie Ihre Hände locker in Ihren Schoß. Atmen Sie ein paar Mal tief durch und entspannen Sie sich.*

2 *Atmen Sie während dieser Übung leicht und ruhig. Schließen Sie die Augen.*

3 *Spüren Sie den Bodenkontakt Ihrer Füße. Stellen Sie sich goldene Energie vor, die tief aus der Erde in Ihre Füße steigt und über Ihre Beine bis in die Wirbelsäule hinauffließt.*

4 *Stellen Sie sich als nächstes die Energie vor, die durch Ihren Bauch zu Ihren Rippen fließt. Atmen Sie tief ein und fühlen Sie, wie sie in die Mitte Ihrer Brust fließt.*

5 *Dann stellen Sie sich vor, wie die Energie durch Ihren Hals an die Stelle zwischen Ihren Augenbrauen steigt. Bleiben Sie dort einen Moment oder zwei und spüren Sie, wie die Energie bis an das Kopfende weiterfließt. Stellen Sie sich die Energie vor, die aus Ihrem Kopf austritt und Sie mit den Sternen verbindet.*

6 *Nun atmen Sie erneut ein und stellen sich vor, wie weißes Licht in Ihr Kopfende dringt und wie eine Fontäne durch die Stelle zwischen Ihren Augenbrauen, durch den Hals, die Brust und den Bauch hinunter bis zum Ende der Wirbelsäule fließt, weiter durch die Beine und durch die Füße bis in die Erde. Hier schließt sich der Kreislauf der Lebensenergie (Prana), der durch all Ihre Chakren fließt. Sie können diese „Energie-Schleife" aufbauen, indem Sie weiter von Ihren Füßen bis zur Krone ein- und dann von der Krone zu den Füßen ausatmen.*

7 *Atmen Sie zum Abschluss einige Male tief durch und öffnen Sie dann die Augen. Beachten Sie, wie Sie eins mit sich selbst sind.*

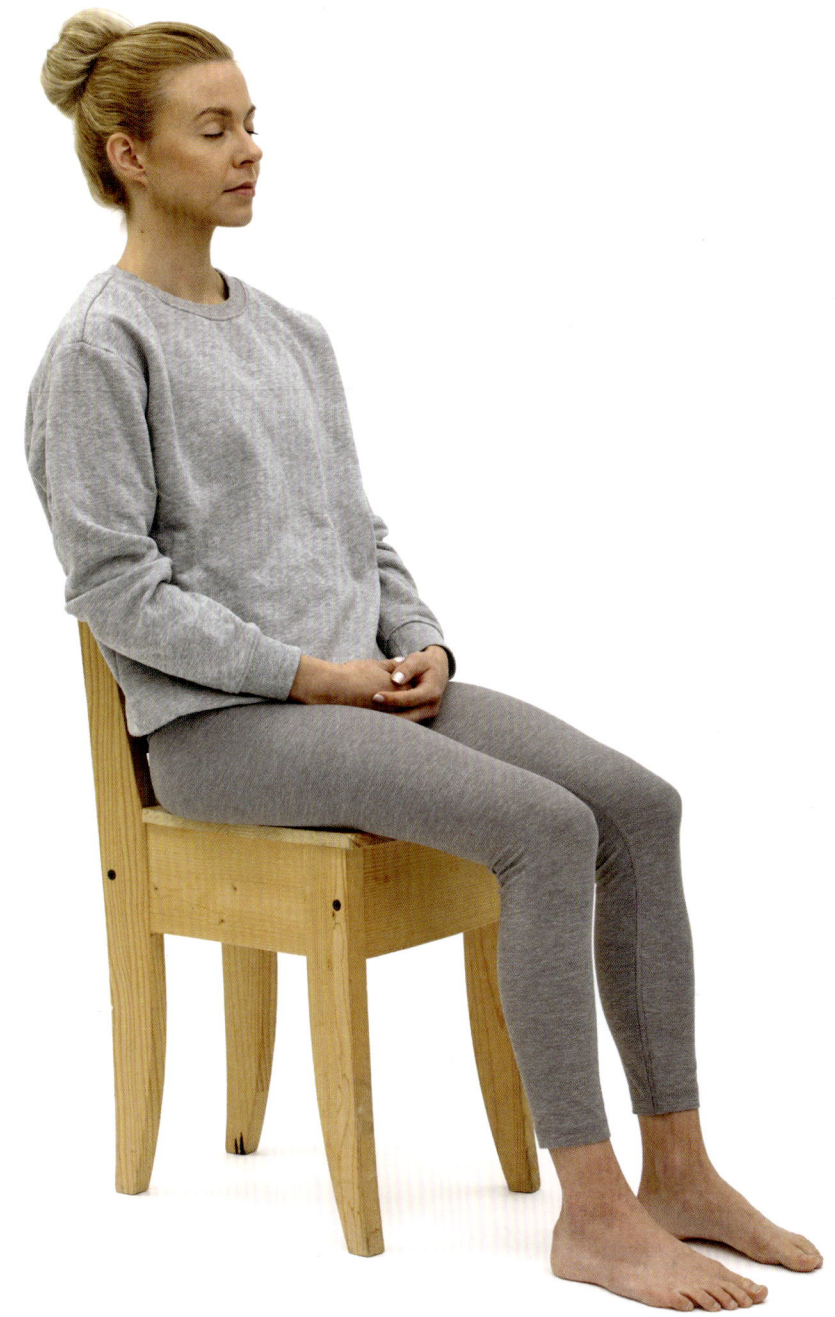

Sanskrit-Namen der Chakren

Wir haben bereits die westlichen Namen der sieben Hauptchakren entlang der Wirbelsäule kennengelernt: Wurzel, Sakral, Solarplexus, Herz, Hals, Drittes Auge und Krone. In Indien hat jedes Chakra einen alten und speziellen Namen. Diese zu verstehen hilft uns, unser Verständnis dieser Zentren zu vertiefen.

Auf diesem Schaubild können Sie erkennen, dass die Sanskrit-Namen neue Hinweise auf die Energien der Chakren enthalten. Die Verbindung von Muladhara („Wurzelunterstützung") mit Sahasrara („tausendblättriger Lotos") zeigt, dass es wichtig ist, mit der Erde „verwurzelt" zu sein, um zur Erleuchtung zu gelangen. Svadhisthana („die eigene Wohnung") ist oft ein Bereich (das Kreuzbein), der durch emotionalen Stress Schmerzen verursachen kann. Manipura („Stadt der Edelsteine") ist, wie sich der Solarplexus-Bereich anfühlen sollte, und wiederum ist es ein angenehmer Ort, wo stattdessen Anspannung empfunden wird. Anahata, das Herz, wird „unverletzt" genannt, doch Gefühle im Herzen können ziemlichen Aufruhr verursachen. Vishuddha („besonders rein") liegt im Hals, aus dem unsere – nicht immer freundlichen – Worte kommen. Ajna („Befehl") ist das Dritte Auge in der Stirn, wo mentaler Stress Kopfschmerzen verursachen kann.

Das Verständnis dieser alten Namen fügt

Westlicher Name	Name im Sanskrit
Wurzelchakra	Muladhara
Sakralchakra	Svadhisthana
Solarplexuschakra	Manipura
Herzchakra	Anahata
Halschakra	Vishuddha
Drittes Auge (Stirnchakra)	Ajna
Kronenchakra	Sahasrara

Bedeutung	**Symbol**
„Wurzelunterstützung", die mit dem Erdungseffekt dieses Chakras verbunden ist; sein Element ist die Erde.	
Von zwei Sanskrit-Wörtern *swa* („das Eigene") und *adhisthana* („Wohnung" oder „Sitz"); sein Element ist Wasser.	
Aus zwei Sanskrit-Wörtern: *mani* („Juwel") und *pura* („Ort"); sein Element ist Feuer.	
In Sanskrit heißt Anahata „unverletzt"; sein Element ist Luft.	
Vishuddha bedeutet „besonders rein"; sein Element ist Äther.	
Ajna bedeutet „Befehl". Es ist das erste der beiden spirituellsten Chakras, jenseits der Elemente.	
Im Sanskrit bedeutet Sahasrara „tausendblättrig". Dies bezieht sich auf das Bild des tausendblättrigen Lotos, das Symbol der Erleuchtung.	

den Chakren eine weitere Bedeutungsebene hinzu, die das Potenzial für ihre Auswirkungen auf Körper und Geist aufzeigt.

Wie die Chakren mit dem Körper interagieren

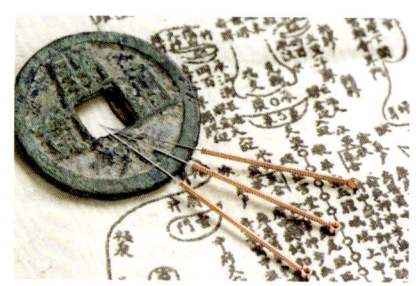

Der Fluss der Energie

Alte östliche Heilsysteme wie die Akupunktur behaupten, dass der menschliche Körper auch ein Energiesystem hat, das alle Aspekte des Lebens beeinflusst.

Jetzt fragen Sie sich vielleicht: „Wie arbeiten die Chakren mit dem physischen Körper?" Erinnern Sie sich zuerst, dass sie Energiezentren sind, keine anatomischen Strukturen. Im Westen ist dieses Konzept manchmal ungewohnt. Im Allgemeinen lehnen die westliche Medizin und Wissenschaft die Idee eines Energiesystems im Körper ab. Im Osten hingegen sind Heilsysteme wie das Ayurveda in Indien, die Akupunktur in China oder das Shiatsu in Japan jahrhundertealt und basieren alle auf der Idee, dass Energie den physischen Körper durchdringt, in ihm fließt und ihn ein Leben lang beeinflusst.

Zu Beginn des 20. Jahrhunderts begannen berühmte westliche, esoterische Lehrer wie Alice Bailey, die Chakren mit den Hormondrüsen des Körpers in Verbindung zu bringen. Diese Verbindung unterstützt weiterhin die aktuelle ganzheitliche Heilpraxis. Das endokrine System ist ein sensibler Bereich der menschlichen Physiologie, an dem das Gehirn mit dem Körper kommuniziert und seine Funktion beeinflusst. Zum Beispiel produzieren die Nebennieren Hormone wie Adrenalin und Cortisol; mentaler und emotionaler Stress beeinflussen das Gehirn, und dieses stimuliert die Drüsen, die beginnen können, Hormone zu überproduzieren und so ein Ungleichgewicht erzeugen. Die Nebennieren sind mit dem Sakralchakra verbunden; dieses Chakra auszugleichen kann der Verbindung von Gehirn und Körper helfen und das Wohlbefinden verbessern.

Es ist außerdem wichtig, sich zu vergegenwärtigen, dass Chakren den Körper auf sehr subtile Weise beeinflussen. Die Verwendung des Hormonsystems ist eine westliche Art, das östliche Konzept der Lebensenergie zu erklären.

Drittes Auge

Drüse: Hypophyse
Hormonfunktion:
die Haupthormondrüse, die den
ganzen Körper beeinflusst

 Halschakra

Drüse: Schilddrüse
Hormonfunktion: reguliert
den Stoffwechsel und die
Körpertemperatur

 Sakralchakra

Drüse: Nebennieren
Hormonfunktion:
das Zentrum für
Stresshormonhaushalt

 Wurzelchakra

Drüse: Reproduktionsdrüsen
(Hoden bei Männern, Eierstöcke
bei Frauen)
Hormonfunktion: reproduktive
Funktionen

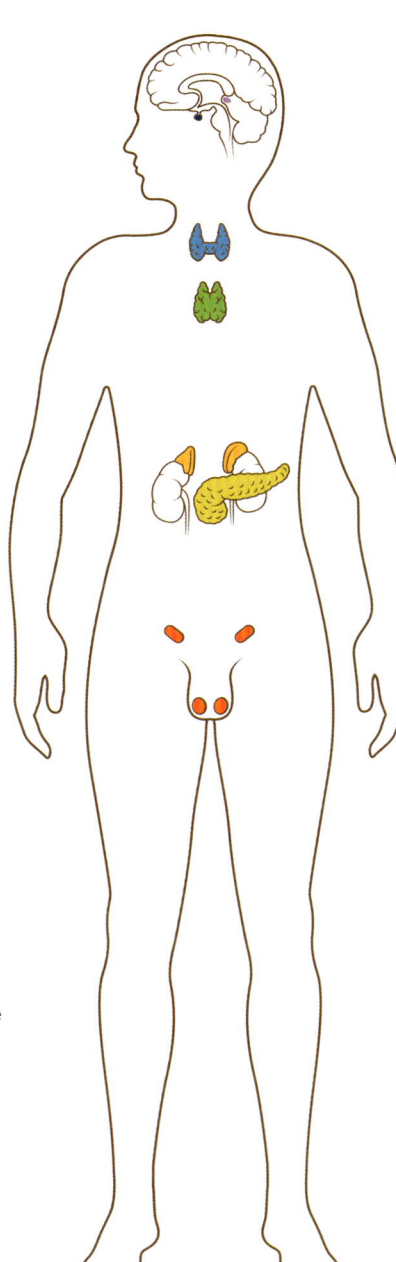

 Kronenchakra

Drüse: Zirbeldrüse
Hormonfunktion reguliert
den Schlaf und andere
biologische Zyklen

 Herzchakra

Drüse: Thymusdrüse in der
Brustmitte
Hormonfunktion: Teil des
Immunsystems

 **Solarplexus-
chakra**

Drüse: Pankreas
(Bauchspeicheldrüse)
Hormonfunktion:
beeinflusst den Stoffwechsel
und den Blutzuckerhaushalt

DIE CHAKREN & YOGA

Chakren unterstützen die Praxis des Yoga. Die Yoga-Übungen (Asanas) biegen und beugen die Wirbelsäule, den wichtigsten physischen Kanal, entlang dem die Chakren sitzen. Die unterschiedlichen Yoga-Übungen arbeiten an bestimmten Chakren. Sich vorzustellen, wie sich das Chakra öffnet und wie Energie es durchfließt, ist eine sehr effektive Art, es (wieder) zu aktivieren.

In einer typischen Yogastunde werden nach und nach viele verschiedene Übungen durchlaufen, sodass sich am Ende der Sitzung das ganze System viel ausgeglichener anfühlen sollte. Hier sind einige Yoga-Übungen, die mit verschiedenen Chakren verbunden sind.

Hier und jetzt dienen diese Posen nur zur Veranschaulichung. In Kapitel 2 werden wir jedes Chakra im Detail untersuchen; zu jedem Chakra wird es eine besondere Yoga-Übung geben, mit detaillierten Anweisungen, wie man sie durchführt.

Apanasana: vom Knie zur Brust

Mit ausgestreckten Beinen auf dem Rücken liegend, wird ein Knie gegen die Brust gezogen. Dadurch kann das Wurzelchakra tief in den Boden gedrückt werden.

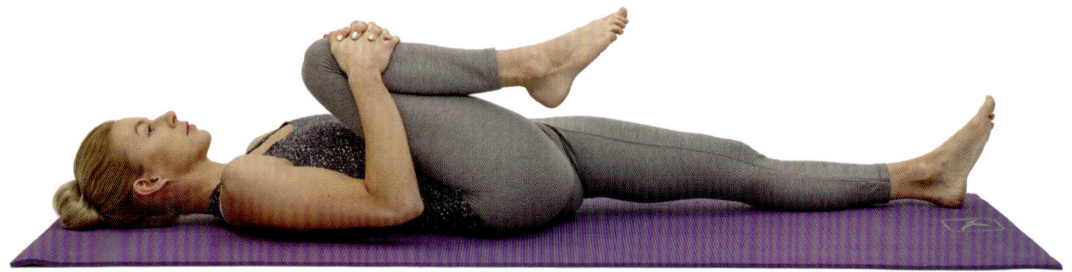

Halasana: der Pflug

Die Beine reichen nach oben und über den Hinterkopf, wobei die Füße sich auf den Boden stützen (dies ist eine Pose, die etwas anspruchsvoller ist und am besten von einem Lehrer gezeigt wird). In dieser Pose wird das Halschakra stimuliert.

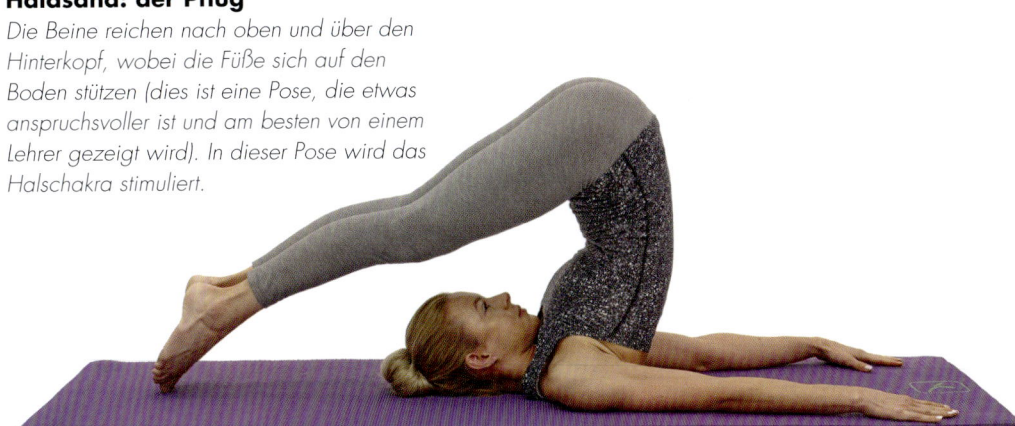

Bhujangasana: die Kobra

Die Arme stützen die Brust und helfen, den Rumpf vom Boden zu heben. Dies öffnet die Brust und stimuliert das Herzchakra.

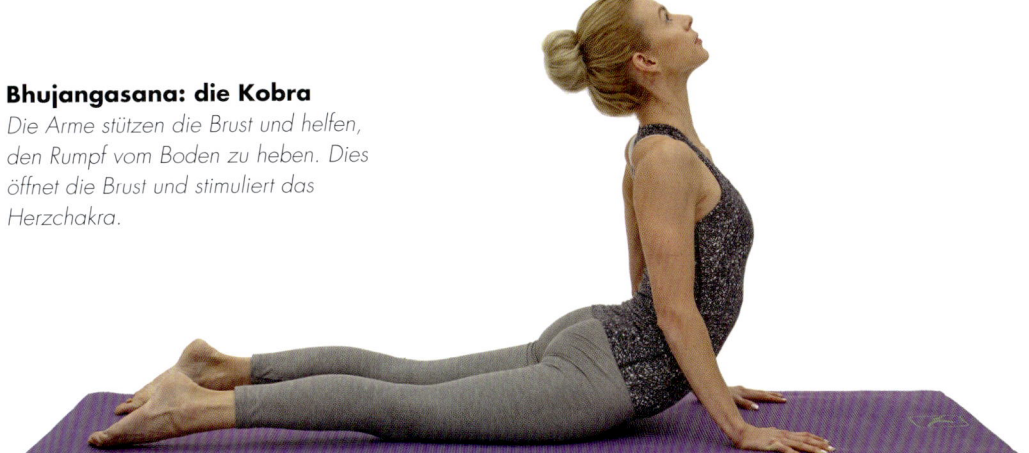

Balasana: die Kindstellung

Sich niederzubeugen und die Gliedmaßen wie in einer Gebärmutter zu strecken, entspannt den ganzen Körper und ist auch sehr gut, um das Sakralchakra auszuruhen und auszubalancieren.

DIE CHAKREN & GANZHEITLICHE HEILTHERAPIEN

Das Chakrensystem mit seinen sieben Regenbogenfarben – rot, orange, gelb, grün, hellblau, dunkelblau und violett – ist zu einem vitalen Element vieler ganzheitlicher Heiltherapien geworden. Hier sind einige Methoden, die mit dem Chakrensystem verbunden sind.

Farbheilung

Diese Art der Heilung wird von jemandem ausgeführt, der die Farben der Chakren durch seine Hände direkt auf den Körper der zu heilenden Person leitet. Diese liegt einfach in einer entspannten Position. Die heilende Person ist diejenige, welche die Farben sehen kann; die empfangende Person kann den Effekt als „wärmer" empfinden, wenn die roten, orangen oder gelben Strahlen kanalisiert werden, oder „kühler", wenn die grünen, blauen und violetten Strahlen einwirken. Die Farbheilung konzentriert sich nicht unbedingt auf die Chakra-Stellen auf dem Rücken; sie kann auf jeden Teil des Körpers angewendet werden.

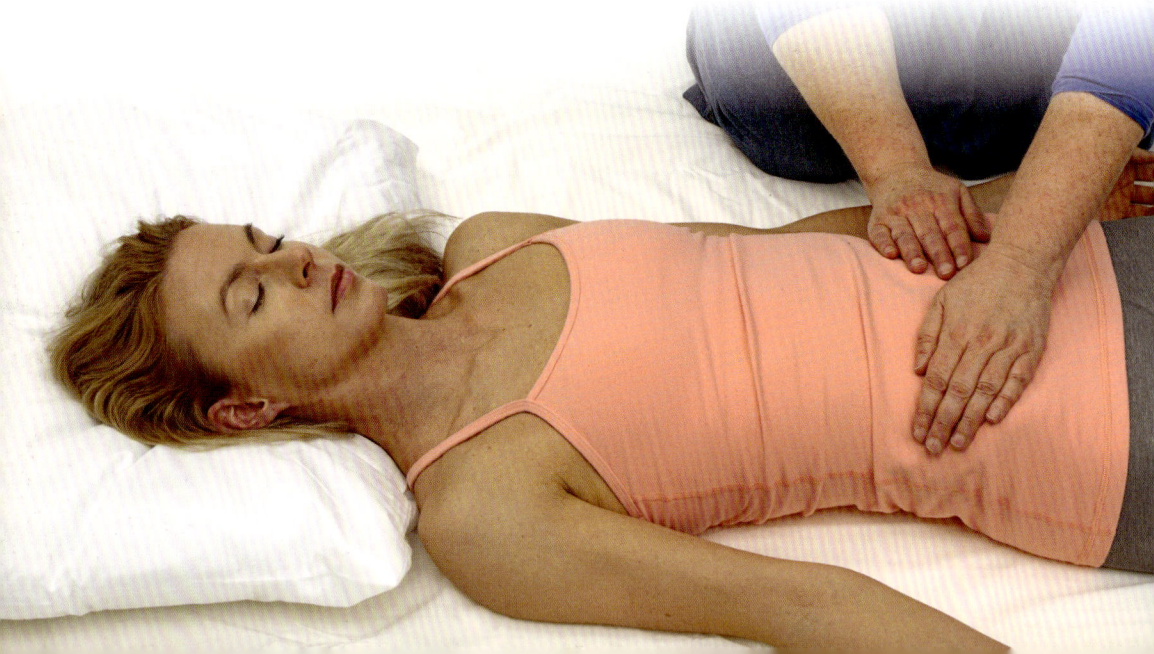

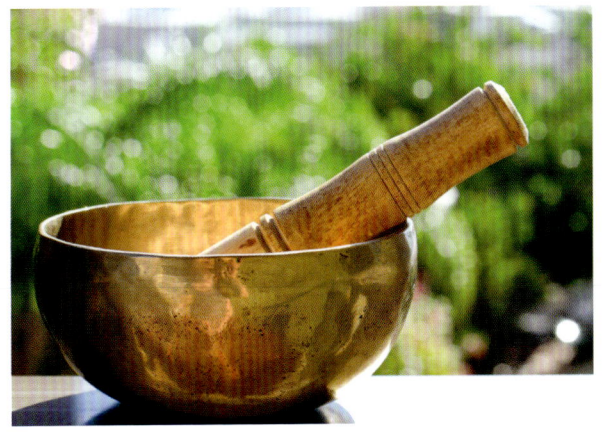

Klangheilung mit tibetischen Schalen

Die Chakren reagieren auch auf unterschiedliche Geräusche. Seit Jahrhunderten werden in Tibet spezielle Schalen, die mit einzigartigen Metalllegierungen handgefertigt werden, auf Noten abgestimmt, die verschiedenen Chakren zugutekommen. Diese Schalen werden „gespielt", indem man einen geschnitzten Holzstab um den Rand laufen lässt. Dies löst die Note in der Schale. Wenn diese ihren Ton freigibt und vibriert, kann sie neben der zu heilenden Person oder sogar auf einem Teil ihres Körpers platziert werden. Die von den Schalen abgegebenen Töne sind für das Gehirn äußerst wohltuend.

Kristallheilung

Kristalle und Steine finden sich in vielen verschiedenen Farben und Schattierungen; diese entsprechen den Farben der Chakren. Bei der Kristallheilung werden Steine auf verschiedene Teile des Körpers gelegt, um die Chakren wieder ins Gleichgewicht zu bringen und den Körper wiederherzustellen. Der Kristallheiler wählt die Steine aus, von denen er oder sie glaubt, dass sie die Energie der zu behandelnden Person erhöhen, und platziert sie dort, wo sie den größten Nutzen bringen.

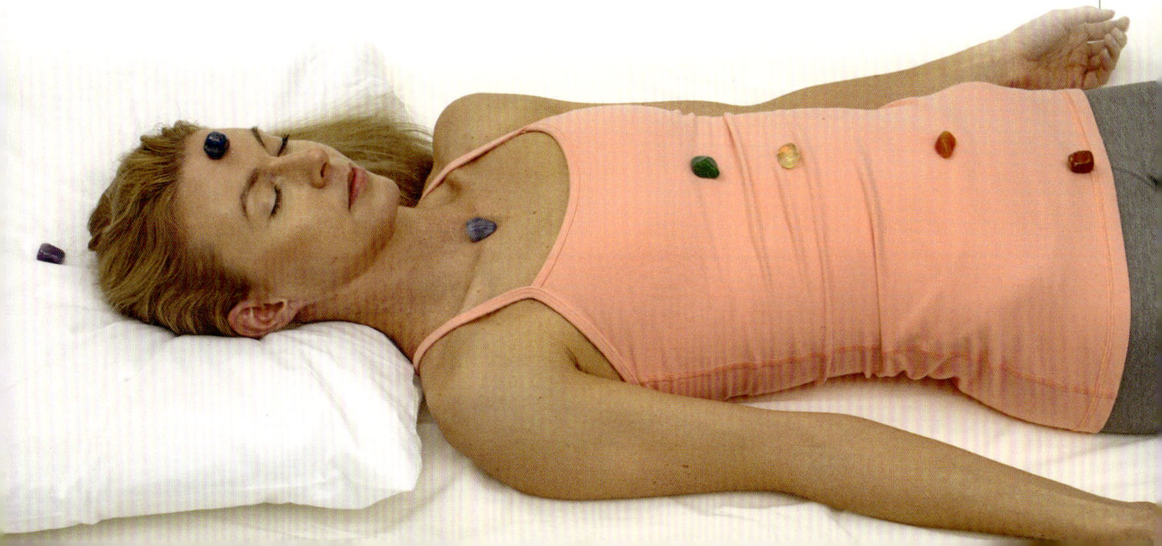

Chakren-Energie aufnehmen

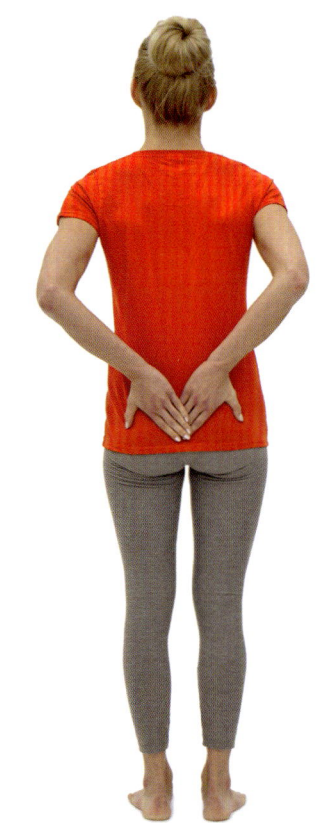

Auf den nächsten Seiten werden wir uns anschauen, wie Sie die Energie Ihrer Chakren wahrnehmen können. Sie werden erstaunt sein, wie Ihre Gefühle, Erfahrungen oder die Art, wie Sie mit anderen Menschen umgehen, zeigen, dass bestimmte Chakren-Energien am Boden oder aus dem Gleichgewicht geraten sind. Sobald Sie die Zeichen verstehen, können Sie mit Chakren-Energie arbeiten, um Ihr inneres Gleichgewicht wiederherzustellen und zu Ihrem möglichen physischen, emotionalen und mentalen Vorteil zu nutzen. Sie fragen sich vielleicht: „Wie kommt es, dass verschiedene Erfahrungen mit Chakren-Energie verbunden sind?" Erinnern Sie sich: Das Chakrensystem durchdringt den physischen Körper und arbeitet mit ihm zusammen. Verschiedene Gefühle, Emotionen und Empfindungen rufen die verschiedenen Chakren auf den Plan. Im Laufe der Zeit wird ein bestimmtes Chakra mit dem Körper interagieren und Ihnen Signale geben, wenn dieselben Gefühle und Emotionen wiederkehren. Die Chakren helfen Ihrem Körper, mit Ihnen zu kommunizieren.

Wurzelchakra-Anzeichen

Wenn Sie sich in Ihrem Leben verletzlich oder nicht unterstützt fühlen oder wenn Sie sich Sorgen um Ihr materielles oder körperliches Überleben machen, dann muss wahrscheinlich Ihr Wurzelchakra wiederhergestellt werden, die Basis des Chakrensystems. Das Wurzelchakra sitzt an der Basis der Wirbelsäule, um dem gesamten System eine starke positive Energie zuzuführen. Wenn Sie Rückenschmerzen oder tiefe körperliche Müdigkeit verspüren, lässt dies auch auf einen Energiemangel des Wurzelchakras schließen. Das Wiederherstellen und Wiederbeleben des Wurzelchakras verhilft Ihnen zu neuem Selbstvertrauen und Stärke. Auf den Seiten 34–43 finden Sie Methoden, um das Wurzelchakra wiederzubeleben.

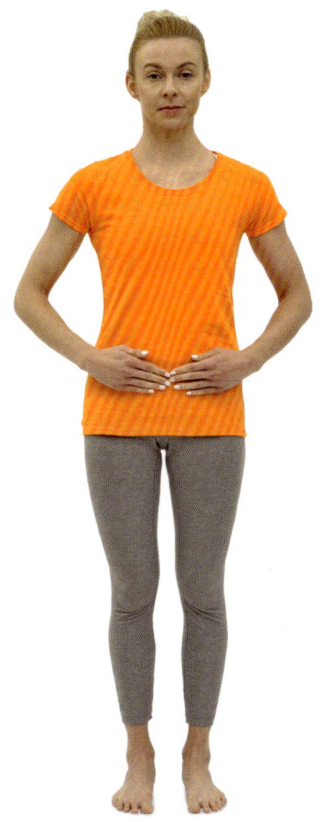

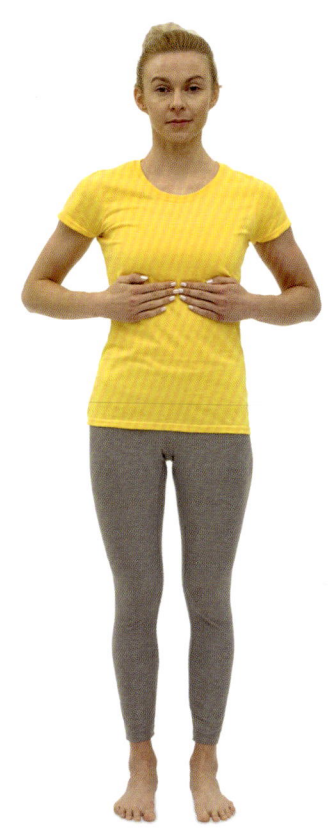

Sakralchakra-Anzeichen

An der Vorderseite des Körpers sitzt das Sakralchakra direkt unterhalb des Bauchnabels, und an der Rückseite des Körpers bezieht es sich auf das dreieckige Kreuzbein im unteren Rückenbereich. Sakralchakra-Energie ist mit den Emotionen verbunden. Wenn Sie ohne Selbstvertrauen sind oder sich emotional von den Menschen in Ihrer Umgebung übergangen fühlen, dann ist es wahrscheinlich, dass Ihr Sakralchakra Energie benötigt. Dieses Chakra beeinflusst auch die urogenitalen Systeme des Körpers, sodass Anzeichen wie anhaltende Harnwegsinfektionen damit assoziiert werden können. Auf den Seiten 46–55 finden Sie Möglichkeiten, das Sakralchakra wiederherzustellen und neue Zuversicht und Vitalität zu tanken.

Solarplexuschakra-Anzeichen

Das Solarplexuschakra sitzt auf der Oberseite des Bauches, genau unter dem Rippenbogen. Es ist eine der üblichsten Stellen, um mentalen und emotionalen Stress zu fühlen. Prüfungen, öffentliches Auftreten, Zahnarztbesuche: Jedes Mal, wenn Sie sich mit etwas konfrontieren müssen, das Sie erschreckt und Anspannung oder Magengrummeln verursacht, wird das Solarplexuschakra angestoßen. Wiederholte Situationen, die Stress verursachen, können dieses Chakra sehr schnell aufzehren. Auf den Seiten 58–67 finden Sie Möglichkeiten, dieses Chakra wiederaufzuladen und Gefühle der Zuversicht und des Selbstvertrauens zu erneuern.

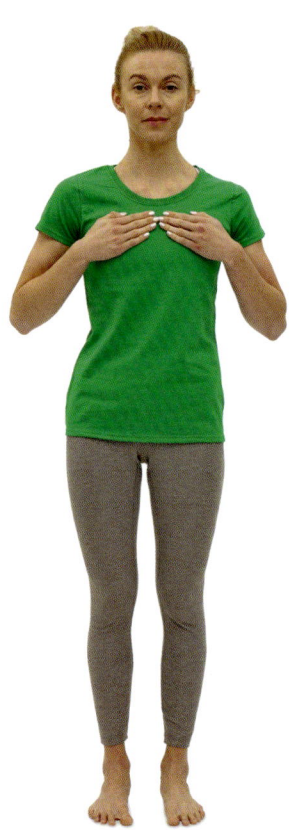

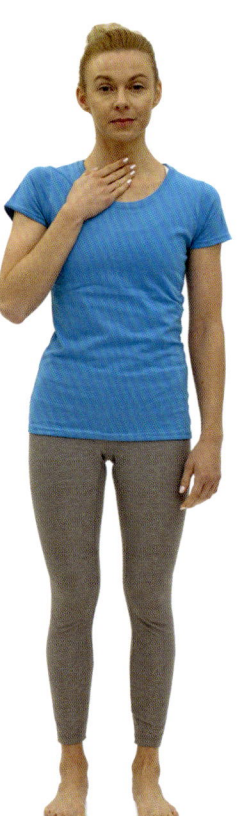

Der Reihe nach

Die drei oberen Chakren, der Hals, das Dritte Auge und die Krone, repräsentieren die drei höchsten Energieniveaus im Chakrensystem. Sie werden am besten bearbeitet, nachdem die anderen vier Chakren ausgeglichen und wiederhergestellt wurden. Das bedeutet, dass Ihr System physisch und emotional ausgeglichen ist, bevor Sie die spirituelleren Energielevels erfahren.

Herzchakra-Anzeichen

Wie wir bereits gesehen haben, sollte das Herzchakra nicht mit dem physischen Organ des Herzens verwechselt werden. Es ist vielmehr der Gleichgewichtspunkt der sieben Chakren im Zentrum des gesamten Systems. Drei Chakren sitzen darunter und drei darüber. Das Herzchakra ist verbunden mit Liebe, Mitgefühl, Frieden und Harmonie. Es ist zutiefst von emotionalen Störungen oder Herzschmerz betroffen, die bisweilen auch körperlich spürbar werden. Das Auseinanderbrechen von Beziehungen, der Verlust eines Partners, ein Trauerfall sind allesamt tiefe Auslöser für das Herzchakra, das ein hochempfindliches Energiezentrum darstellt. Auf den Seiten 70–79 finden Sie Wege, dieses Chakra zu unterstützen und zu heilen, damit die Liebe wieder eine Quelle der Erneuerung sein kann.

Halschakra-Anzeichen

An der Basis Ihres Halses gelegen, ist das Halschakra der Ort der Stimme, des Sprechens und Singens, des Ausdrucks, um sich der Welt mitzuteilen. Sich aufgrund emotionalen oder sozialen Drucks unfähig zu fühlen zu sprechen, wird dieses Chakra beeinflussen; anhaltende Halsentzündungen oder sonstige Einschränkungen dort zeigen, dass es Hilfe benötigt. Das Wiederherstellen dieses Chakras gibt Ihnen Selbstvertrauen und ermutigt Sie, mit eigener Stimme zu sprechen. Auf den Seiten 82–91 finden Sie Möglichkeiten, das Halschakra wiederherzustellen und wieder zu aktivieren.

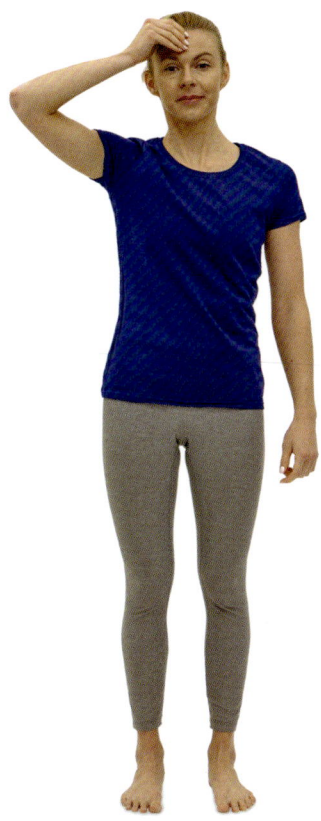 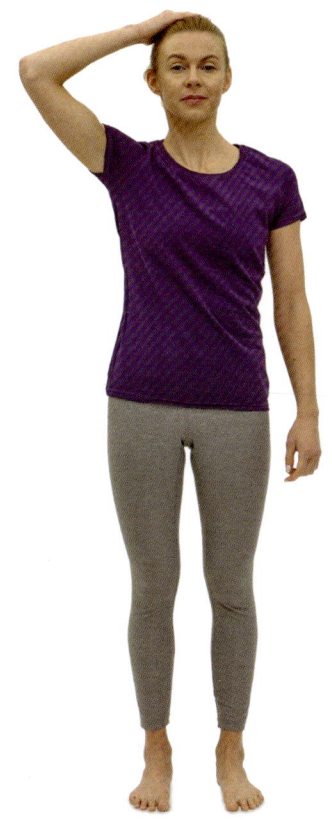

Drittes-Auge-Anzeichen

Das Dritte Auge oder Stirnchakra sitzt knapp über der Lücke zwischen den Augenbrauen. Es ist ein Energiezentrum, das innere Visionen und Intuition erweitert, insbesondere durch Meditationspraxis. Widerstand gegen neue Ideen oder die Unwilligkeit, neue Dinge zu lernen, können Zeichen mangelnden Vertrauens in das Dritte Auge sein; Stresskopfschmerzen über der Stirn und mentale Anspannung sind auch Anzeichen dafür, dass dieses Chakra Hilfe braucht. Wenn es wiederhergestellt ist, ist der Geist offen für intuitive Anleitung und kreatives Denken. Auf den Seiten 94–103 finden Sie Methoden, mit denen Sie das Dritte Auge wieder ins Gleichgewicht bringen und auffüllen können.

Kronenchakra-Anzeichen

Das Kronenchakra ist das höchste Chakra mit der Verbindung zu Quelle, Geist, Gott – wie auch immer Sie spirituelle Energie wahrnehmen. Es ist ein ausgesprochen subtiles Chakra, das am besten erst bewusst aktiviert wird, wenn alle anderen Chakren gereinigt und wiederhergestellt wurden. Anhaltende Kopfschmerzen oder gestörte Träume können Anzeichen für ein Ungleichgewicht sein. Auf den Seiten 106–115 finden Sie Möglichkeiten, das Kronenchakra wieder ins Gleichgewicht zu bringen und aufzufüllen.

Die Chakren erforschen

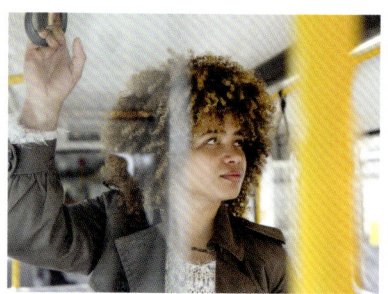

Fühlen Sie Ihre eigene Inspiration

Es ist aufregend, sich auf seine persönliche Reise zu den Chakren zu begeben, mehr über sich selbst zu erfahren und gewonnene Einsichten auf sein Leben zu übertragen.

Die Arbeit mit den Chakren ist ein faszinierender Weg zu verschiedenen Energieniveaus. Mit einem tieferen Verständnis können Sie mit den sieben Chakren arbeiten und ihre Vorteile in Ihrem täglichen Leben spüren.

Eine Pilgerreise in die Chakren ist wie einer „Energielandkarte" zu folgen: Jedes Chakra ist ein wichtiger Wegweiser, der verschiedene Arten von Informationen bereithält. Einige Aspekte können Sie mit Ihrem Verstand verstehen oder mit Ihren Augen sehen; andere müssen Sie in Ihrem Körper erfahren oder indem Sie Ihr

Bewusstsein für Ihre eigene innere Welt entwickeln. Um dies zu testen, müssen Sie innehalten, Atem schöpfen und die Sinne öffnen. Das ist wichtig: Bei der Energiearbeit geht es darum, verschiedene Seinszustände zu erfahren, und natürlich sind wir die meiste Zeit viel zu beschäftigt.

Wenn Sie den Rest dieses Buches durchgehen, werden Sie viele verschiedene Möglichkeiten finden, mit Ihren Chakren zu arbeiten und ihren Auswirkungen nachzuspüren. Einige werden sich für Sie relevanter als andere anfühlen. Vertrauen Sie stets auf Ihre Intuition und lassen Sie sich von ihr führen. Dies ist Ihre persönliche Reise: Folgen Sie den Vorschlägen, die sich für Sie richtig anfühlen. Es ist eine gute Idee, ein Notizbuch zu führen (vielleicht nehmen Sie dafür einen Satz von farbigen Filzstiften), damit Sie in den Farben der Chakren, an denen Sie arbeiten, Notizen machen oder Dinge zeichnen können, die sich auf Ihre Erfahrungen beziehen.

Die Hauptsache ist: Genießen Sie Ihre Reise!

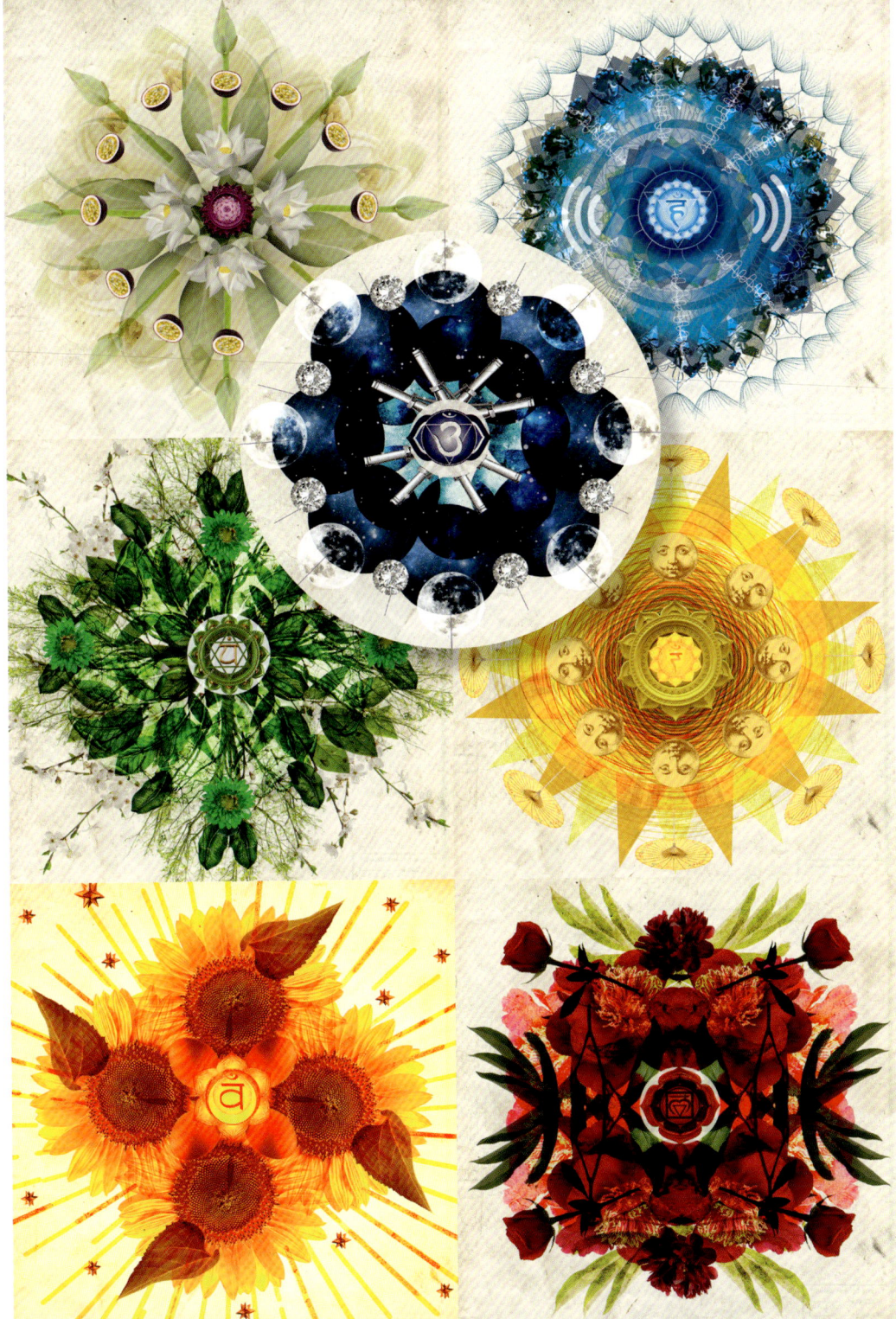

DIE PROFILE DER SIEBEN CHAKREN

Die sieben einzelnen Chakren werden in diesem Kapitel ausführlich behandelt. Entdecken Sie, wie Sie jedes Chakra lokalisieren und wahrnehmen, wie Sie wissen können, wann es Unterstützung braucht. Sie erhalten Hilfestellungen und Ideen an die Hand, um alle Chakren zu fühlen, zu erleben und wiederbeleben zu können. Diesen Abschnitt zu lesen ist, wie sich auf eine Reise zu sich selbst zu begeben, die Sie durch alle sieben Chakra-Energien führt und Ihnen zeigt, wie reich an Entdeckungen dieser Weg sein kann.

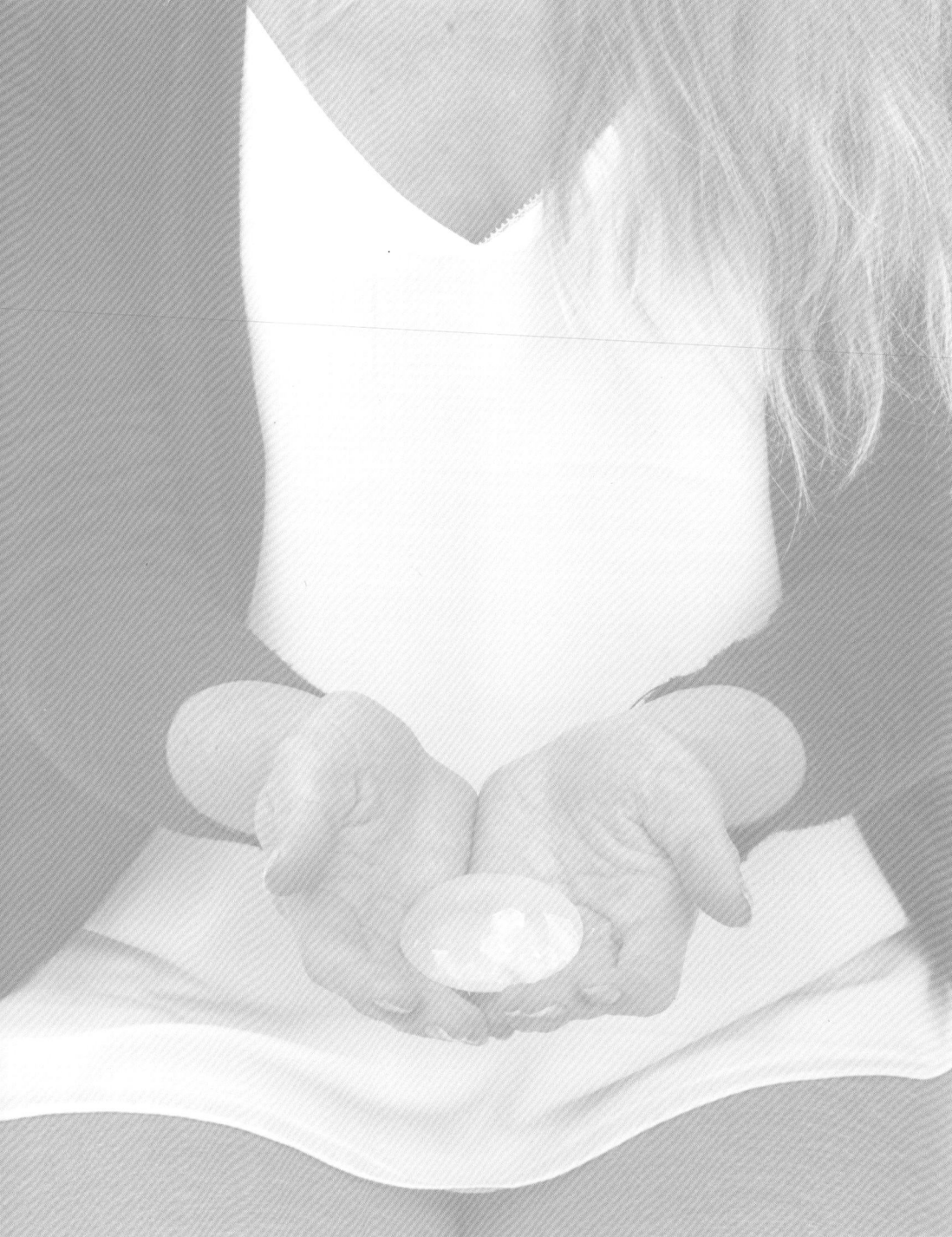

Das Wurzelchakra: Einführung & Farbe

Das erste Chakra auf unserer Energiekarte ist das Wurzelchakra. Seine Energie ist hell, lebendig, warm und anregend. Es verleiht dem Körper Kraft und stellt das körperliche Wohlbefinden wieder her, indem es die Energie des Handelns, der praktischen Kreativität und der Regeneration kanalisiert. Wenn das Wurzelchakra arbeitet, können großartige Ideen zur physischen Realität werden: Was Sie im Sinn haben, nimmt Gestalt an. Zum Beispiel könnten Sie endlos über diesen Urlaub nachdenken, den Sie nehmen möchten, aber er wird nicht wahr, bis Sie sich wirklich auf die Reise machen. Das Wurzelchakra gibt Ihnen die Kraft, das anzupacken.

Die Farbe des Wurzelchakras ist rot, der tiefste, lebendigste, purpurrote Farbton, den Sie sich vorstellen können. Rot ist die Farbe des Blutes, das unseren Zellen lebensspendenden Sauerstoff zuführt und uns Kraft und Vitalität verleiht. Rot ist eine stimulierende Farbe, vibrierend und anregend für Geist und Seele. In der Natur öffnen sich tiefrote Blüten wie Rosen oder Pfingstrosen zu einem einladenden Bild.

Sicher leben

Die Energie des Wurzelchakras hält uns fest und stabil auf der Erde. Eine einfache Bestätigung dafür ist „Ich lebe". Es vermittelt uns körperliche Stärke und Sicherheit, sowohl in uns selbst als auch im täglichen Leben. Es gibt uns Energie zu handeln, mit innerem Vertrauen positive Schritte zu unternehmen, zu spüren, dass wir in die richtige Richtung gehen. Das Wurzelchakra führt die nährende Energie der Erde in unser gesamtes System über und unterstützt und energetisiert Körper, Geist und Seele.

Das Wurzelchakra entleert sich schnell, wenn man zu viel Zeit mit Nachdenken verbringt und sich geistig gestresst oder überlastet fühlt. Wenn es wiederhergestellt ist, hilft es, sich stark und innerlich zentriert zu fühlen, ausgeglichen im Moment zu leben, mit der Energie, sich im Leben vorwärts zu bewegen.

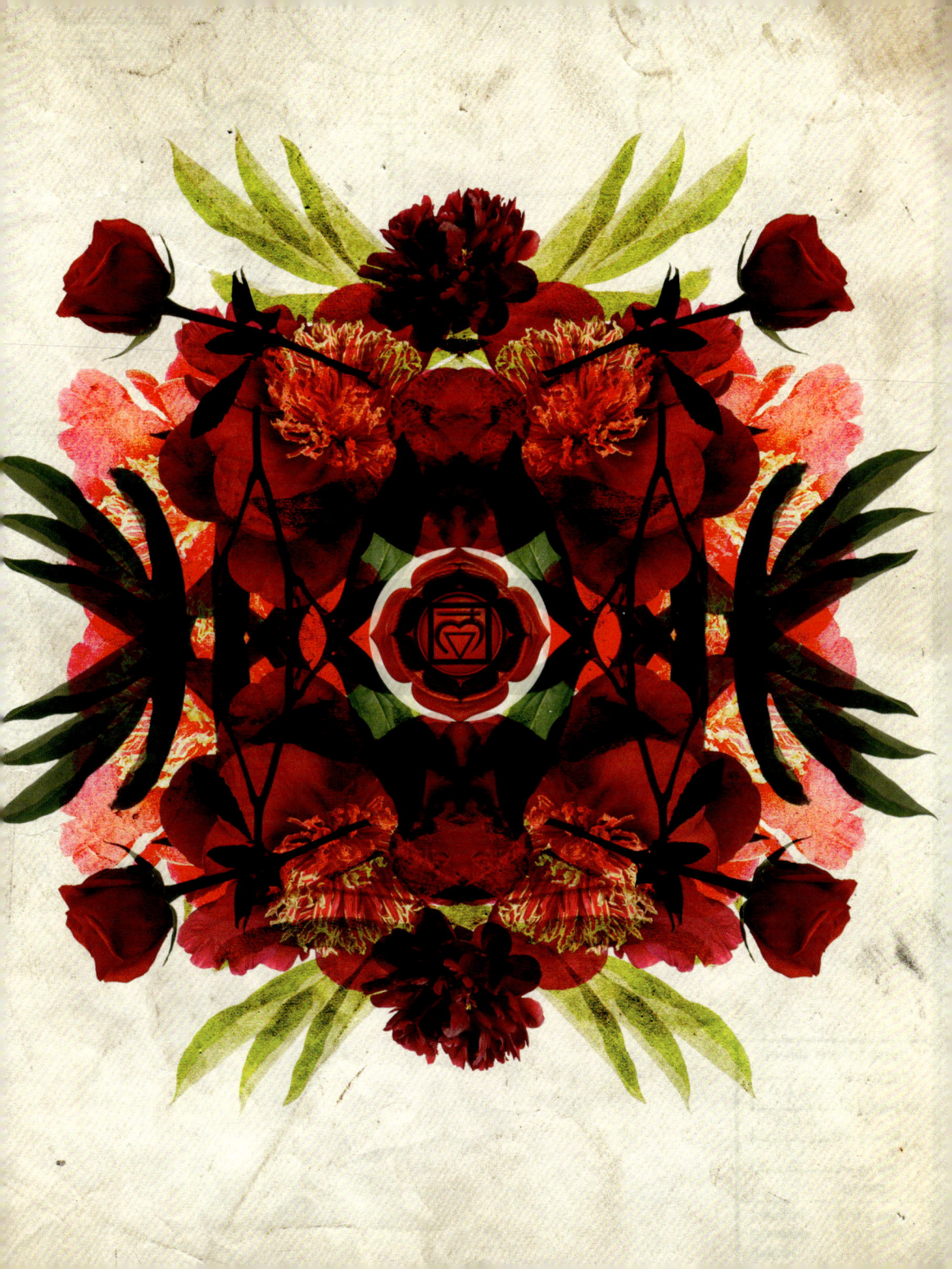

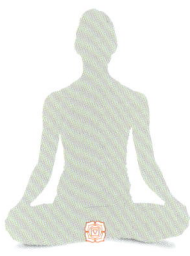

DAS WURZELCHAKRA SPÜREN Das Wurzelchakra liegt direkt an der Basis der Wirbelsäule. Wenn Sie auf einem Stuhl sitzen und Ihre Hand auf Ihren unteren Rücken legen, wo Ihre Wirbelsäule auf den Stuhl trifft, dann ist dies der richtige Ort.

Wenn Sie auf dem Boden sitzen können, entweder im Schneidersitz oder im Yoga-Lotossitz mit den Füßen auf den Oberschenkeln (nur versuchen, wenn Sie sehr gelenkig sind), werden Sie eine noch stärkere Verbindung zwischen der Basis Ihrer Wirbelsäule und dem Boden spüren. Sich geerdet zu fühlen, ist ein sehr wichtiger Aspekt des Wurzelchakras: mit der Erde verbunden sein und ihre Stärke in den Körper hineinziehen. Während eines geschäftigen Tages für ein paar Minuten so zu sitzen, kann inneren Frieden und geistige Klarheit bringen. Es ist die beste Haltung für die Meditation, weil sie eine korrekte Ausrichtung der Wirbelsäule fördert, damit Energie durch alle Chakren fließen kann.

Eine stabile Basis
Die Lage des Wurzelchakras erinnert daran, dass es sehr wichtig ist, eine Verbindung zur Erde aufrechtzuerhalten. Viele Menschen hetzen durch den Tag und leben völlig in ihren Köpfen, gesteuert von der Wucht ihrer Gedanken. Körperliche Probleme wie Rückenschmerzen oder Steifheit, Müdigkeit, Kraft- und Antriebslosigkeit sind Anzeichen dafür, dass das Wurzelchakra Hilfe benötigt.

Das Chakra der Verbundenheit
Das Wurzelchakra symbolisiert auch Verbundenheit, etwa mit Ihren Wurzeln oder mit dem Ort, an dem Sie leben. Bei Unverbundenheit oder Orientierungslosigkeit kann eine Konzentration auf das Wurzelchakra helfen. Glücklicherweise gibt es viele Möglichkeiten, dieses Chakra wiederherzustellen und zu regenerieren, wodurch ein Gefühl von innerer Stärke und neuer Vitalität entsteht.

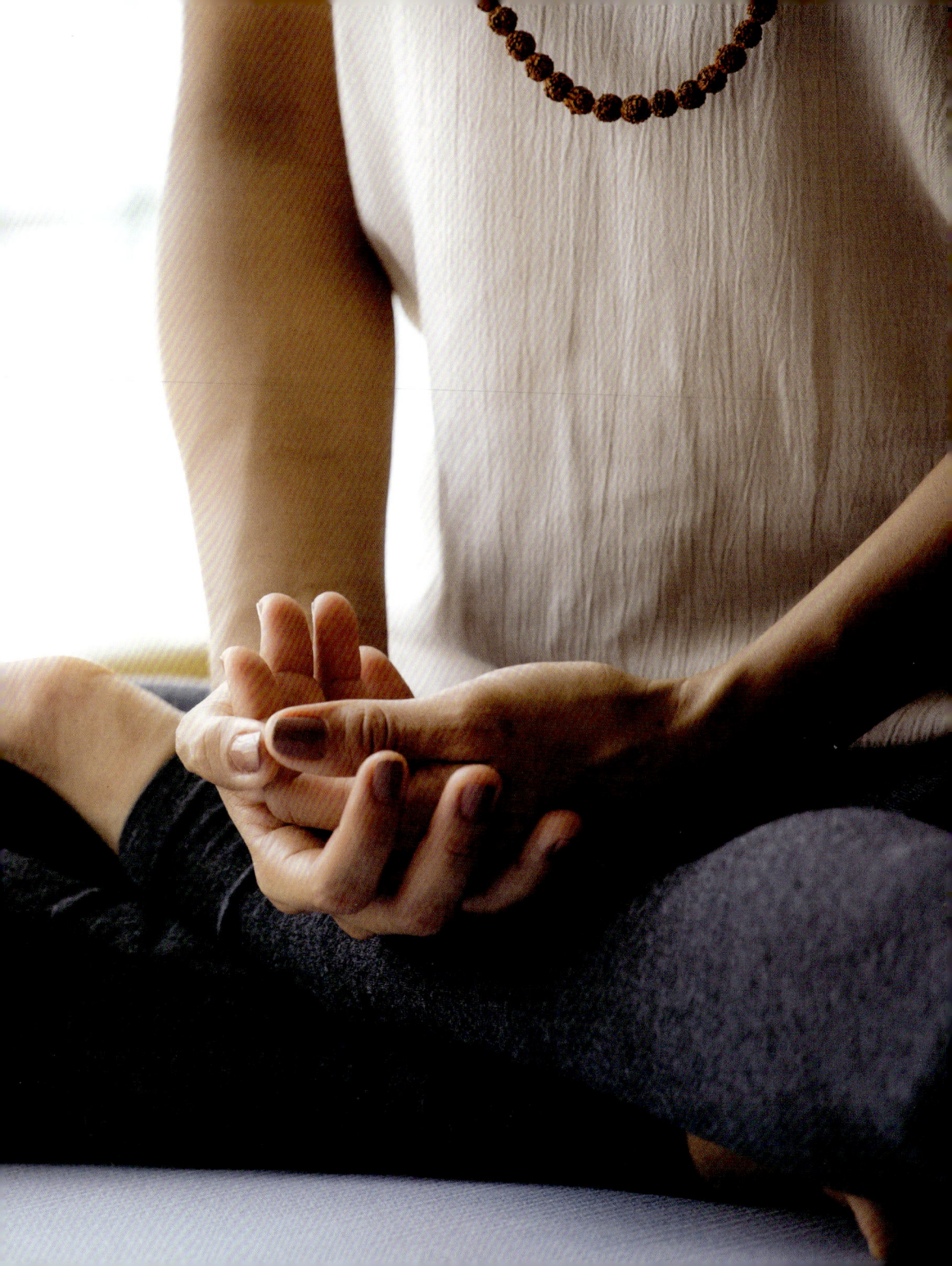

YOGA-ÜBUNG FÜR DAS WURZELCHAKRA

Auf den vorhergehenden Seiten haben wir gesehen, dass das Sitzen im Schneidersitz die Wirbelsäule mit der Erde verbinden kann. Wenn Sie jedoch Anfänger oder nicht sehr gelenkig sind, kann das unangenehm sein. Im Yoga kann das Wurzelchakra auch durch eine stehende Haltung, die Bergposition, energetisiert werden, die es Ihnen ermöglicht, die Energie der Erde über die Beine in die Basis der Wirbelsäule und in den Körper aufzunehmen.

1 *Es ist am besten, für diese Übung nackte Füße zu haben. Stellen Sie sich auf einen festen Boden, einen Teppich oder eine Yogamatte. Atmen Sie natürlich, wenn Sie diese Haltung einnehmen. Atmen Sie ein paar*

Mal tief durch, wenn Sie diese Haltung eingenommen haben. Kehren Sie zu Ihrem natürlichen Atem zurück, wenn Sie diese Übung verlassen.

2 *Ihre Füße stehen zusammen, die Arme hängen leicht zur Seite. Wenn Sie es schwierig finden, die Balance zu halten, stellen Sie Ihre Füße ungefähr 20 cm auseinander.*

3 *Konzentrieren Sie sich auf Ihre Füße. Heben Sie die Zehen, spreizen Sie sie und platzieren Sie sie wieder auf der Matte. Fühlen Sie, wie Ihre Füße sehr stark mit der Erde verbunden sind.*

4 *Heben Sie die Beine an und halten Sie die Knie leicht gebeugt. Fühlen Sie, wie Ihre Hüften und Ihr Gesäß entspannt sind und nach vorne zeigen.*

5 *Strecken Sie sich und spüren Sie, wie sich Ihre Wirbelsäule ausdehnt.*

Körper und Geist

Diese Übung mag einfach aussehen, aber sie kann, zumindest anfangs, ziemlich schwierig sein. So konzentriert zu stehen, ist eine Stärkung für Körper und Geist, die der Wirbelsäule und der Körperhaltung zugutekommt. Sie schärft auch Ihr Bewusstsein für die Erde unter Ihren Füßen.

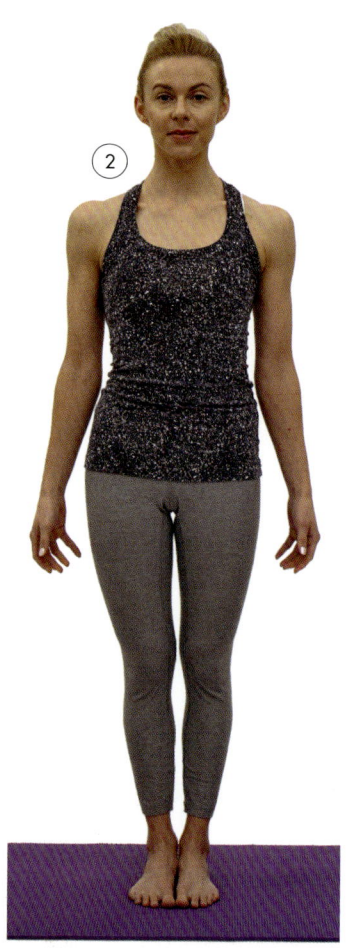

②

6 Dehnen Sie Ihre Brust ein wenig und spüren Sie, wie sich Ihr Schlüsselbein nach außen schiebt. Lassen Sie Ihre Arme an den Seiten ruhen, die Finger zeigen nach unten.

7 Strecken Sie Ihren Nacken und blicken ruhig nach vorn.

8 Atmen Sie jetzt ein und stellen Sie sich rote Energie vor, die durch die Erde in Ihre Füße, Beine und in das Wurzelchakra an der Basis Ihrer Wirbelsäule hinaufsteigt. Atmen Sie ein paar Mal tief durch und spüren Sie die Energie, die sich durch Ihren Körper bewegt. Atmen Sie tief und gleichmäßig. Halten Sie die Pose für etwa eine Minute, beugen dann sanft Ihre Knie und beenden die Übung.

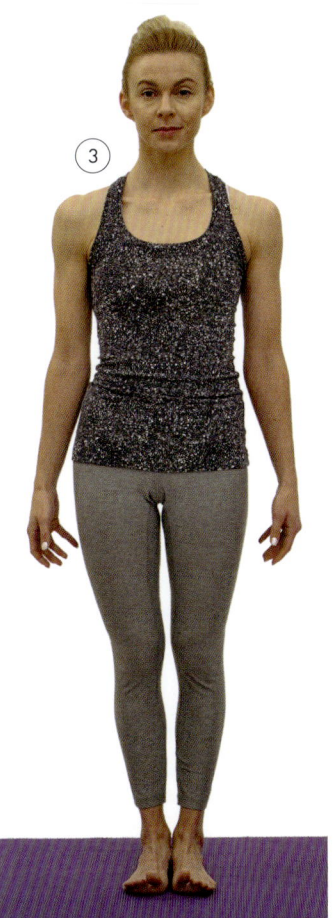

③

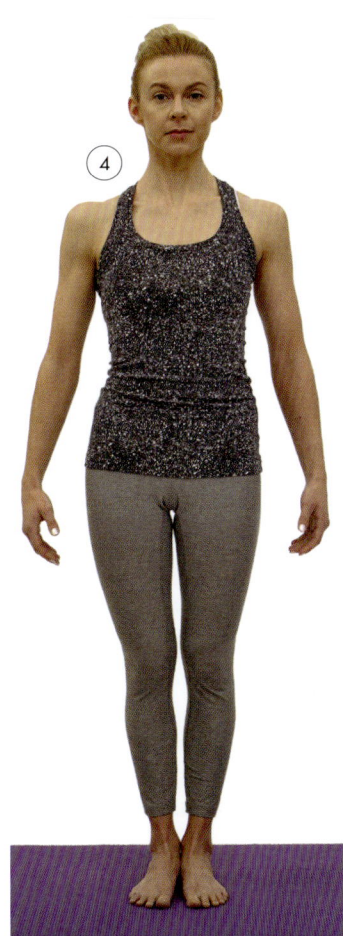

④

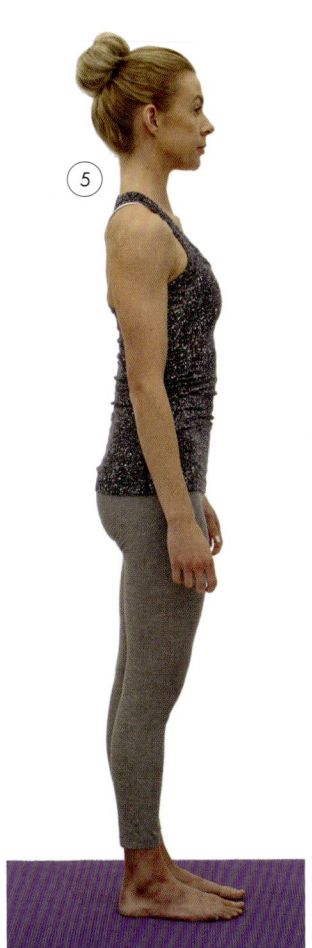

⑤

WURZELCHAKRA-MEDITATION Dies ist eine Meditation, bei der
ein Bergthema verwendet wird, um das Wurzelchakra wieder zu aktivieren. Finden Sie
einen ruhigen Platz und sitzen Sie bequem auf einem festen Stuhl, die Füße sind nicht
gekreuzt, die Hände entspannt in Ihrem Schoß. Die folgende Textpassage führt Sie auf
eine imaginäre Reise in das Wurzelchakra. Wenn Sie mögen, lesen Sie sie laut, damit
Sie sie sich anhören können.

Meditation

Nehmen Sie ein paar tiefe Atemzüge. Fühlen Sie, wie Ihr Körper auf dem Stuhl bequem und entspannt sitzt. Lassen Sie Ihren Geist schweigen und alle ablenkenden Gedanken einfach sanft dahinschweben.

Schließen Sie Ihre Augen. Achten Sie auf die Basis Ihrer Wirbelsäule und spüren Sie den Stuhl darunter. Atmen Sie bequem und entspannen Sie sich.

Stellen Sie sich nun vor, dass Sie einen Weg in Richtung eines schönen Berges gehen. Es könnte einer sein, den Sie schon kennen oder auch ein rein imaginärer. Konzentrieren Sie sich auf diesen Berg, der vor Ihnen aufsteigt mit seiner Basis in der Erde und seinem Gipfel im Himmel. Fühlen Sie seine Kraft, seine Stabilität, seine starke Basis; und die seltenere, höhere Energie an seiner Spitze, wo die Luft rein und klar ist.

Während Sie sitzen und atmen, stellen Sie sich vor, Sie seien der Berg. Ihre Füße, Beine und das Ende Ihrer Wirbelsäule sind die Basis – stark, stabil, mit der Erde verbunden. Atmen Sie ein und ziehen Sie tiefrote Energie in Ihre Füße und Beine und in das Wurzelchakra am unteren Ende Ihrer Wirbelsäule. Fühlen Sie, wie das Wurzelchakra diese Energie absorbiert. Während Sie atmen, gestatten Sie dem Chakra, in dieser roten Erde ein Heilbad zu nehmen. Sitzen Sie so für einige Augenblicke.

Dann atmen Sie ein paar Mal tief durch, öffnen Ihre Augen und kommen zurück ins Hier und Jetzt. Vielleicht möchten Sie einige Notizen machen, wie diese Übung für Sie funktioniert hat, oder Sie versuchen das Bild, das Sie gesehen haben, zu zeichnen.

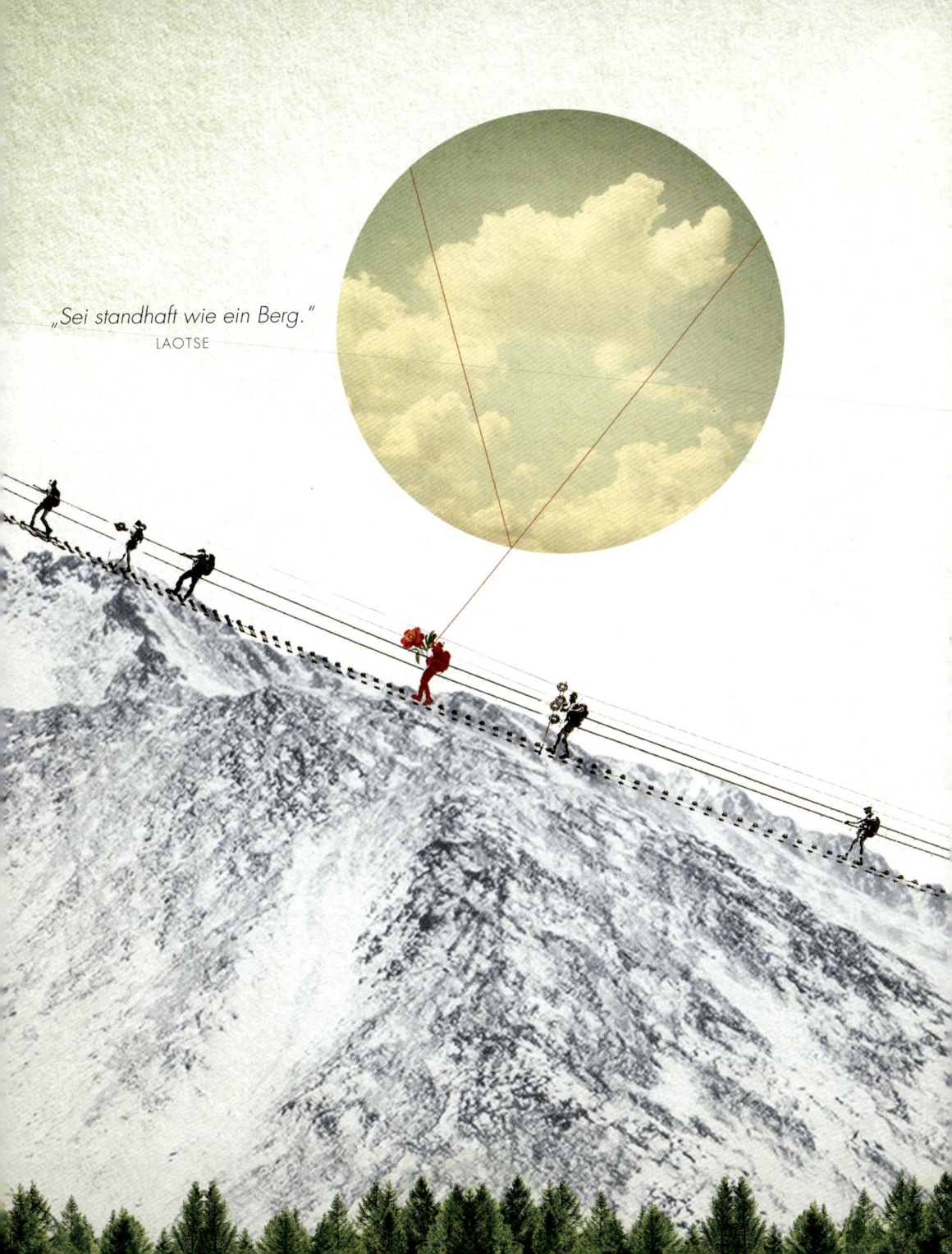

„Sei standhaft wie ein Berg."
LAOTSE

WAS DAS WURZELCHAKRA AUCH STÄRKT Neben

Yoga-Übungen und Meditation gibt es noch einige andere Möglichkeiten, das Wurzelchakra zu energetisieren. Diese sind besonders hilfreich für Menschen, die zu verkopft und definitiv nicht geerdet sind. In Bezug auf dieses Chakra bedeutet „geerdet", ein festes Gefühl dafür zu haben, wo man im Leben steht; nicht nur ein Gefühl von Ort, sondern auch eines der Zugehörigkeit, des Verwurzeltseins, zu wissen: „Hier bin ich". Wurzelchakra-Energie kann auch helfen, praktisch zu handeln und Dinge mit einer warmherzigen und kreativen Absicht zu tun.

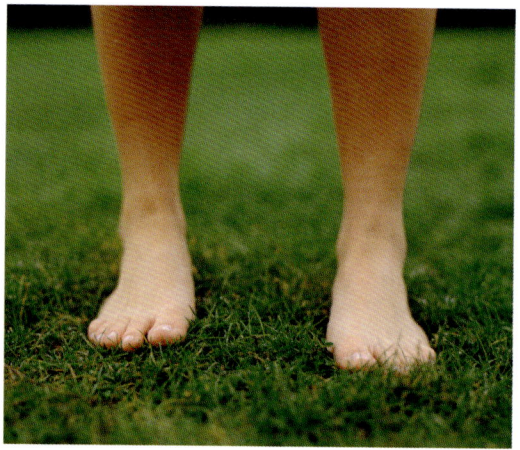

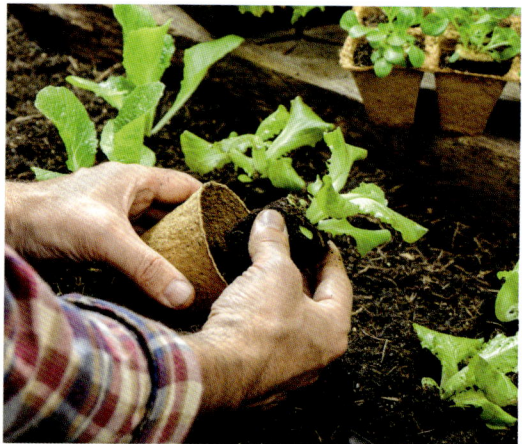

Barfuß stehen

Eine einfache Übung ist, barfuß nach draußen zu gehen und einfach auf der Erde, auf einer Wiese oder einer Grünfläche im Freien zu stehen. Selbst wenn es draußen kühl ist: Wenn Sie das auch nur für etwa eine Minute machen, kann Sie das Gefühl echter Erde unter den Füßen wieder zurück ins Hier und Jetzt bringen. Dies ist sehr hilfreich in Zeiten von psychischem Stress.

Umgraben

Gartenarbeit, Umgraben, Arbeiten mit Erde ist sehr vorteilhaft für die Wurzelchakra-Energie. Die Arbeit, die Sie im Boden verrichten, erzeugt auch Energie, um Pflanzen zum Wachsen zu bringen. Ihre Hände in der Erde zu fühlen, löst Stress und bringt erwiesenermaßen tiefes Wohlbefinden hervor.

Selbst kochen

Teig kneten, um Brot zu backen, einen Kuchen backen oder einen herzhaften Auflauf zu machen, der im Ofen schmurgelt: Mit dieser Energie machen Sie ein wärmendes, tröstendes Essen, nicht nur für sich selbst, sondern auch für andere. Das ist praktische Arbeit, aber gut für den Körper und gut für den Geist.

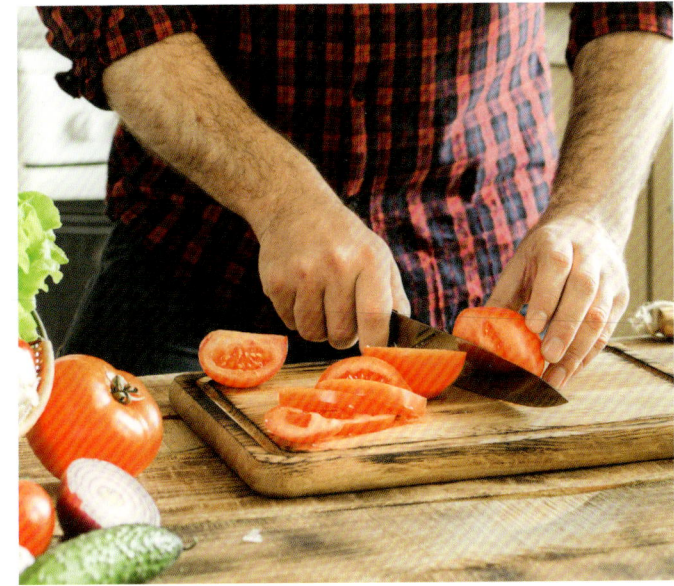

Rote Füße

Wenn Kochen und Gartenarbeit zu kompliziert klingen, kommen Sie zurück zur Farbe Rot, der Farbe des Wurzelchakras. Wenn Sie kalte Füße haben, versuchen Sie mal leuchtend rote Socken: Die anregende Farbe stimuliert Ihren Körper und Geist, um die Wurzelchakra-Energie genießen zu können.

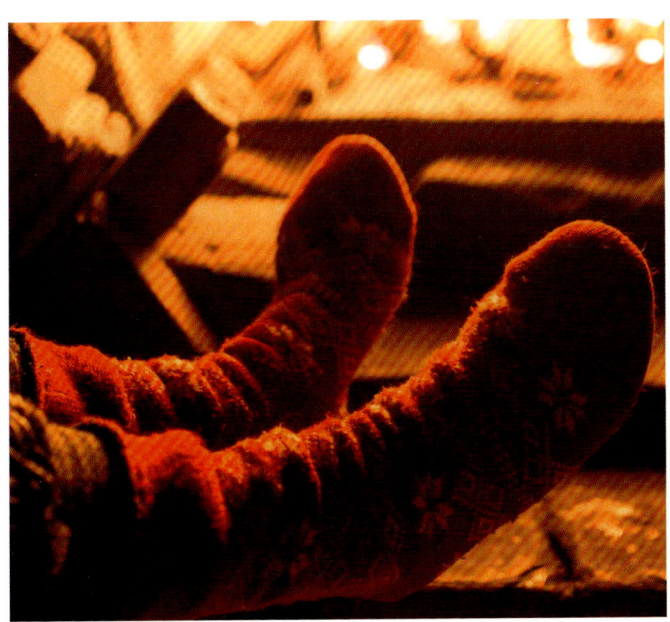

WURZELCHAKRA-ENERGIEWERKZEUGE Neben praktischen

Dingen, die Sie tun können, um das Wurzelchakra zu energetisieren, können Sie auch andere Materialien oder Symbole aus der Natur verwenden, um dessen Wirkung in Ihrem Leben zu verstärken.

Roter Jaspis

Dieser Edelstein ist leicht erhältlich. Er besteht aus mikroskopisch kleinen Quarzkörnern, die mit dem mineralischen Eisenoxid verbunden sind, was dem Stein eine starke ziegelrote Farbe verleiht. Er wird oft als Trommelstein verkauft, ein kleiner polierter Kieselstein. Jaspis energetisiert und unterstützt das Wurzelchakra. In alten Zeiten wurde er oft getragen, um sich zu schützen. Wenn Sie in eine Situation geraten, die einschüchternd wirkt, oder auf eine Person treffen, deren Energie sich überwältigend anfühlt, versuchen Sie es mal mit einem Jaspisstein in Ihrer Tasche. Zu wissen, dass er da ist, wird Ihnen einen Schub an Wurzelchakra-Energie und mehr Sicherheit geben.

Der Duft von Benzoe

Benzoeharz kommt aus Indonesien; es sickert aus dem Holz der Styrax-Benzoin-Bäume, wird beim Trocknen fest und dann gesammelt. Wenn es in Alkohol aufgelöst wird, wandelt es sich in Resinoid, eine Art ätherisches Öl; es hat eine rötliche Farbe und einen vollen, süßen, vanilligen Duft, der tief beruhigend ist. Wenn Sie vier Tropfen Benzoe in einen Duftbrenner, einen Zerstäuber oder einfach auf ein Taschentuch auf einer Fensterbank geben, breitet sich sein wundervoller, reicher Duft in Ihrem Raum aus. Das Einatmen dieses Duftes ergänzt die Wurzelchakra-Meditation oder die Praxis der Bergposition im Yoga.

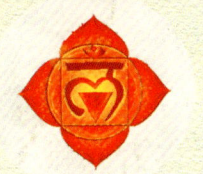

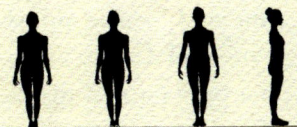

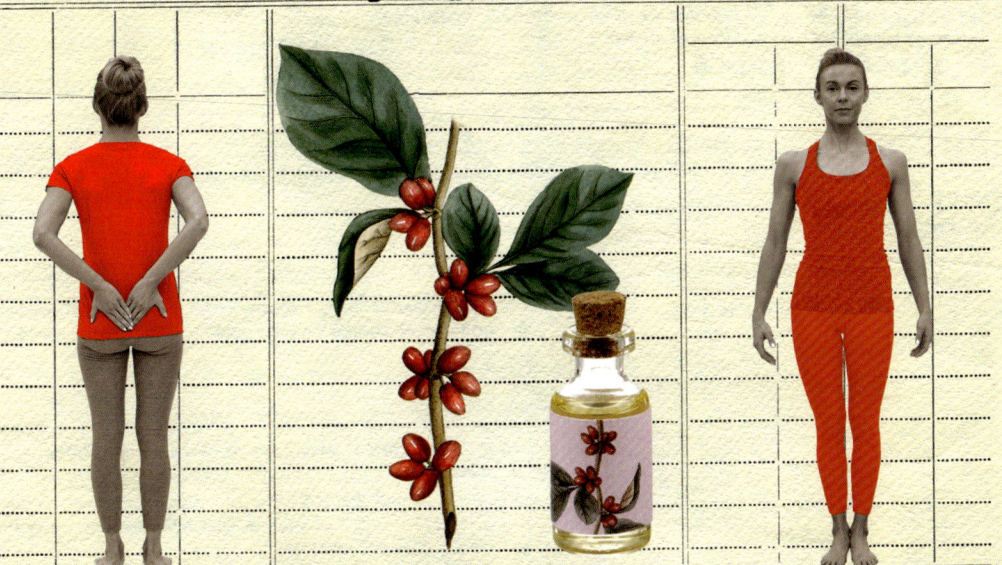

WICHTIGE WURZELCHAKRA-ENERGIEWERKZEUGE

BENZOE	ROTER JASPIS	BERGMEDITATION

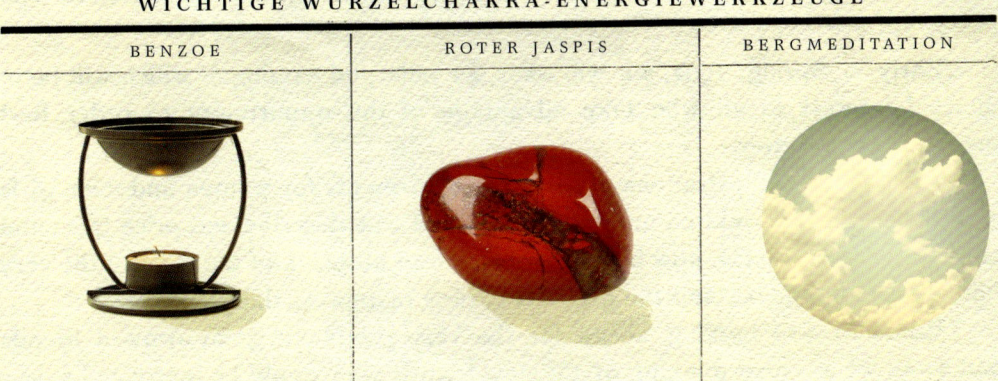

Das Sakralchakra: Einführung & Farbe

Das Sakralchakra ist das zweite Energieniveau im Chakrensystem. Es ist der Ort der Emotionen, verbunden mit den Beziehungen in Ihrem Leben. All unsere Interaktionen mit Familie, Freunden, Partnern oder Kindern haben das Potenzial, dieses Chakra entweder zu nähren oder zu entleeren. Selbst wenn Sie alleine leben, können Sie es immer noch in Ihrer Beziehung zu sich selbst erleben. Sakralchakra-Energie ist grundlegend für das menschliche Leben. Eine einfache Bestätigung für das Sakralchakra ist „Ich fühle", was zeigt, dass dies ein Ort von großer Sensibilität ist.

Die Farbe des Sakralchakras ist ein warmes Orange. Dies ist eine helle, positive und attraktive Farbe mit einer Ausstrahlung, die Selbstvertrauen und Offenheit fördert. Dieser Farbton vermittelt ein sonniges und fröhliches Gefühl, eines von Ausdehnung und Freiheit, wie die Freude an einem Sommertag.

Zeugungskraft

Das Sakralchakra ist auch das sexuelle Zentrum; seine Energie breitet sich auf alle mit der Fortpflanzung verbundenen Organe und Systeme aus. Es ist besonders wichtig, das Sakralchakra energetisiert und gesund zu erhalten, wenn Sie eine Familie gründen wollen, und das gilt für beide Partner in der Beziehung. Daher ist die Ausgeglichenheit des Chakras eine gute Sache, um sicherzustellen, dass die Empfängnis im besten physischen und energetischen Rahmen stattfindet. Die Arbeit mit dem Sakralchakra hilft auch, alle emotionalen und sexuellen Beziehungen ausgeglichen und gesund zu halten.

Zufriedenheit erhalten

Ein weiterer Aspekt des Sakralchakras ist die Fülle. Manchmal vermischt sich die Vorstellung von Fülle mit Wohlstand. Damit kann Geld gemeint sein, aber auch, positive Energie in allen Aspekten des Lebens zu erhalten. Wenn das Sakralchakra wenig Energie hat, wird dadurch der Fluss der Fülle abgeschnitten und es entstehen Mangelgefühle. Die Wiederherstellung von warmer Sakralchakra-Energie lässt die Fülle-Energie wieder fließen.

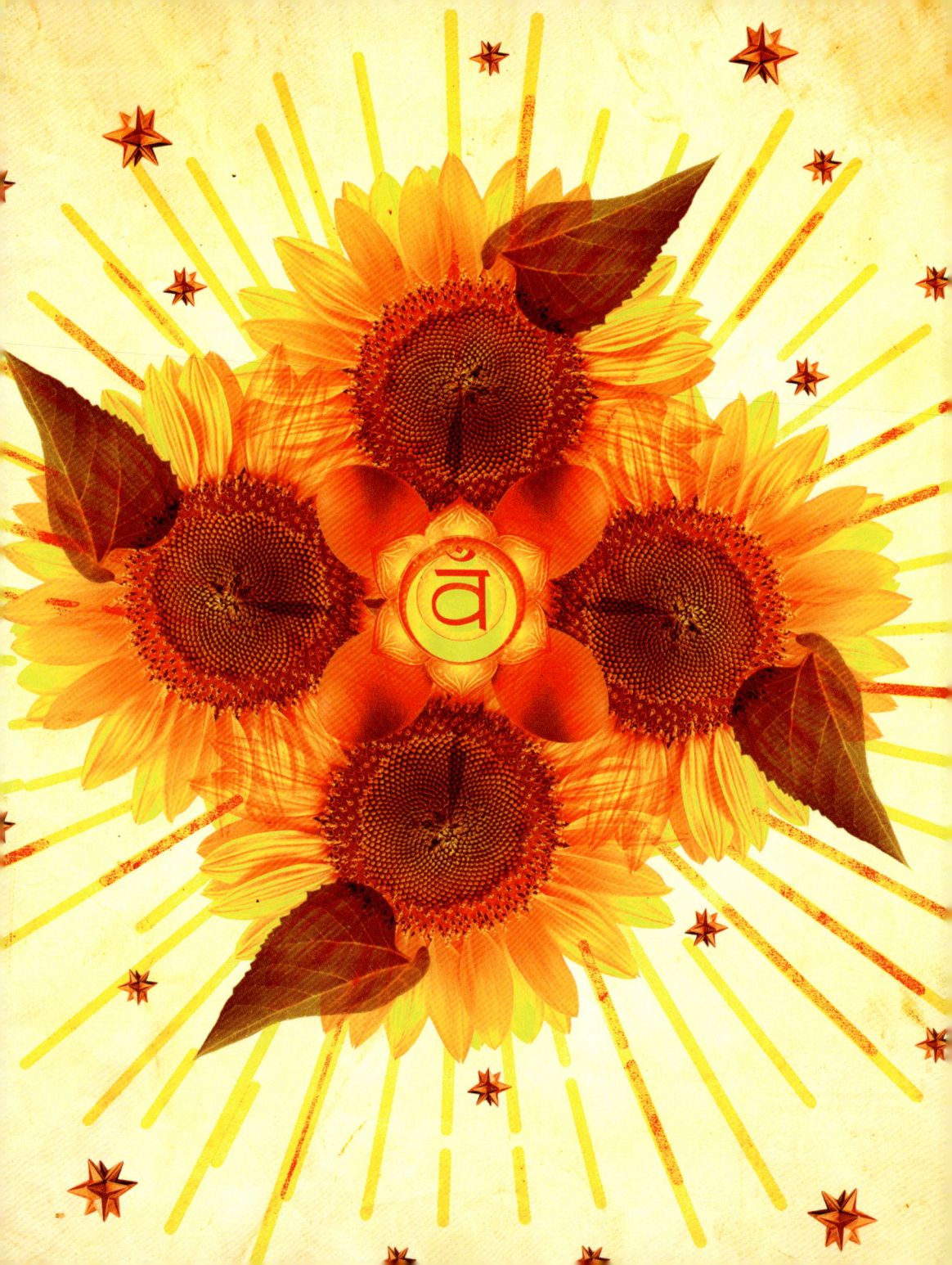

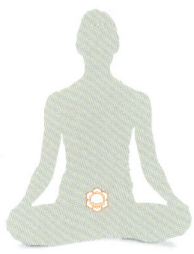

DAS SAKRALCHAKRA SPÜREN
Das Sakralchakra sitzt an der Spitze des dreieckigen Knochens am Ende der Wirbelsäule, des Kreuzbeins. In der obigen Abbildung sehen Sie das Sakralchakra als einen orangefarbenen Kreis zwischen den Hüftknochen. Das Wurzelchakra befindet sich darunter, auf der Höhe des Steißbeins.

Wenn Sie sich dieses Diagramm ansehen, mögen Sie es zuerst mit Rückenschmerzen assoziieren. Dies sind einige der häufigsten körperlichen Anzeichen für erschöpfte Energie in den Sakral- und Wurzelchakren. Wenn der Schmerz zwischen den Hüften etwas höher liegt, deutet dies definitiv auf das Sakralchakra hin.

Körperlicher Schmerz hat körperliche Ursachen
Der Schmerz ist ein Zeichen des Körpers, der Sie darauf aufmerksam macht, dass etwas nicht stimmt. Wenn ein körperlicher Schmerz auftritt, ist es wahrscheinlich, dass das Chakra in diesem Bereich erschöpft ist. An der Wiederherstellung des Chakras zu arbeiten, hilft dem physischen Körper, sich zu erholen, denn die Wiederherstellung der Energie fördert den Prozess der physischen Genesung.

Tanzen Sie sich glücklich
Ein weiteres Zeichen für gehemmte Sakralchakra-Energie ist Steifheit in den Hüften und Bewegungsmangel. Tanzen ist eine großartige Möglichkeit, die Energie des Sakralchakras wieder in Gang zu bringen. Ein klassisches Beispiel dafür ist der Bauchtanz, bei dem die kreisenden Bewegungen der Hüften tatsächlich Energie freisetzen. Lateinamerikanische Tänze wie Salsa oder Samba funktionieren auch sehr gut, um die Hüften zu befreien und Freude zu erzeugen. So ist die Sakralchakra-Energie: warm, lächelnd und glücklich machend.

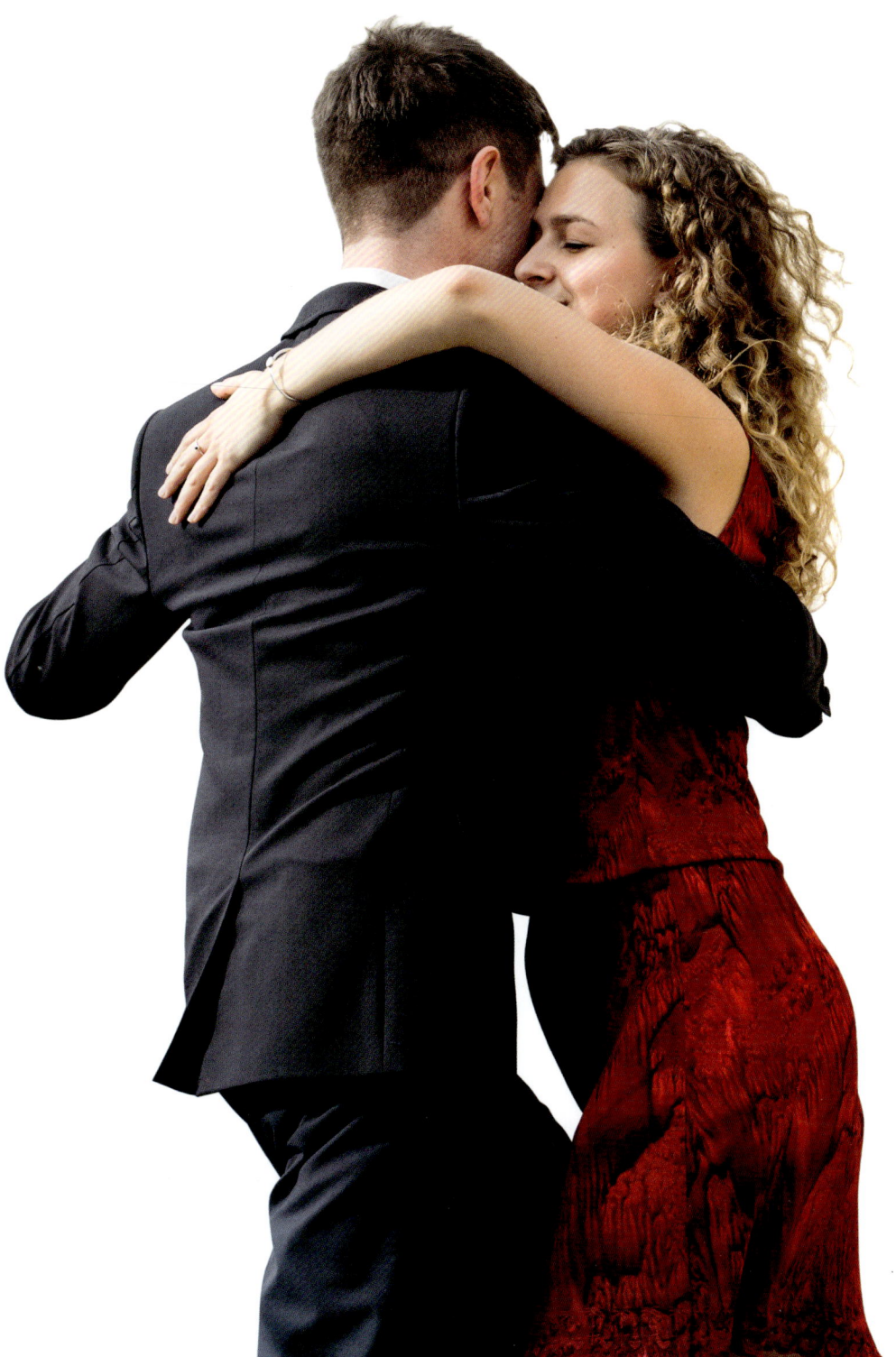

YOGA-ÜBUNG FÜR DAS SAKRALCHAKRA

Die Haltung, die wir anwenden, um das Sakralchakra zu öffnen, wird „Der Schmetterling" (Baddha Konasana) genannt. Sie öffnet die Hüften, löst die Steifheit im unteren Rücken und dehnt die Oberschenkelmuskulatur. Gut am Ende eines langen Tages, besonders wenn Sie oft am Schreibtisch sitzen oder viel Auto fahren.

1 Setzen Sie sich mit ausgestreckten Beinen auf den Boden. Wenn es für Sie bequemer ist, können Sie ein niedriges Kissen unter den Po legen.

2 Atmen Sie langsam ein, beim Ausatmen beugen Sie die Hüften nach außen und Ihre Knie an die Seiten, Ihre Fußsohlen berühren einander.

3 Bringen Sie Ihre Füße so nah wie möglich an Ihr Becken, ohne dass Ihre Knie schmerzen. Ganz sachte, erzwingen Sie es nicht. Halten Sie Ihre Füße mit den Händen.

4 Strecken Sie Ihre Wirbelsäule, halten Sie Ihre Schultern entspannt und bewegen Sie die Knie sanft auf und ab. Es ist wie ein Schmetterling, der seine Flügel bewegt.

5 Halten Sie für einige Augenblicke in dieser Haltung inne, dann lassen Sie die Füße los und strecken die Beine. Wenn Sie die Haltung verlassen, mögen Sie ein Kribbeln in den Beinen und im unteren Rücken verspüren. Dies ist ein Zeichen für Energie, die sich in diesem Bereich bewegt.

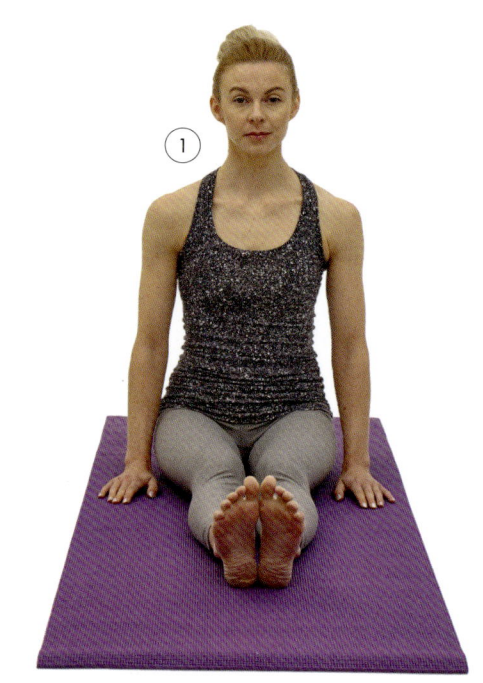

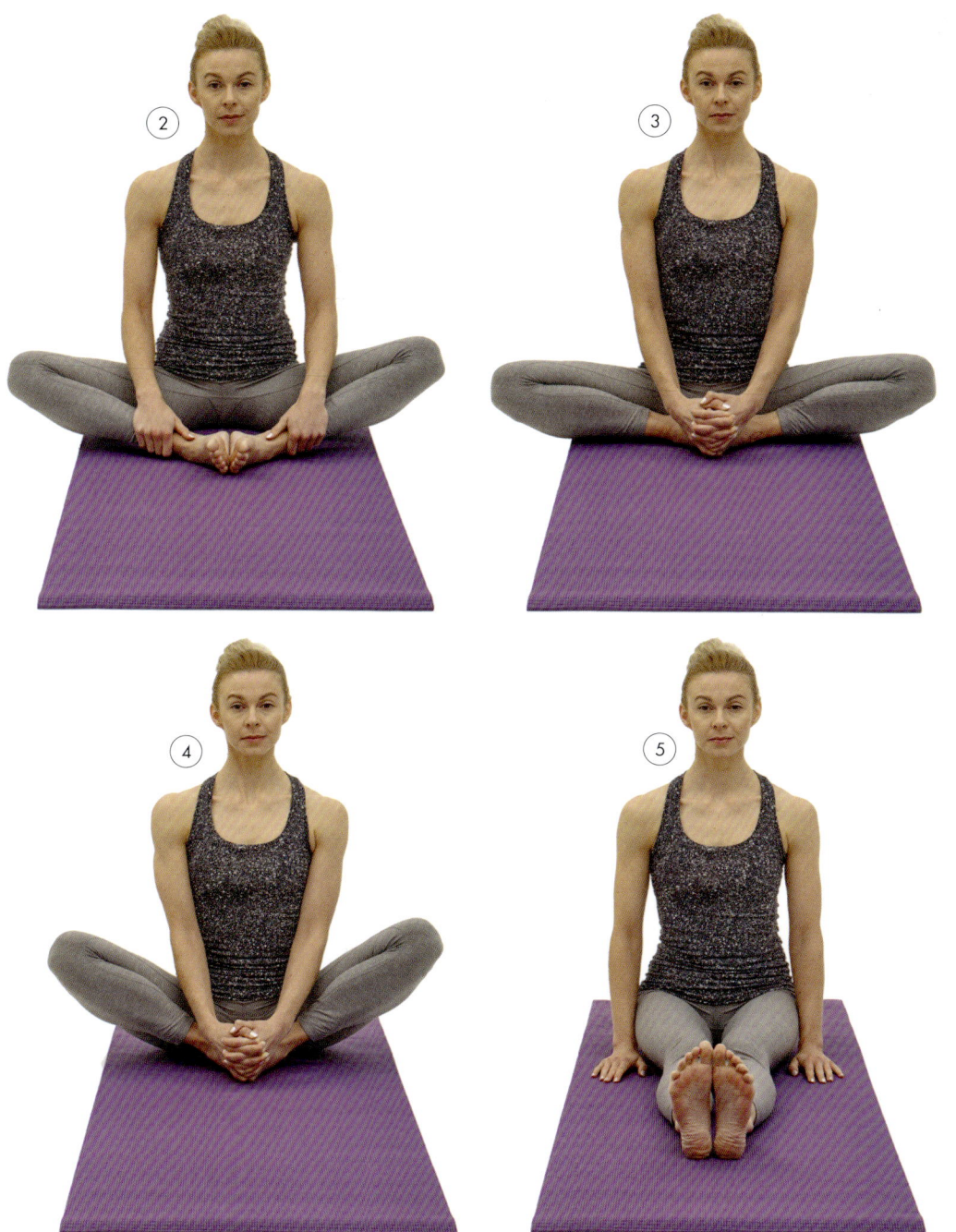

SAKRALCHAKRA-MEDITATION

Wie wir gesehen haben, sind einige Schlüsselbegriffe, die mit dem Sakralchakra verbunden sind, „Fließen" und „Fülle". Diese Meditation führt Sie auf eine innere Reise, um wieder mit diesen Ideen in Berührung zu kommen und wenn möglich, sie auf einer sensorischen Ebene zu fühlen. Dies stimuliert die Energie des Sakralchakras und öffnet Sie für alle Möglichkeiten, die in und durch Ihr Leben fließen wollen. Um dieses Chakra zu energetisieren, sollten Sie offen und empfänglich sein. Wasser ist das Element, das mit dem Sakralchakra verbunden ist, ein wunderbares Symbol fließender Energie.

Setzen Sie sich auf einen Stuhl mit fester Rückenlehne oder, wenn Sie mit gekreuzten Beinen auf dem Boden sitzen können, mit gestreckter Wirbelsäule. Es ist wichtig, sich wohl zu fühlen. Vielleicht möchten Sie diese Meditation aufnehmen, um sie anzuhören. Diese Meditation lässt sich auch gut in der Dusche durchführen.

Meditation

Stellen Sie sich vor, Sie laufen an einem warmen Sommertag einen Pfad entlang. Überall sind helle Blumen, der Himmel über Ihnen ist blau: Es ist schön hier. Neben Ihnen ist ein funkelnder Bach, dessen Wasser im Licht glänzt und der in Ihrer Laufrichtung fließt. Hinter einer Biegung sehen Sie, wie der Bach in ein Becken fließt, auf der anderen Seite ergießt sich ein kleiner Wasserfall.

Sie sind barfuß und gehen ins Wasser, Sie spüren die sanfte Kühle um Ihre Füße. Sie waten unter den Wasserfall. Der Wasserschwall umschmeichelt Ihre Haut; Sie spüren, wie es über Ihren Kopf fließt, Ihre Schultern und die Brust, Ihre Hüften, Arme und Beine hinunter und weiter in das Becken. Es fließt immer mehr Wasser, ohne Ende. Unter dem Wasserfall spüren Sie die Bewegung des Wassers, und die Energie bewegt sich in Ihnen und durch Sie hindurch, nährt Körper und Geist. Alles, was Sie tun müssen, ist, es zuzulassen.

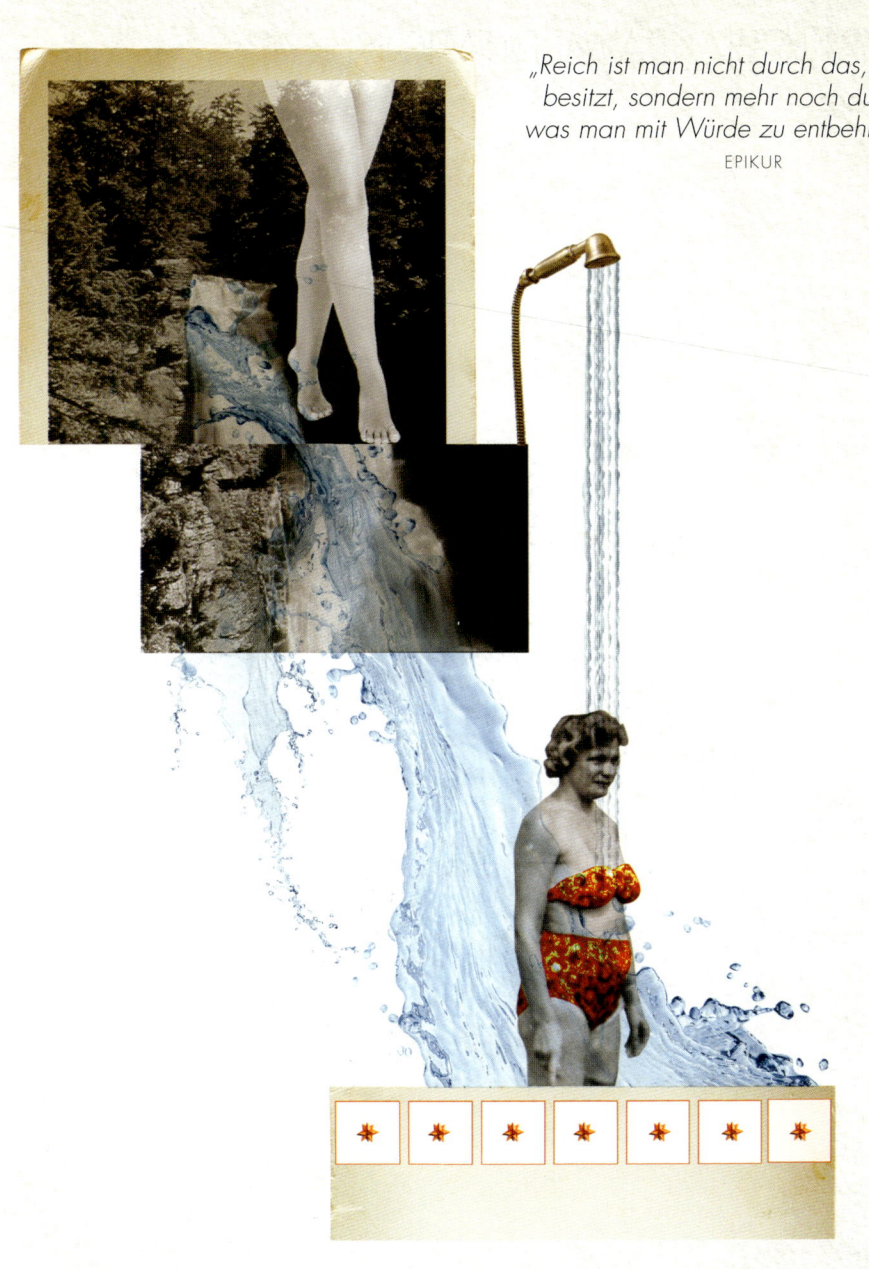

„Reich ist man nicht durch das, was man besitzt, sondern mehr noch durch das, was man mit Würde zu entbehren weiß."

EPIKUR

WAS DAS SAKRALCHAKRA AUCH STÄRKT
Das Sakralchakra profitiert enorm von Bewegung. Man bewegt sich oft genug aus Pflichtgefühl oder unter Druck, aber zu lernen, sich zu öffnen und sich genussvoll auf jede Art und Weise zu bewegen, ist eine gesunde Art, das Sakralchakra wiederzubeleben.

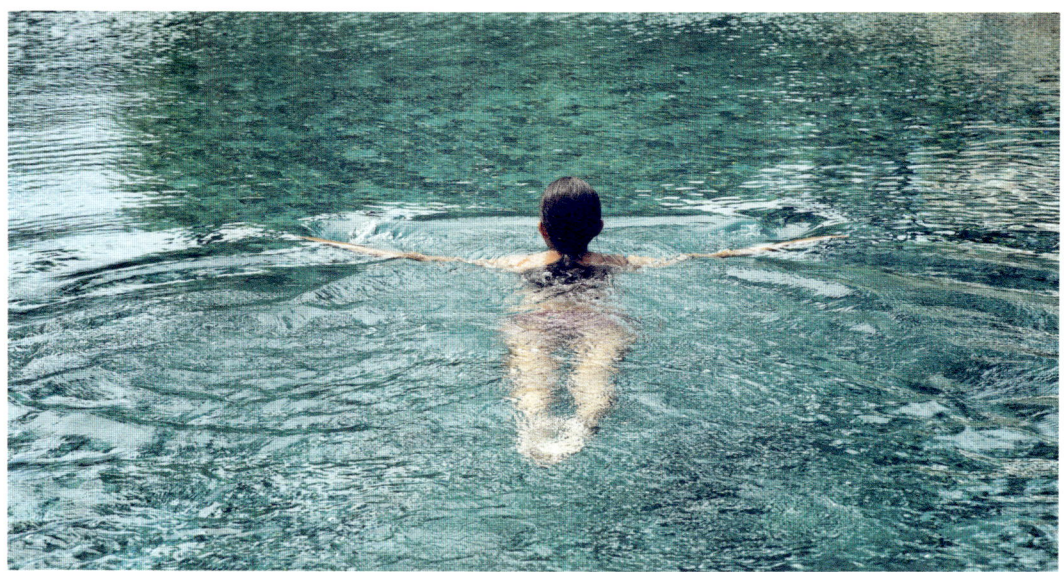

In Fluss kommen

Wasser ist das Element des Sakralchakras, daher ist Schwimmen sehr vorteilhaft. Brustschwimmen im Besonderen wegen der Bewegung der Beine. Öffnen Sie die Hüfte bei jedem Armzug, bevor Sie die Beine zurückschieben. Versuchen Sie Ihre Schwimmbewegungen so geschmeidig wie möglich zu halten. Halten Sie sich die Vorstellung des „Fließens" und die mühelose Bewegung eines Fisches vor Augen. Wo auch immer Sie schwimmen, ob im Meer, in einem Fluss oder in einem Schwimmbad, genießen Sie es: Vergessen Sie die fünfzig Längen, versuchen Sie stattdessen, mit Energiebewusstsein zu schwimmen.

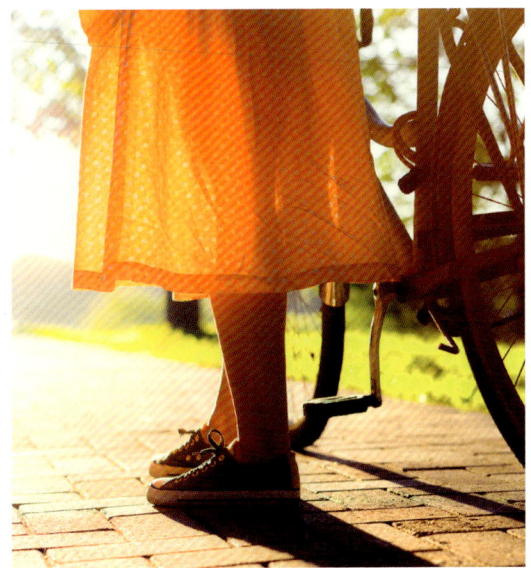

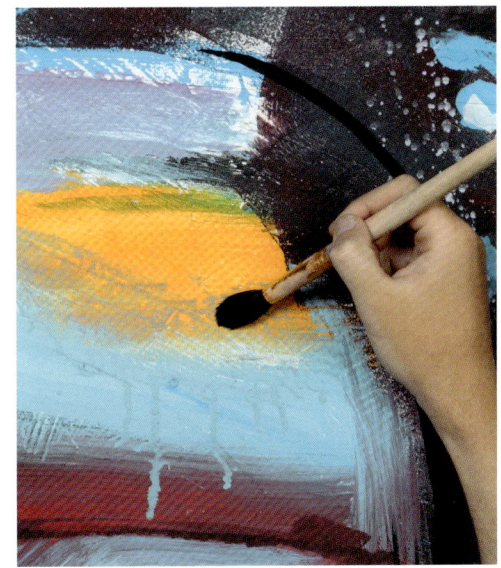

Öffnen Sie Ihre Garderobe

Eine weitere Möglichkeit, mit Sakralchakra-Energie in Kontakt zu kommen, besteht darin, die tristen Farben und die einschränkende Arbeitskleidung der Woche beiseitezulegen und Kleidung mit Farben und Mustern hervorzuholen – Kleidung, die Sie gerne tragen. Das kann schon ein leuchtendes Hemd für einen Mann oder ein weich fließender Rock für eine Frau sein – einfach etwas, das Ihre Energie stärkt und Ihnen ein gutes Gefühl gibt.

Kreativer Ausdruck

Sakralchakra-Energie bedeutet auch, in kreativen Fluss zu kommen und zu tun, was immer Sie mögen. Bilder malen, Schmuck herstellen, zum Vergnügen kochen: die Möglichkeiten sind endlos. Wenn Sie Ihre Kreativität nutzen, um die Dinge für sich und Ihre Mitmenschen angenehm zu gestalten – großzügig zu sein und die zu erreichen, die Ihnen wichtig sind –, dann erhöht dies Ihre Sakralchakra-Energie: Denken Sie daran, dieses Chakra handelt von Beziehungen. Ein schönes Essen für Freunde zu kochen und es gemeinsam zu genießen, ist ein Fest für das Sakralchakra.

SAKRALCHAKRA-ENERGIEWERKZEUGE Hier betrachten wir
zwei Werkzeuge, mit denen Sie die Sakralchakra-Energie verbessern können. Wenn
Sie sich darauf konzentrieren, dieses Chakra wiederzubeleben, unterstützen diese
Elemente, die sich in Ihren Alltag integrieren lassen, Ihre spirituelle Arbeit.

Bernstein

Bernstein ist ein Kiefernharz, das über Jahrmillionen hinweg versteinerte. Man findet es in der Regel in Tropfenformen oder größeren Stücken, die leicht zu Schmuck umzuarbeiten sind. Weil es ein Harz ist, ist es wunderbar leicht und fühlt sich warm auf der Haut an. Seine typische Farbe variiert von goldgelb bis tieforange, der Farbton, der am besten geeignet ist, um das Sakralchakra zu aktivieren.

Bernstein wird in der Kristallheilung verwendet, um Helligkeit und Freude in den Geist zu lassen, das kreative Denken zu erweitern und den ganzen Körper zu revitalisieren. Bernsteinschmuck ist eine wunderbare Möglichkeit, die Energie des Sakralchakras während des Tages bei sich zu tragen.

Sandelholzöl

Der reiche, warme, holzige Duft von Sandelholzöl (Santalum Album) aus Indien ist ein klassischer Duft, der das Sakralchakra anregt. In der indischen ayurvedischen Medizin wird Sandelholz in der Massage als Tonikum verwendet, um den Körper wiederzubeleben und zu stärken. Es ist auch die Basis vieler Parfüms, während das Holz für Räucherzeremonien benutzt wird. Indisches ätherisches Sandelholzöl ist teuer, weil es seltener wird, aber solch ein schönes, heiliges Aroma ist die Investition wert. Zwei Tropfen in einem Tuch auf der Fensterbank oder in einem Duftbrenner geben den Duft an die Luft ab. Dieser wundervolle Duft begleitet die Sakralchakra-Yogahaltung und Meditation und verleiht diesen Übungen eine sensorische Ebene.

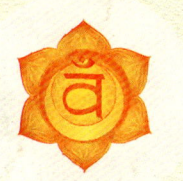

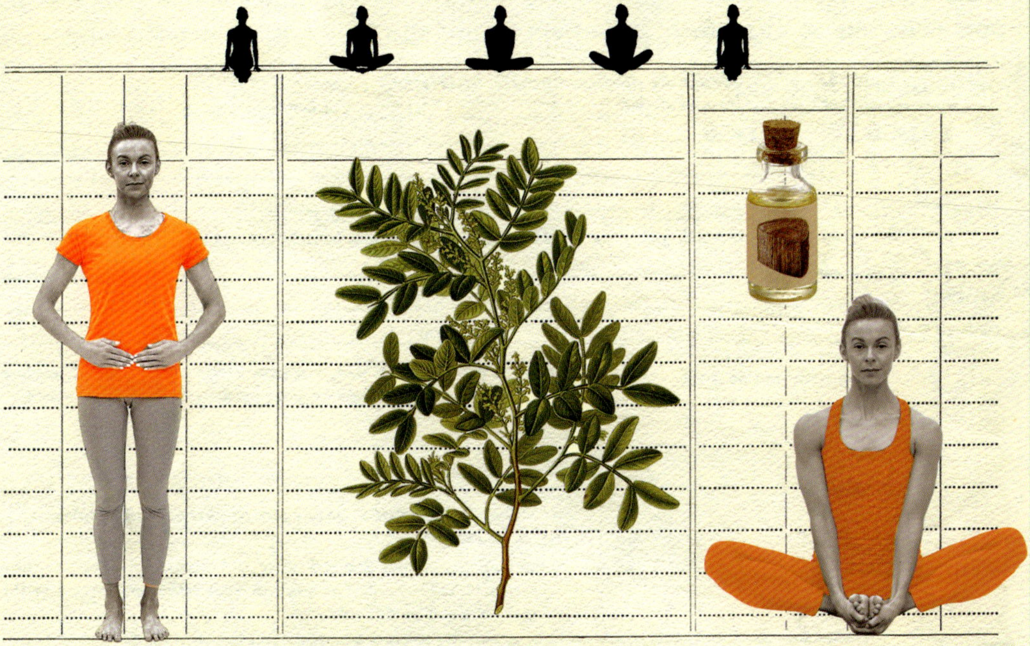

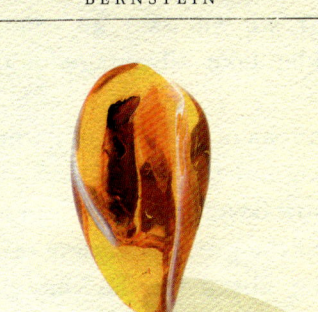

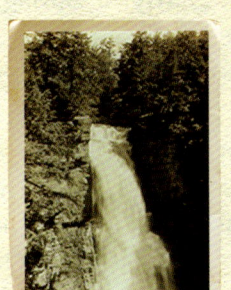

WICHTIGE SAKRALCHAKRA-ENERGIEWERKZEUGE

SANDELHOLZÖL 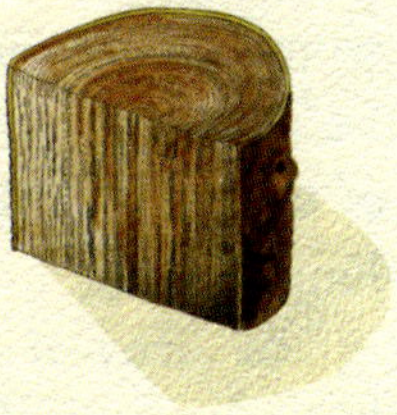	BERNSTEIN	FLIESSEN & FÜLLE

Das Solarplexuschakra: Einführung & Farbe

Das Solarplexuschakra ist goldgelb gefärbt, voller strahlender, leuchtender Energie, wie die Sonne. Es ist auch ein Ort der persönlichen Macht. Wenn es vollständig aktiviert ist, trägt es buchstäblich Ihr Licht hinaus in die Welt. Daran sind viele von uns nicht gewöhnt, entweder durch mangelndes Selbstvertrauen oder durch Lebensereignisse, die die Entwicklung solcher Fähigkeiten verhindert haben. An Leuten, denen dies aber gelingt, werden Sie eine Aura feststellen, wenn sie den Raum betreten. Persönliche Macht bedeutet nicht arrogant, eingebildet, überkandidelt oder dominant gegenüber anderen Menschen zu sein. Dies sind eher Anzeichen dafür, dass dieses Chakra übermäßig stimuliert wird, was negative Auswirkungen auf die Wahrnehmung anderer haben kann. Das Solarplexuschakra symbolisiert das einzigartige Geschenk, das Sie der Welt machen können und gibt Ihnen das Selbstvertrauen, sich so zu zeigen, wie Sie wirklich sind. Eine einfache Bestätigung für dieses Chakra ist „Ich tue".

Ihr bestes Selbst sein

In der Geschichte von Aschenputtel verwandelt ihre gute Fee sie für den Ball in eine Prinzessin; das zerlumpte Aschenputtel wird auf magische Weise in ein strahlendes und schönes Mädchen verwandelt, das alle sehen können. Wenn sie um Mitternacht davonläuft, ist es, weil sie nicht wirklich bereit ist, diese Prinzessin zu sein – aber sie lässt ihren Pantoffel zurück, damit sie gefunden und in diese neue Welt zurückgebracht werden kann, die auf sie wartet.

Das Solarplexuschakra hat starke Energie und ist eine Chakra-Ebene, die für viele Menschen eine Herausforderung darstellt. Das Wichtigste ist, zu verstehen, dass dieses Chakra der Schlüssel ist, um Ihre einzigartigen Gaben und Ihre Präsenz in die Welt zu bringen.

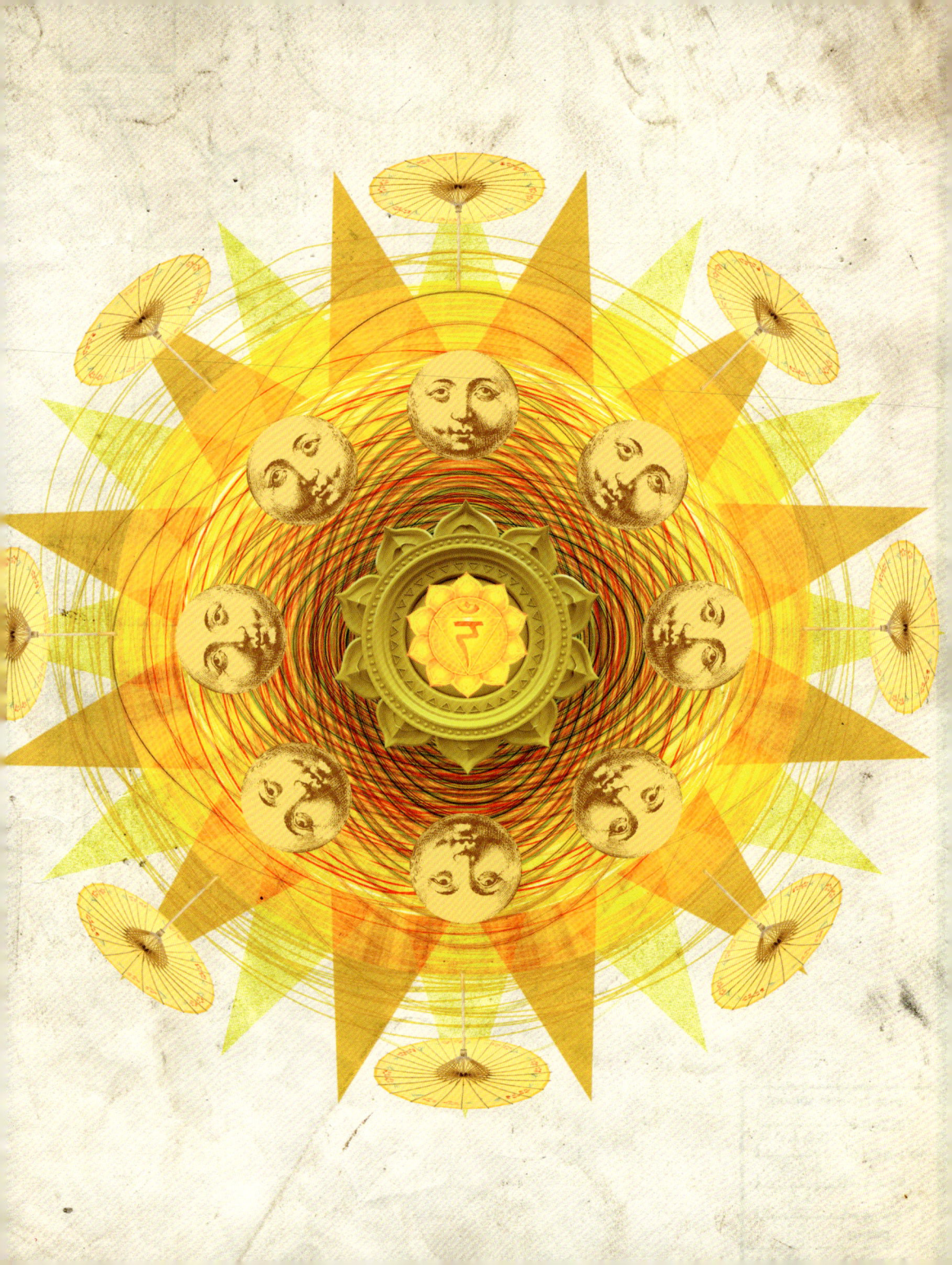

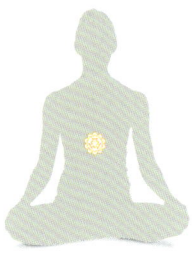

DAS SOLARPLEXUSCHAKRA SPÜREN Das Solarplexuschakra

befindet sich unter dem Brustkorb, genau an der Spitze des Bauchbereichs oberhalb des Nabels. Wenn Sie diesen Ort mit Ihrer Hand finden und leicht eindrücken, wird er sich vielleicht ganz zart anfühlen. Das ist ganz normal, weil dies ein gefährdeter Ort ist. Ein Plexus ist ein Ort, wo sich Nervenfasern bündeln. Es gibt viele solcher Nervengeflechte im Körper. Dieses ist zufällig an einem Chakra-Ort und macht es sehr empfindlich.

Der Sanskrit-Name für dieses Chakra, Manipura, bedeutet so viel wie „Stadt der Edelsteine", und sein Element ist Feuer, was zeigt, dass dieses Energieniveau in der ursprünglichen Karte der Chakren einen Kraftort darstellt. Hier bekommen Sie den Energieschub, der Sie an neue Orte oder zu neuen Erfahrungen führt.

Dieses Chakra steuert die Organe des Verdauungssystems, Leber und Milz. Verdauungsstörungen wie Magenschmerzen, Sodbrennen oder Blähungen sind körperliche Anzeichen, dass dieses Chakra Hilfe brauchen kann. Neben der Einnahme beruhigender Kräutertees ist es auch hilfreich, einige Energieübungen zu machen, um das Solarplexuschakra zu unterstützen.

Ihre Macht finden

Zu den mentalen Anzeichen einer Störung des Solarplexuschakras gehört das Gefühl, dass Sie überfordert sind, wenn Sie anderen Menschen gegenüberstehen, sich unfähig fühlen, für sich selbst einzustehen, sich eingeschüchtert oder gehemmt fühlen, Ihre Bedürfnisse auszudrücken.

Die Arbeit mit diesem Chakra kann einige Zeit in Anspruch nehmen, aber wenn Sie das Solarplexuschakra wiederherstellen, wird Ihr Selbstwertgefühl zurückkehren.

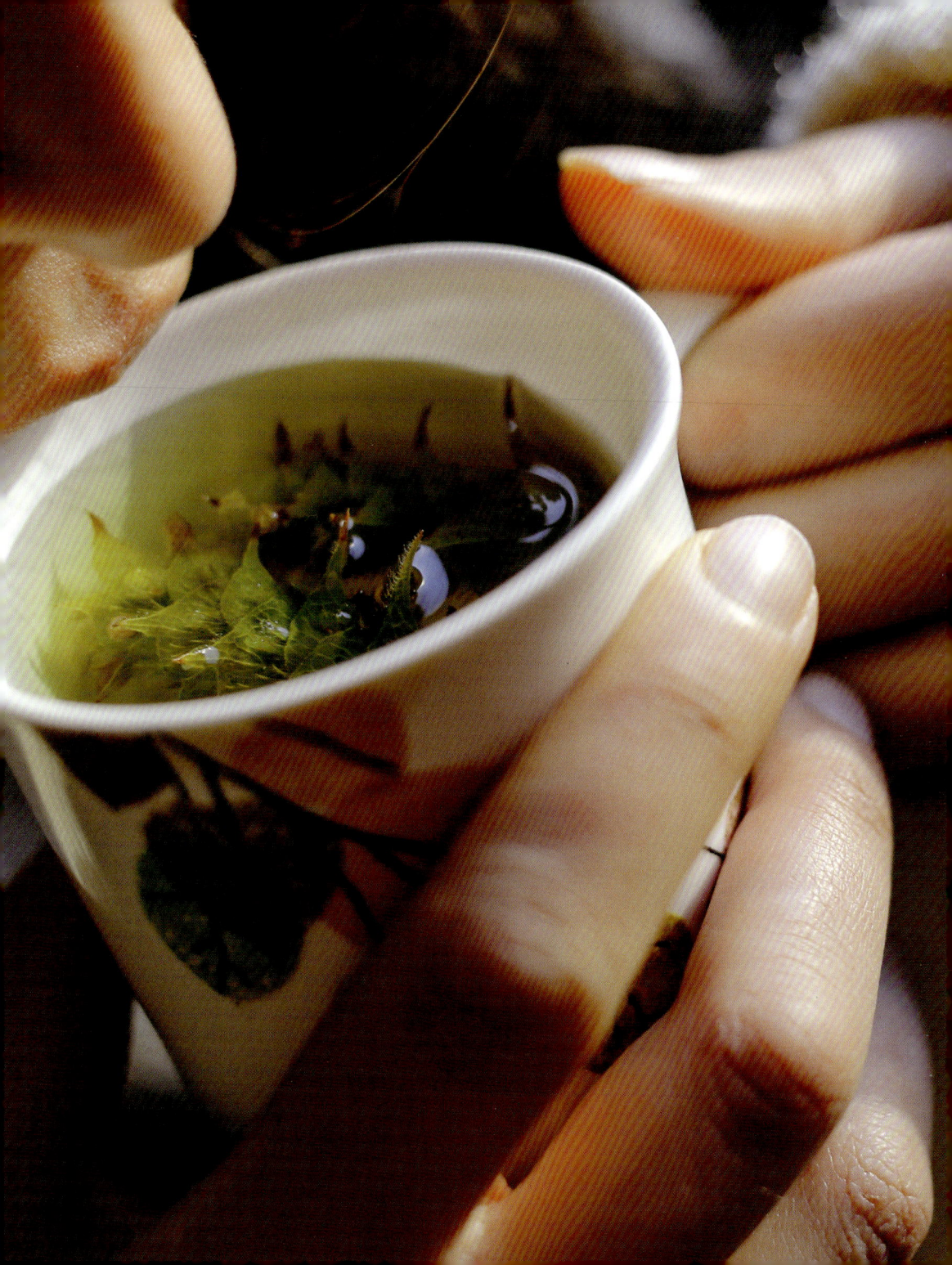

YOGA-ÜBUNG FÜR DAS SOLARPLEXUSCHAKRA Diese

Übung, Ustrasana oder „Das Kamel", ist hervorragend als Dehnung für den oberen und mittleren Rücken geeignet. Wenn Sie die Übung ausführen, öffnen sich Brust und Rippen, was den gesamten Bereich des Solarplexuschakras öffnet. Belasten Sie Ihren Körper nicht und biegen Sie ihn nicht weiter, als er gehen möchte. Es ist wichtig, dass Sie mit Ihrem Körper arbeiten, und je mehr Sie trainieren, desto geschmeidiger wird Ihr Rücken. Anfänger lassen Ihre Hände dort, wo sie Ihnen Unterstützung geben können, zum Beispiel an den Hüften.

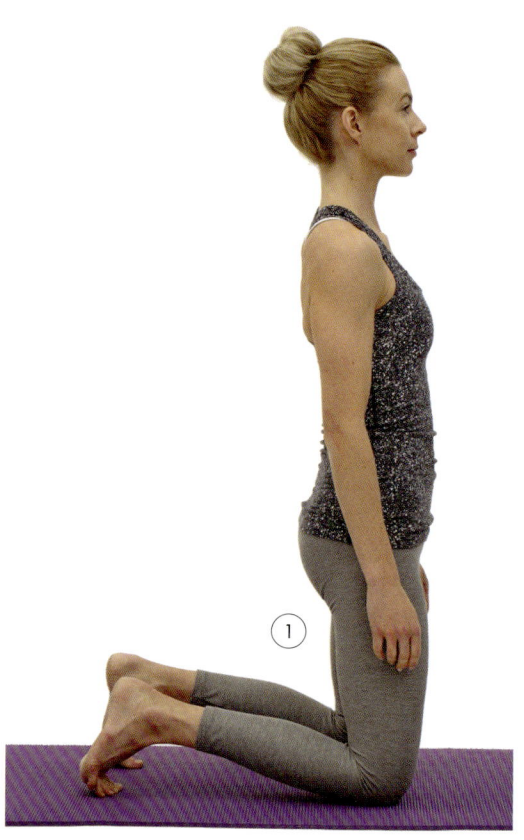

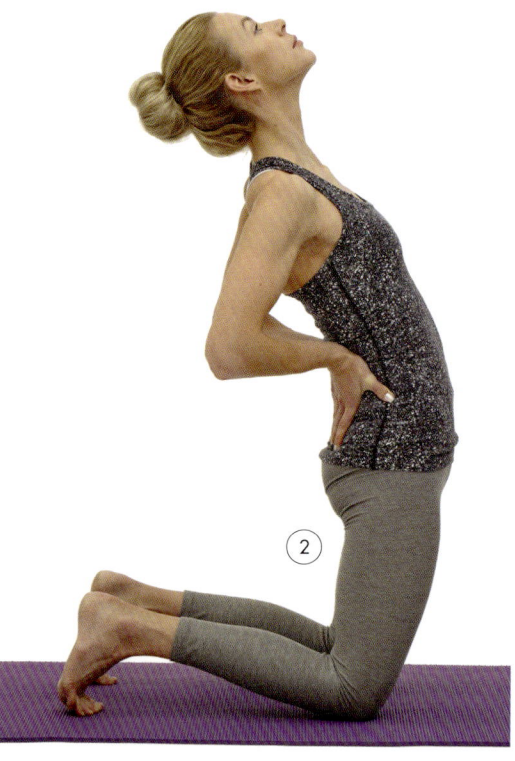

1 Knien Sie auf Ihrer Matte, die Knie hüftbreit auseinander und die Oberschenkel senkrecht zum Boden. Ihre Füße sollten so gebogen sein, dass die Zehen den Boden berühren.

2 Legen Sie Ihre Hände auf Ihre Hüften und schieben Sie sie sanft nach vorne; Drücken Sie Ihre Brust und Schultern vor und beugen Sie sich langsam nach hinten. Erzwingen Sie diese Bewegung nicht. Sie werden eine starke Dehnung auf der Vorderseite Ihrer Oberschenkel fühlen. Versuchen Sie, Ihren Nacken entspannt zu halten und Ihre Schultern nicht zu heben.

3 Wenn Sie können, führen Sie Ihre Hände in Richtung Ihrer Füße. Früher oder später werden Sie in der Lage sein, sie zu berühren, aber erzwingen Sie nichts, gehen Sie nur so weit, wie Sie sich wohlfühlen. Gehen Sie so weit wie möglich zurück und halten Sie diese Stellung bis zu einer Minute.

4 Richten Sie sich langsam wieder auf die Knie, dann entspannen Sie sich nach vorne in die Kindstellung, um sich ein paar Minuten zu erholen.

Vorteile

Diese Übung kommt allen Bauchorganen zugute. Sie öffnet auch die Brust und Hüften und verbessert die Flexibilität des Rückenzentrums.

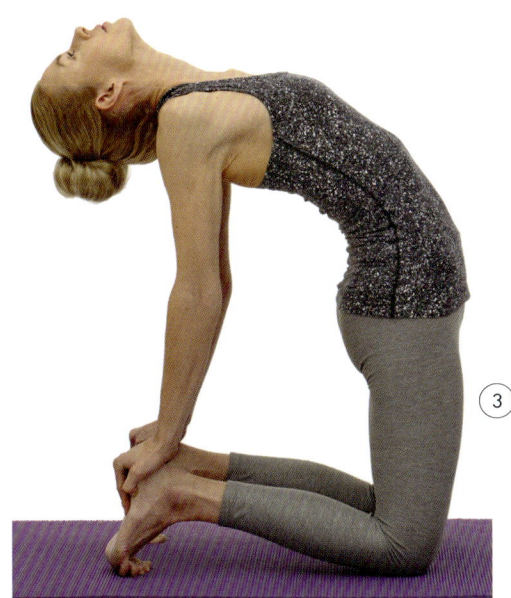
(3)

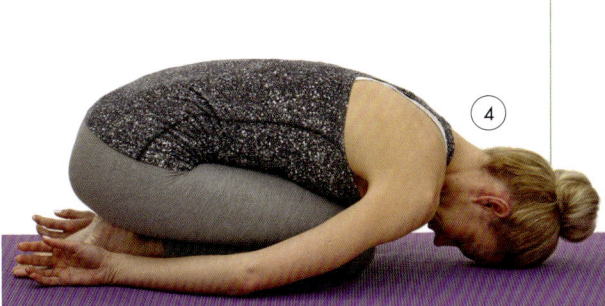
(4)

61

SOLARPLEXUSCHAKRA-MEDITATION Wie wir gesehen haben, ist das Solarplexuschakra ein Ort der kraftvollen, hellen Energie. Die Verwendung dieser Visualisierung kann Ihnen helfen, sich an die Intensität ihrer Schwingung zu gewöhnen und mit ihr zu arbeiten, sodass Sie sich mit seinem Energieniveau wohlfühlen und verstehen, wie es sich anfühlt, wenn es ansteigt oder abnimmt.

Finden Sie einen ruhigen Platz. Setzen Sie sich auf einen Stuhl oder mit gekreuzten Beinen auf den Boden.

Setzen Sie sich zuerst ruhig hin und atmen für einige Momente bequem. Fühlen Sie, dass Ihr Körper vom Stuhl gestützt wird, sinken Sie aber nicht hinein. Sitzen Sie aufrecht auf dem Stuhl, die Wirbelsäule ist gerade. Wenn Sie auf dem Boden sitzen, konzentrieren Sie sich darauf, Ihre Wirbelsäule aus den Hüften zu heben.

Legen Sie Ihre Hände über das Solarplexuschakra in die Mitte Ihres Bauches, genau unterhalb der Rippen. Atmen Sie tief ein, fühlen Sie, wie sich Bauch und Brust ausdehnen. Atmen Sie aus und spüren Sie, wie sich Ihre Hände nach innen bewegen, wenn sich die Brust zusammenzieht.

Konzentrieren Sie sich auf Ihre Hände. Stellen Sie sich vor, wie sie sich mit strahlender, goldener Energie füllen, und, während Sie langsam einatmen, wie Ener-

gie das Solarplexuschakra füllt. Beim Ausatmen breitet sich diese goldene Energie in Brust, Oberbauch und Magen aus – warm, prickelnd, golden und hell. Wiederholen Sie dies einige Male.

Stellen Sie sich jetzt vor, dass Ihre Hände noch hellere, goldene Energie erhalten; sie wird stärker, wie strahlendes Sonnenlicht. Atmen Sie ein und empfangen Sie sie im Solarplexuschakra. Atmen Sie aus und lassen Sie Energie Ihre Brust und den Oberbauch durchdringen. Wiederholen Sie dies einige Male und spüren Sie die höhere Intensität.

Kehren Sie nun zu der weniger intensiven goldenen Energie zurück, immer noch hell, immer noch schön. Atmen Sie sie in Ihr Solarplexuschakra ein und wieder in den Körper aus.

Legen Sie Ihre Hände in den Schoß. Sitzen Sie für einige Augenblicke still und fühlen Sie die Energie in Ihrem Solarplexuschakra.

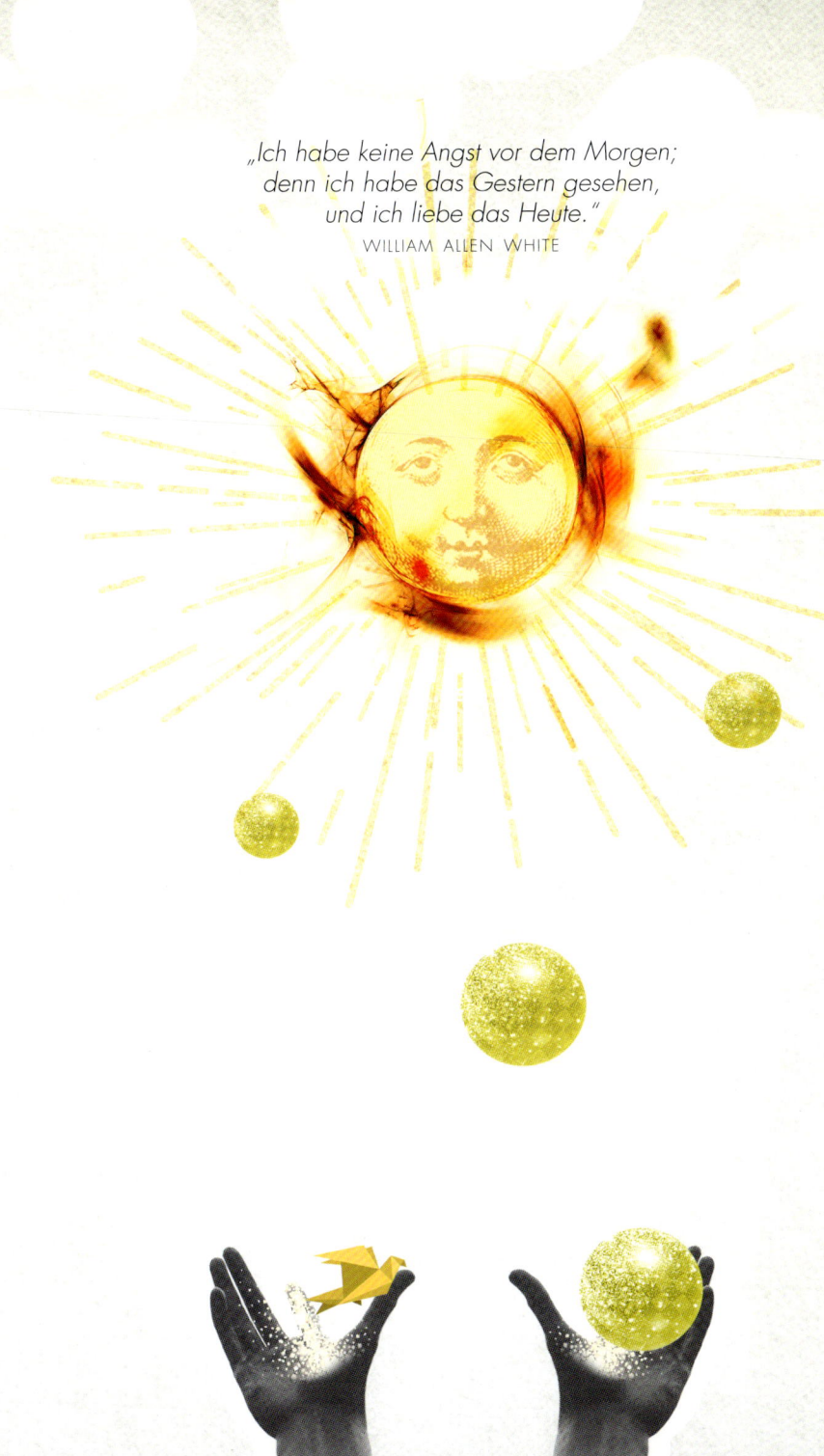

„Ich habe keine Angst vor dem Morgen;
denn ich habe das Gestern gesehen,
und ich liebe das Heute."

WILLIAM ALLEN WHITE

WAS DAS SOLARPLEXUSCHAKRA AUCH STÄRKT Der

naheliegendste Weg, um das Solarplexuschakra zu energetisieren, ist Zeit an der Sonne zu verbringen. Die Medien sind voller Warnungen, die Haut den UV-Strahlen auszusetzen, was ein kluger Rat ist, besonders wenn Ihre Haut blass oder sehr empfindlich ist. Hier geht es jedoch nicht um Sonnenbaden, sondern eher um allgemeine Sonneneinstrahlung. Diese ist sehr vorteilhaft und notwendig, um Vitamin D zu produzieren, das für das Immunsystem und die Gesundheit der Knochen wichtig ist.

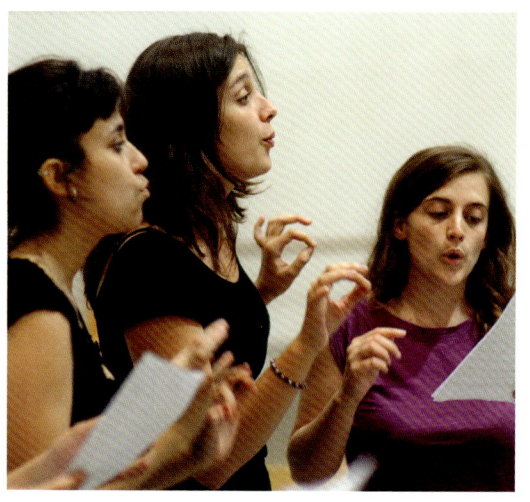

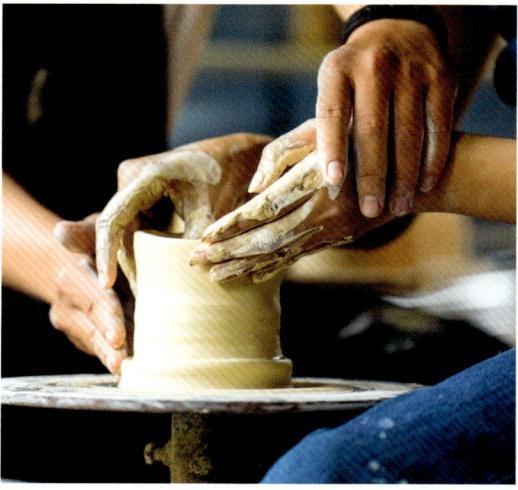

Sie können es!

Ein neues Projekt zu beginnen oder neue Fähigkeiten zu erwerben, ist auch gut für dieses Chakra – es geht nicht nur darum, es in die Tat umzusetzen, besonders wenn es einen kleinen Vertrauensvorschuss erfordert oder Sie herausfordert. Ja, da könnte ein bisschen Nervosität in der Magengrube sein, wo das Solarplexuschakra lebt, aber das Gefühl, wenn man sich überwindet und es tatsächlich tut, erweckt dieses Chakra wirklich zum Leben.

Das Licht der anderen

Eine weitere Möglichkeit, das Solarplexuschakra zu energetisieren, ist, Zeit mit Menschen zu verbringen, die wirklich lieben, was sie tun, was auch immer das sein mag. Ob es um die Erhaltung schöner Orte geht, um Laientheater, um Chorgesang oder der Arbeit von Künstlern oder Handwerkern zuzuschauen – das Wichtigste ist, dass die Energie, die Sie wahrnehmen, die Freude, die Menschen erleben, ansteckend ist. Sie baut Sie auf und reißt Sie mit, und das ist ebenso gut für das Solarplexuschakra wie zu lachen.

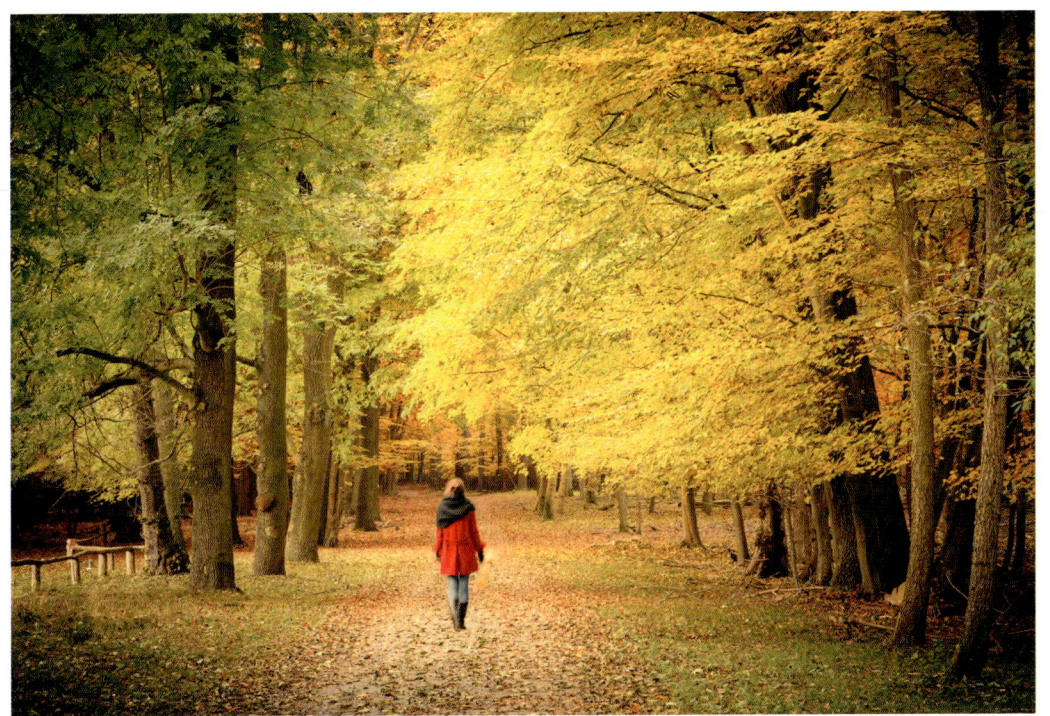

Zeit im Freien verbringen

Spazieren gehen, Gartenarbeit oder Essen im Freien sind Aktivitäten, bei denen moderate Sonneneinstrahlung ein Gefühl des Wohlbefindens schafft. Die Menschen lebten ursprünglich draußen und jagten und sammelten alles, was sie zum Leben brauchten. Heutzutage stehen viele von uns auf, fahren zur Arbeit oder steigen in den Zug, bleiben drinnen, während wir arbeiten, fahren wieder nach Hause und sind kaum draußen. Auf lange Sicht ist das nicht vorteilhaft: Sich dem breiten Tageslichtspektrum auszusetzen, besonders mitten am Tag, ist für die Gesundheit des Gehirns von entscheidender Bedeutung und hilft, Stress abzubauen.

SOLARPLEXUSCHAKRA-ENERGIEWERKZEUGE An dieser

Stelle besprechen wir zwei spezielle Werkzeuge, mit denen Sie die Energie des Solarplexuschakras in Ihrem täglichen Leben verbessern können. Die Arbeit mit ihnen verbessert die auf den vorherigen Seiten vorgestellten Übungen und hilft dabei, Körper und Geist wieder in Schwung zu bringen.

Citrin

Citrin ist ein wunderschöner goldener Quarz mit einer funkelnden Energie. Wenn Sie diesen Kristall kaufen, ist es wichtig sicherzustellen, dass es sich um echte Steine handelt, was ein guter Händler garantieren kann. Manchmal sind sehr gelbe Quarzsteine tatsächlich wärmebehandelte Amethyste. Natürlicher Citrin hat eine schöne blasse, aber klare Farbe. Citrin wird in der Kristallheilung verwendet, um das Solarplexuschakra auszugleichen und zu nähren. Sie können das einfach erleben, indem Sie sich hinlegen und einen Citrin-Kristall auf Ihren Oberbauch im Bereich des Solarplexuschakras legen. Atmen Sie sanft und absorbieren Sie die klare, goldene Energie. Tragen Sie einen Citrin-Kristall während Ihres Tages bei sich und halten Sie ihn, wenn Sie einen Schub Solarplexuschakra-Energie benötigen. Citrin-Kristallschmuck zu tragen ist eine weitere Möglichkeit, sich energetisiert und gestärkt zu fühlen.

Zitronenöl

Zitronenöl wird aus Zitronenschale gepresst. Wenn Sie die Schale von einer Zitrone abschälen, können Sie auf der Innenseite winzige Beutel in der Schale sehen; drücken Sie diese mit Ihrem Nagel ein, riechen Sie sofort das scharfe, frische, helle Aroma der Zitronenschale. Das beste Zitronenöl kommt aus Sizilien, wo die Frucht unter der prächtigen, mediterranen Sonne reift. Geben Sie vier Tropfen ätherisches Zitronenöl in einen Duftbrenner oder in ein Taschentuch auf der Fensterbank: Das scharfe Aroma erfrischt augenblicklich die Luft und hebt die Stimmung. In der Aromatherapie wird ätherisches Zitronenöl verwendet, um den Körper zu stimulieren und zu entgiften. Sein köstlicher Duft regt die Verdauung an. Dieses ätherische Öl aus einer leuchtend gelben Frucht ist ein perfektes Tonikum für das Solarplexuschakra.

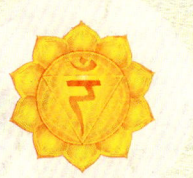

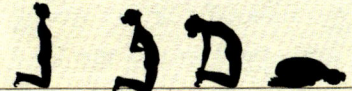

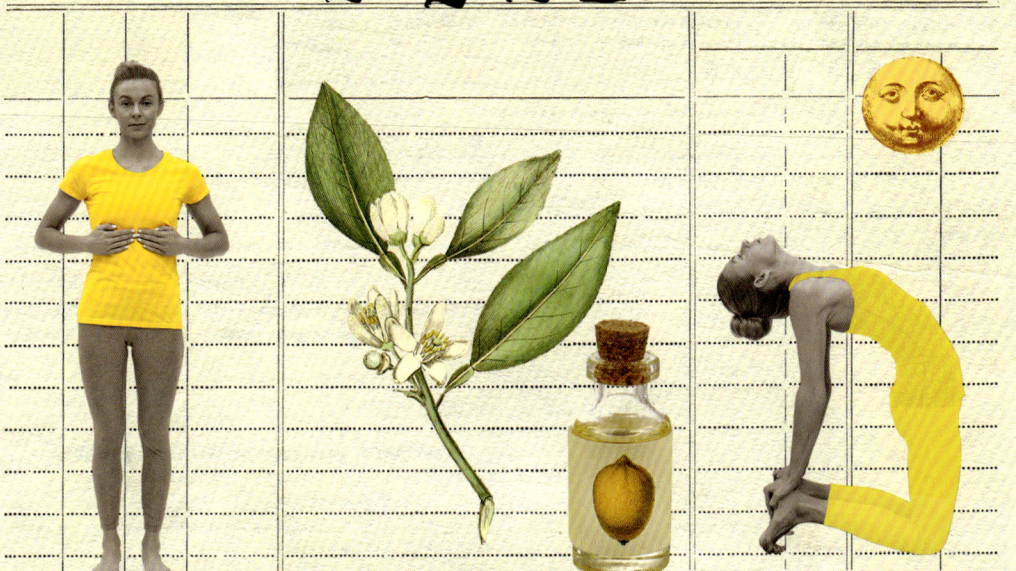

WICHTIGE SOLARPLEXUSCHAKRA-ENERGIEWERKZEUGE

ZITRONENÖL	CITRIN	LEUCHTENDE ENERGIE

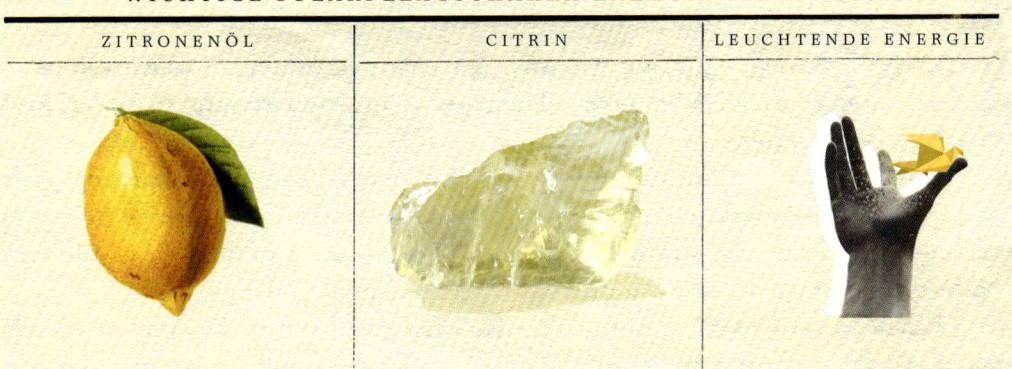

Das Herzchakra: Einführung und Farbe

Das Herzchakra sitzt genau in der Mitte der Brust, in Höhe des Brustbeins. Es ist der Gleichgewichtspunkt der sieben Chakren, mit dreien darunter und dreien darüber. Manchmal werden die drei unteren Chakren als erdgebunden beschrieben, was bedeutet, dass sie mit dem physischen Leben verbunden sind, während die drei oberen Chakren als spiritueller beschrieben werden, was bedeutet, dass sie mit mentalen, inspirierenden und spirituellen Aspekten des Seins verbunden sind. Das Herzchakra sitzt in der Mitte und verbindet die Erde mit dem Geist, genährt von den physischeren Chakren und inspiriert von denen, die darüberstehen.

Die Farbe des Herzchakras ist ein kräftiges Grün, wie das von reichen, üppigen Blättern. Grün ist eine Farbkombination aus Gelb (der Farbe des Solarplexuschakras, direkt darunter) und Blau (der Farbe des Halschakras, genau darüber). Es ist außerdem ein Gleichgewichtspunkt zwischen diesen besonderen Chakra-Farben. Grün ist die Energie des Wachstums, der Vitalität, der Öffnung; denken Sie an das herrliche Bild des Frühlings, wo plötzlich das Leben aus den dürren Winterzweigen platzt.

Grüne Energie

Im Mittelalter schrieb die Heilige, Mystikerin und Gelehrte Hildegard von Bingen (1098–1179) über die Kraft dessen, was sie *Viriditas* nannte („Grünkraft"). Sie sah diese als lebensspendende, fruchtbare und reiche Energie, die das ewige Leben symbolisiert. Grün hat heute eine andere kraftvolle Bedeutung, verbunden mit Ökologie, Bewahrung des Lebens und einem Verständnis für die Auswirkungen menschlichen Lebens auf die Natur. Auf einer sehr praktischen Ebene sind Aktivitäten wie Recycling und nachhaltiges Leben zum Nutzen des Planeten auf das Herzchakra fokussiert. Eine einfache Bestätigung für das Herzchakra ist „Ich liebe". Dies ist keine sexuelle Leidenschaft oder verrückte Liebeswallung; es geht um bedingungslose Liebe oder Mitgefühl für alle Lebewesen.

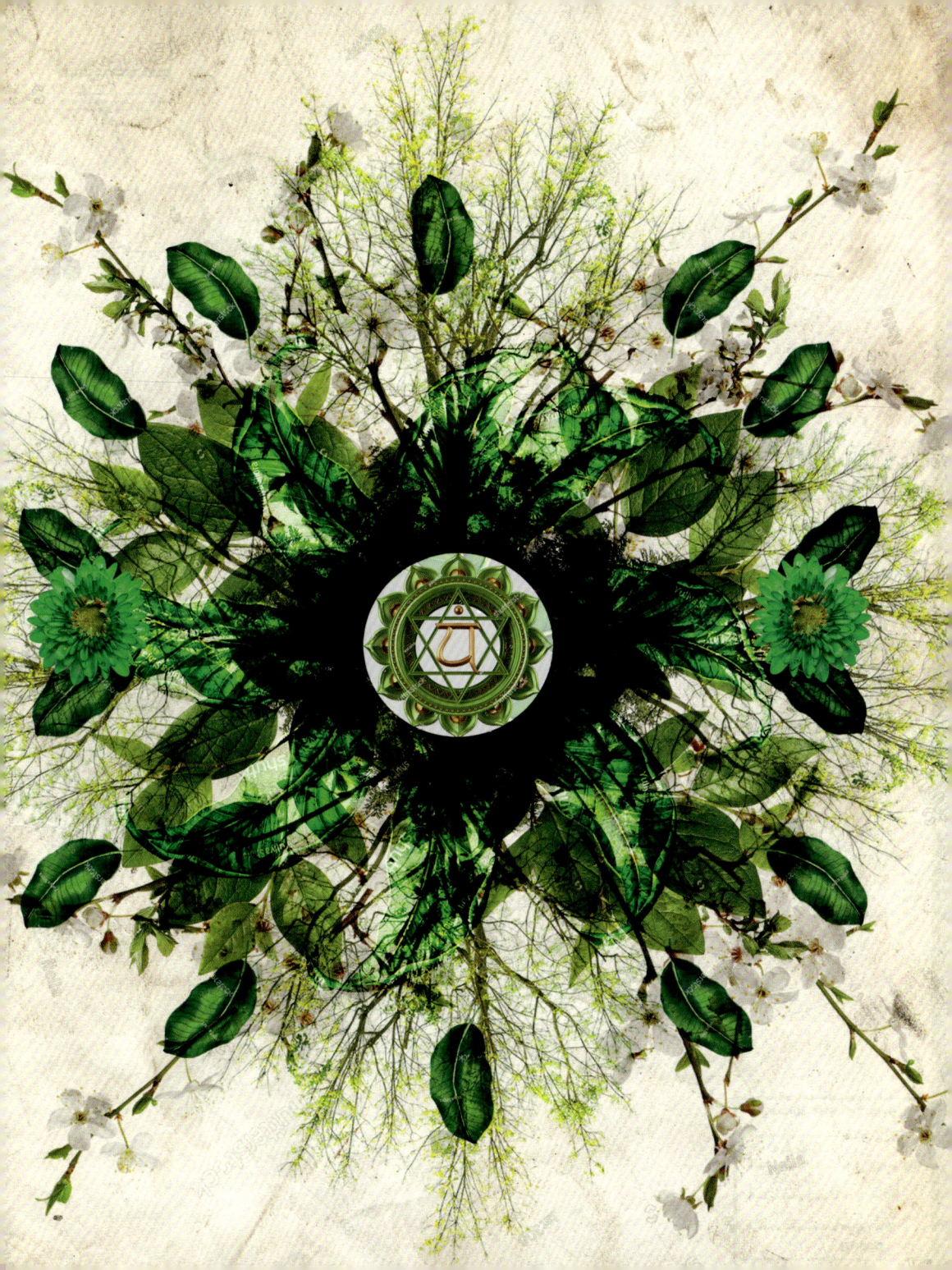

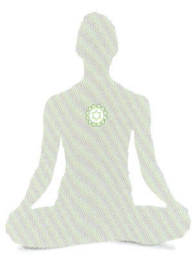

DAS HERZCHAKRA SPÜREN
Das Herzchakra sitzt über dem Brustbein in der Mitte der Brust, einem Ort der emotionalen Spannung. Obwohl die Energie der Liebe, die es repräsentiert, bedingungslos ist, weil sie in diesem zentralen Gleichgewichtspunkt sitzt, kann sie leicht von Problemen beeinflusst werden, die von anderen Chakren herrühren. Zum Beispiel können überwältigende leidenschaftliche Gefühle aus dem Sakralchakra, dem Sexualzentrum, als ein Ansturm expandierender Energie im Herzen übersetzt werden. Da solche Leidenschaft jedoch selten anhält, können sich Verlust, Trauer und Herzschmerz im Herzchakra tatsächlich wie körperlicher Schmerz anfühlen. Ein anderes Beispiel könnte vom Solarplexuschakra herrühren, vielleicht der plötzliche Verlust des Jobs, der sich auf das eigene Selbstwertgefühl auswirkt: Im Herzchakra könnte sich Traurigkeit breitmachen, besonders wenn man sein Herzblut in das steckt, was man tut.

Das Herzchakra kann auch sehr erschöpft bei Personen sein, die die meiste Zeit damit beschäftigt ist, anderen zu geben. Eltern sind das Paradebeispiel: Sie können erschöpft sein von den Bedürfnissen der Kinder. Krankenschwestern, Lehrer, Sozialarbeiter, ganzheitliche Therapeuten, Betreuer: In diesen Bereichen zu arbeiten erfordert, dass Sie geben, pflegen, fördern, unterstützen, was allesamt Aspekte der Herzchakra-Energie sind. Wenn Sie jedoch immer nur geben, ohne Ihre Energie aufzufüllen, kann ein Burn-out die Folge sein.

Das Herz bewahren
Wenn Sie sich hier wiederfinden (und viele Menschen befinden sich in dieser Situation), ist es wichtig innezuhalten, Atem zu schöpfen und etwas Zeit damit zu verbringen, Ihr Herzchakra wieder aufzufüllen. Dieses Chakra muss sowohl Energie erhalten als auch bereitstellen. Ein erster, ganz einfacher Schritt ist es, in die Natur hinauszugehen und sich selbst für einige Momente ihrer grünen, nährenden Schönheit zu schenken.

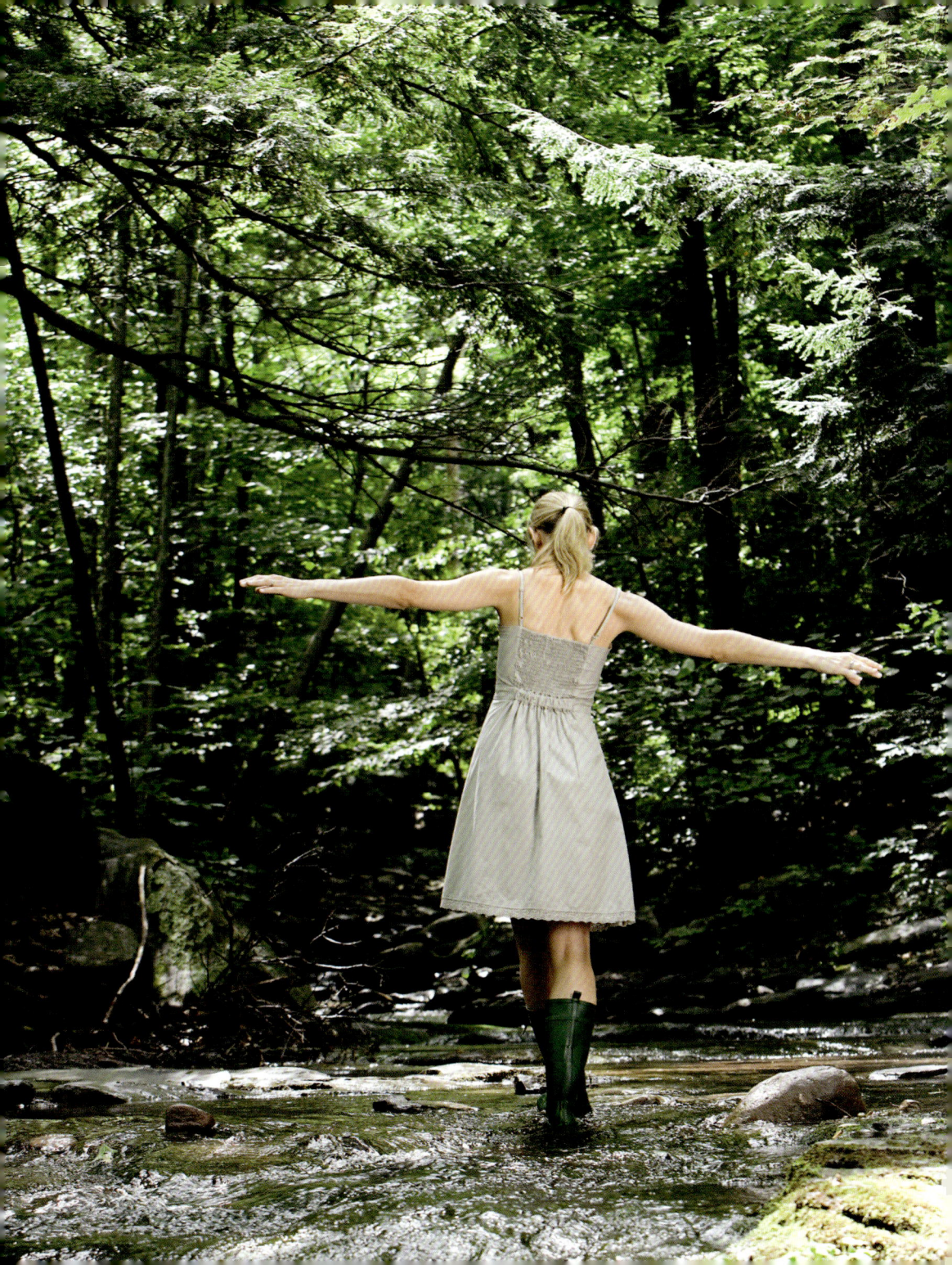

YOGA-ÜBUNG FÜR DAS HERZCHAKRA Hier betrachten wir

eine kleine Variation der traditionellen Yoga-Übung „Die Kobra" (Bhujangasana): „Die Sphinx" (Salamba Bhujangasana) ist für Yoga-Anfänger leichter zu bewältigen, weil das Gewicht des Oberkörpers auf den Unterarmen ruht, sodass die Rückenbeugung nicht so extrem ist wie in der Kobra-Position. Die Sphinx öffnet jedoch auch die Brust und nützt dem Bereich des Herzchakras.

1 Beginnen Sie damit, sich auf die Matte zu legen, die Arme an den Seiten und die Handflächen flach auf dem Boden neben den Schultern. Atmen Sie langsam und ruhig.

2 Atmen Sie ein und richten Sie sich beim Ausatmen mit Ihren Armen sanft auf, die Oberarme stehen senkrecht zum Boden. Heben Sie Ihre Brust und lassen Sie Ihren Hals aus Ihren Schultern

ragen. Blicken Sie geradeaus. Achten Sie beim Atmen auf Ihr Herzchakra und stellen sich vor, dass es beim Einatmen lebensspendende Energie empfängt.

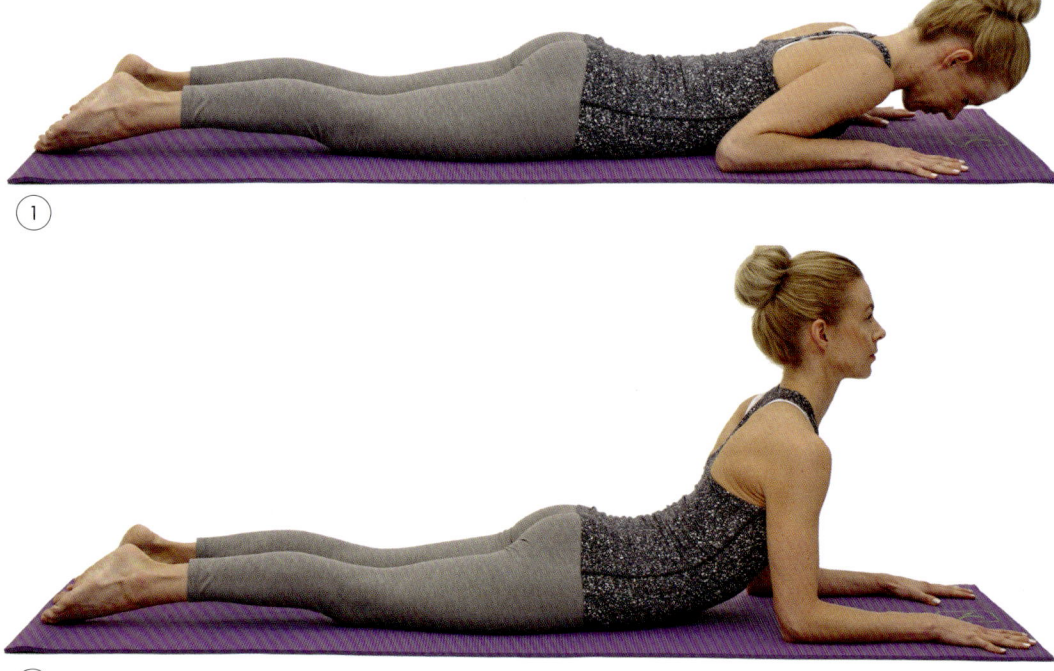

①

②

Achten Sie auf sich selbst

Mit ein wenig Übung wird es Ihnen leichter fallen, die Sphinx länger zu halten. Lassen Sie es am Anfang ruhig angehen: Halten Sie die Position so lange, wie Sie es für Ihren Körper für am besten halten. Wenn Sie Rückenschmerzen haben oder schwanger sind, ist diese Übung nicht zu empfehlen. Am besten suchen Sie immer einen Arzt auf, wenn Sie nicht genau wissen, ob eine Übung sicher ist.

3 *In dieser Haltung spüren Sie deutlich die Rückendehnung. Instinktiv werden Sie Ihre Pobacken zusammendrücken, aber nicht zu fest. Halten Sie Ihre Beine gerade.*

4 *Bleiben Sie in dieser Haltung für mindestens dreißig Sekunden, dann sinken Sie zurück auf den Boden und liegen dort mit dem Kopf auf einer Seite.*

5 *Als Gegenstreckung können Sie die Kindstellung einnehmen.*

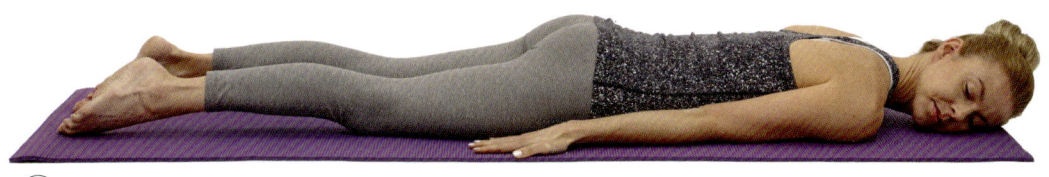

(4)

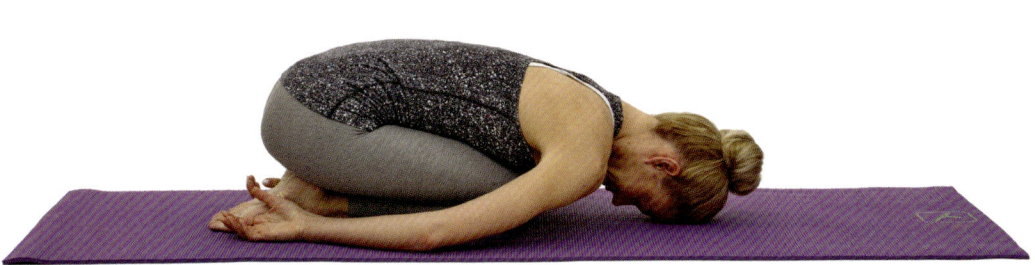
(5)

HERZCHAKRA-MEDITATION
Diese Meditation für das Herzchakra ist eine stehende Folge von auf den Atem abgestimmten Bewegungen. Am besten ist, dafür nach draußen zu gehen, frische Luft zu atmen und auf der Erde zu stehen. Ob drinnen oder draußen, am besten barfuß, denn Ihre Füße müssen eine direkte Verbindung zur Erde haben.

Stehen Sie bequem, die Füße schulterbreit auseinander. Ihre Hände liegen wie zum Gebet gefaltet über Ihrem Herzen. Während Sie so stehen, beginnen Sie langsam und gleichmäßig einzuatmen. Konzentrieren Sie sich auf diesen Gedanken: „Ich stehe im Gleichgewicht zwischen der Erde und dem Himmel." Fühlen Sie die Verbindung zwischen Ihren Füßen und dem Boden. Spüren Sie den Unterschied zwischen dieser festen Verbindung und dem weiten Raum um Ihren Kopf.

Atmen Sie ein und breiten Sie Ihre Arme aus, sodass sie senkrecht zum Boden stehen. Lassen Sie diesen Gedanken zu: „Ich öffne mich, um Liebe von der Natur zu empfangen." Fühlen Sie, wie sich Ihr Herzchakra weitet. Während Sie ein- und ausatmen, visualisieren Sie es mit lebendiger, grüner Lebensenergie.

Heben Sie beim Einatmen die Arme über den Kopf. Während Sie das tun, lassen Sie diesen Gedanken zu: „Ich öffne mich, um Liebe aus dem Universum zu empfangen." Halten Sie hier für einen Augenblick inne und atmen Sie sanft.

Atmen Sie ein und bringen Sie Ihre Hände zurück in die Ausgangsposition über Ihrem Herzen. Lassen Sie diesen Gedanken zu: „Ich strahle grenzenlose Liebe auf die ganze Welt aus." Während Ihre Hände über Ihrem Herzchakra ruhen, fühlen Sie den Unterschied in seiner Energie jetzt: Wenn es gefüllt ist, haben Sie noch mehr Energie, um sie mit der Welt zu teilen.

Wiederholen Sie diese Folge langsam drei Mal, seien Sie aufmerksam und spüren Sie, wie Sie sich nachher fühlen.

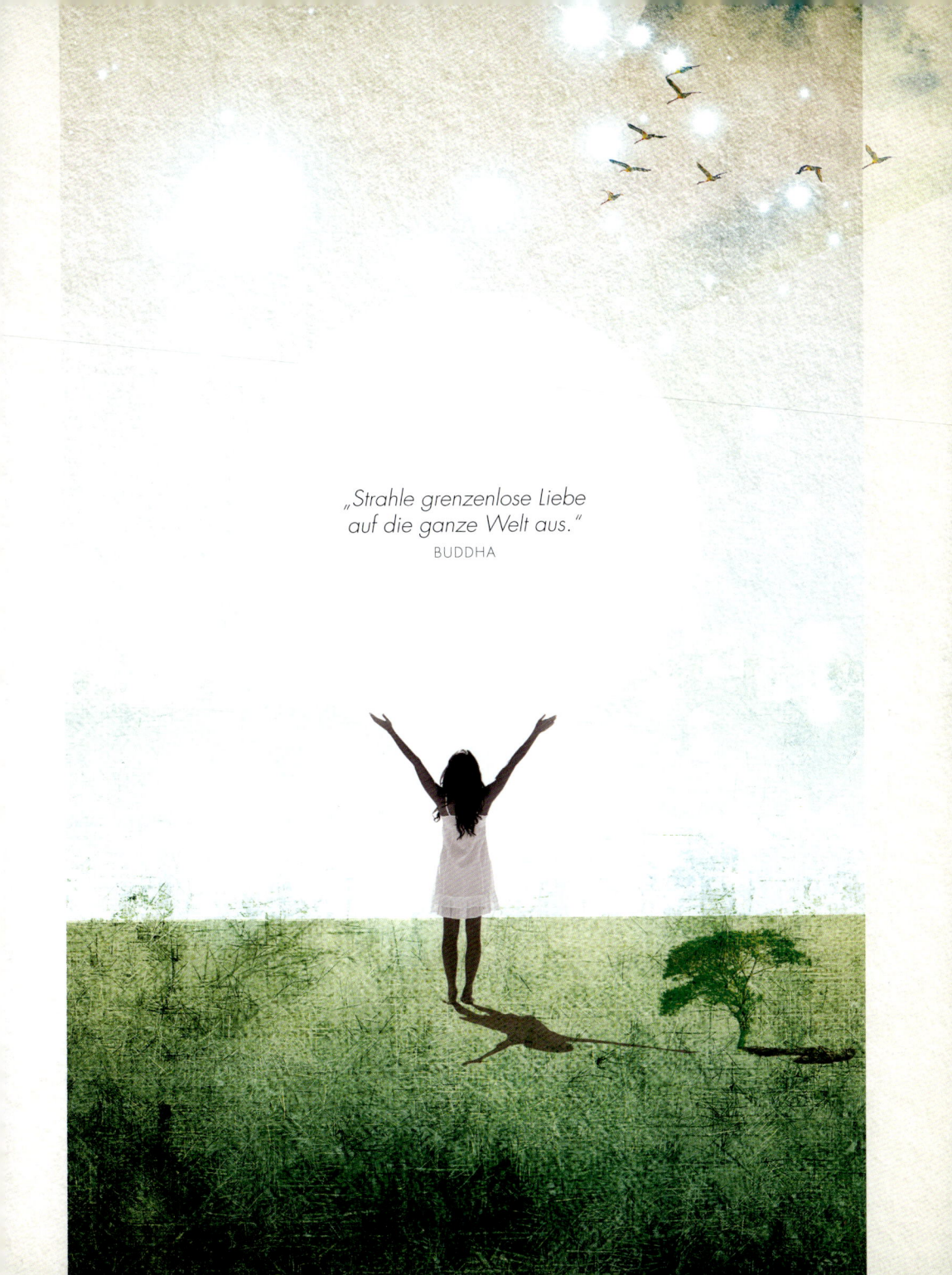

*„Strahle grenzenlose Liebe
auf die ganze Welt aus."*
BUDDHA

WAS DAS HERZCHAKRA AUCH STÄRKT

Das Herzchakra ist eines, das Energie erhalten muss. Wenn es um das Aufladen von Energie geht, neigen wir dazu, zu denken, dass wir etwas Aktives tun müssen, was natürlich oft wahr ist. Es ist jedoch möglich, sich zu reaktivieren, indem man einfach bewusst, aufnahmebereit und offen ist. Dies ist ein Konzept, das seltsam klingen mag, besonders wenn so viel Lebenszeit damit verbracht wird, Dinge zu tun. „Bewusst zu sein" ist eine wundervolle Art, das Herzchakra zu regenerieren.

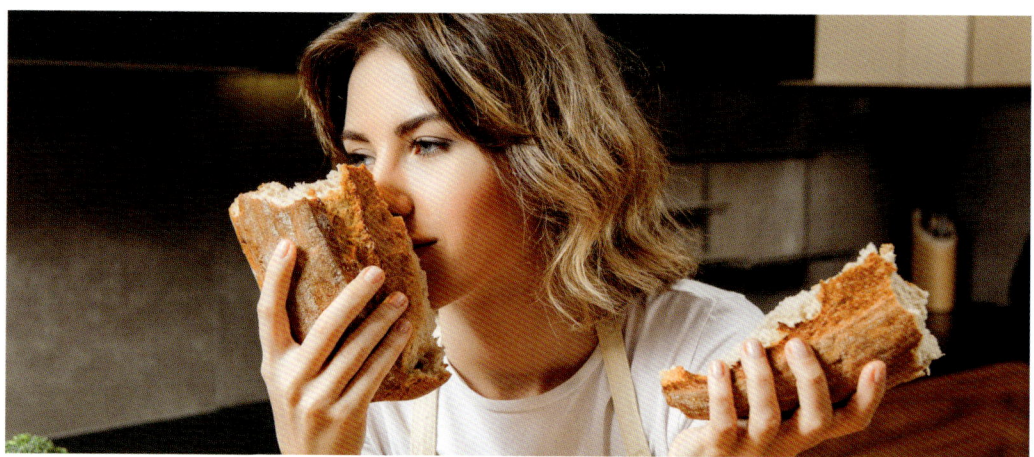

Bereichern Sie Ihre Sinne

Eine einfache Bewusstseinsübung besteht darin, dass Sie Ihre Sinne auf eine wahrhaft bewusste Art benutzen. Meistens sind die Sinne des Sehens, Hörens, Tastens, Schmeckens und Riechens für uns selbstverständlich, wenn wir durch unsere Tage gehen. Jedoch ist es eine wundervolle Art, das Herzchakra zu nähren, wenn wir innehalten und unsere Sinne für die wunderbaren Gaben der Empfindungen, die sie uns ständig vermitteln, würdigen.

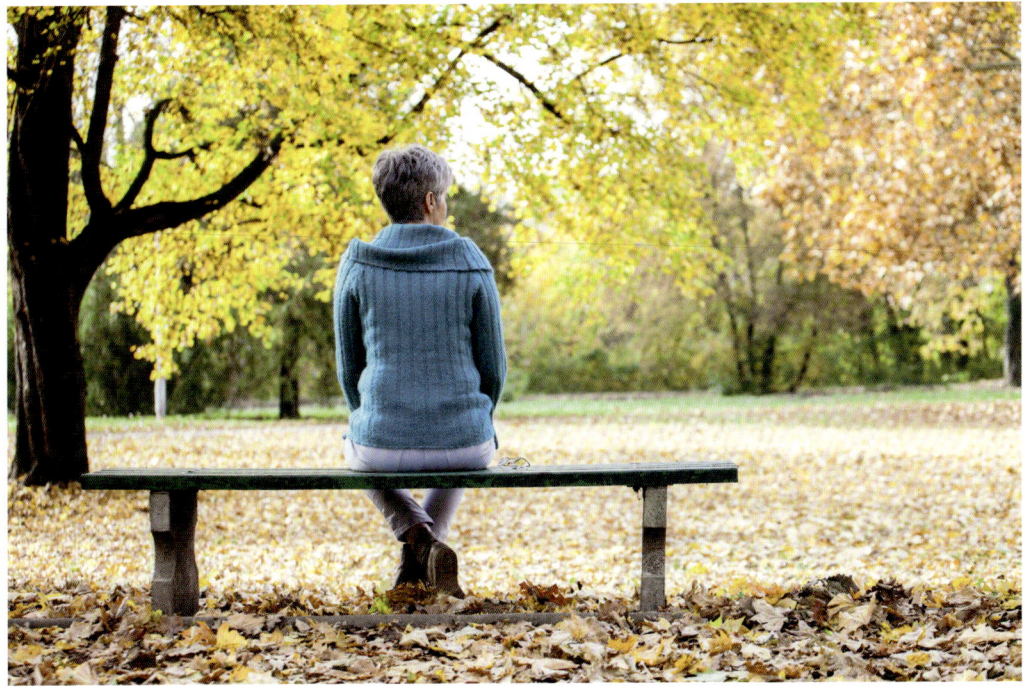

Bewusstseinsübung

Wenn Sie das nächste Mal an einen Ort gehen, den Sie besonders lieben, bleiben Sie dort eine Weile und finden Sie einen bequemen Platz zum Sitzen. Entspannen Sie sich und atmen Sie ruhig. Lassen Sie Ihre Augen langsam die Umgebung aufnehmen. Nehmen Sie die Formen, Farben, Eigenschaften und Menschen, die da sind, aufmerksam auf.

Machen Sie sich nun die Klänge an diesem Ort bewusst. Wenn Sie sich darauf einstellen, können Sie neue Klänge finden, die Sie noch nie gehört haben. Machen Sie sich nun bewusst, wie Sie sitzen, wo Sie sitzen, wie Ihr Körper darauf reagiert, an diesem Ort zu sein.

Bemerken Sie schließlich die Aromen in der Luft: Düfte der Natur, Düfte der Umwelt, Düfte, die vertraut sind, oder solche, die neu sind.

Dann lassen Sie sich von all diesen sinnlichen Informationen an diesem Ort erfüllen, den Sie lieben. Seien Sie dankbar für die Sinne, die Ihnen erlauben, dies wertzuschätzen.

Dankbarkeit ist eine der besten Möglichkeiten, das Herzchakra wiederherzustellen.

77

HERZCHAKRA-ENERGIEWERKZEUGE Hier werden wir zwei
spezielle Energiewerkzeuge betrachten, die das Herzchakra im täglichen Leben
nähren und unterstützen. In der ganzheitlichen Medizin wird dieses Chakra mit der
Farbe Rosa assoziiert, als Symbol bedingungsloser Liebe. Eine rosafarbene Rose mit
sattgrünen, Herzchakra-farbigen Blättern ist ein reizendes Symbol dessen, wie diese
zwei Farben zusammenwirken.

Rosenquarz

Bei der Kristallheilung kann das Herzchakra entweder durch grüne oder rosa Steine angeregt werden. Rosenquarz ist ein wunderschöner zartrosafarbener Kristall mit einer sanften, strahlenden Energie. Man kann ihn als polierten Trommelstein, roh oder als polierte Spitze oder „Zauberstab" bekommen. Er wird auch gerne in Silber gefasst. Ein Rosenquarzanhänger ist zum Beispiel eine wunderbare Möglichkeit, Herzchakra-Energie bei sich zu tragen. In Momenten des Stresses oder der Anspannung kann es Ihr Herz und Ihren Geist beruhigen, den Anhänger einfach für eine Weile in der Hand zu halten.

Rosenöl

Die schöne Damaszenerrose (Rosa Damascena) vereint die rosa und grünen Farben des Herzchakras in sich. Sie ist von einem reichen, weichen, süßen Duft, der aus dem ätherischen Öl der Blume herrührt. Es ist unglaublich kostspielig, Rosenöl zu extrahieren: Es braucht etwa zweihundert Blüten, um einen Tropfen freizusetzen. Glücklicherweise ist in Jojobaöl verdünntes Rosenöl erschwinglicher und ist ein wunderbar natürliches Hautparfüm.

Eine kleine Rose mit Jojoba zu betupfen und auf die Brust im Bereich des Herzchakras zu legen, ist eine schöne Art, dessen Energie zu nähren. Das warme, süße Aroma beruhigt Ihre Sinne und Gefühle.

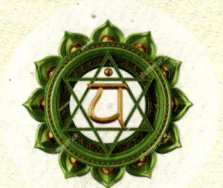

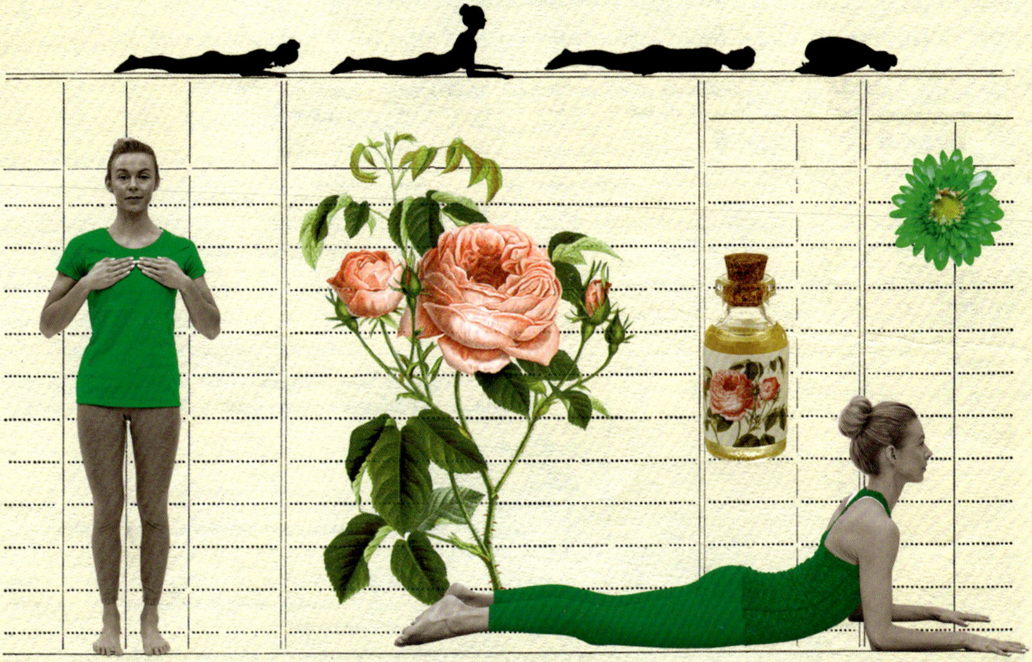

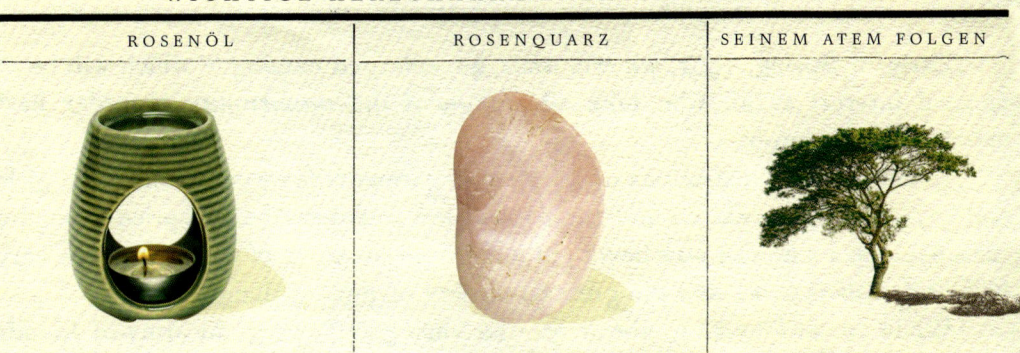

WICHTIGE HERZCHAKRA-ENERGIEWERKZEUGE

ROSENÖL	ROSENQUARZ	SEINEM ATEM FOLGEN

Das Halschakra: Einführung & Farbe

Das Halschakra hat eine hellblaue Farbe, wie das klare, leuchtende Blau eines Sommerhimmels. Seine Energie ist expansiv, kreativ und positiv, die Energie der Kommunikation mit der Stimme, sei es beim Sprechen oder Singen. In buddhistischen und hinduistischen Traditionen wird das Halschakra durch das Singen von Mantras angeregt, bei denen es sich um sehr alte Texte handelt, die in einem bestimmten Muster gesprochen oder gesungen und viele Male wiederholt werden. Die Schwingung des Schalls, der durch das Halschakra fließt, badet und unterstützt alle Chakren der Reihe nach. Eines der bekanntesten Mantras ist „Om mani padme hum": Die sechs Silben sind Ausdruck der grundlegenden Haltung des Mitgefühls. In ihrem Rezitieren drückt sich der Wunsch nach Befreiung aller Lebewesen aus dem Kreislauf der Wiedergeburten aus.

Eine einfache Bestätigung für das Halschakra ist „Ich spreche". Die Kraft der Stimme ist erstaunlich. Selbst im einfachen Gespräch können die Worte, die wir aussprechen, andere Menschen aufrichten oder herabsetzen. Die Stimme ist ein Aspekt des menschlichen Lebens, den wir für selbstverständlich halten und dennoch können wir mit unseren Äußerungen alles verändern. Wörter, die im Zorn gesprochen werden oder dazu bestimmt sind, jemanden zu verletzen, können eine Beziehung völlig zerstören. Worte der Ermutigung können niedergeschlagene Menschen trösten und daran erinnern, dass sie nicht alleine sind. Die Energie, die durch die Stimme übertragen wird, positiv oder negativ, ist kraftvoll.

Singen ist ein Aspekt der Stimme, der dem Gehirn direkt zugutekommt, wodurch man sich unbeschwert fühlt. Chorsänger spüren diesen Effekt, wenn sie gemeinsam singen. Das Halschakra und das Herzchakra sind auf einzigartige Weise miteinander verbunden; etwa in Liebesliedern. Wenn die Musik Sie bewegt und ihre Emotion überträgt, haben Lied und Sänger ihre Arbeit getan.

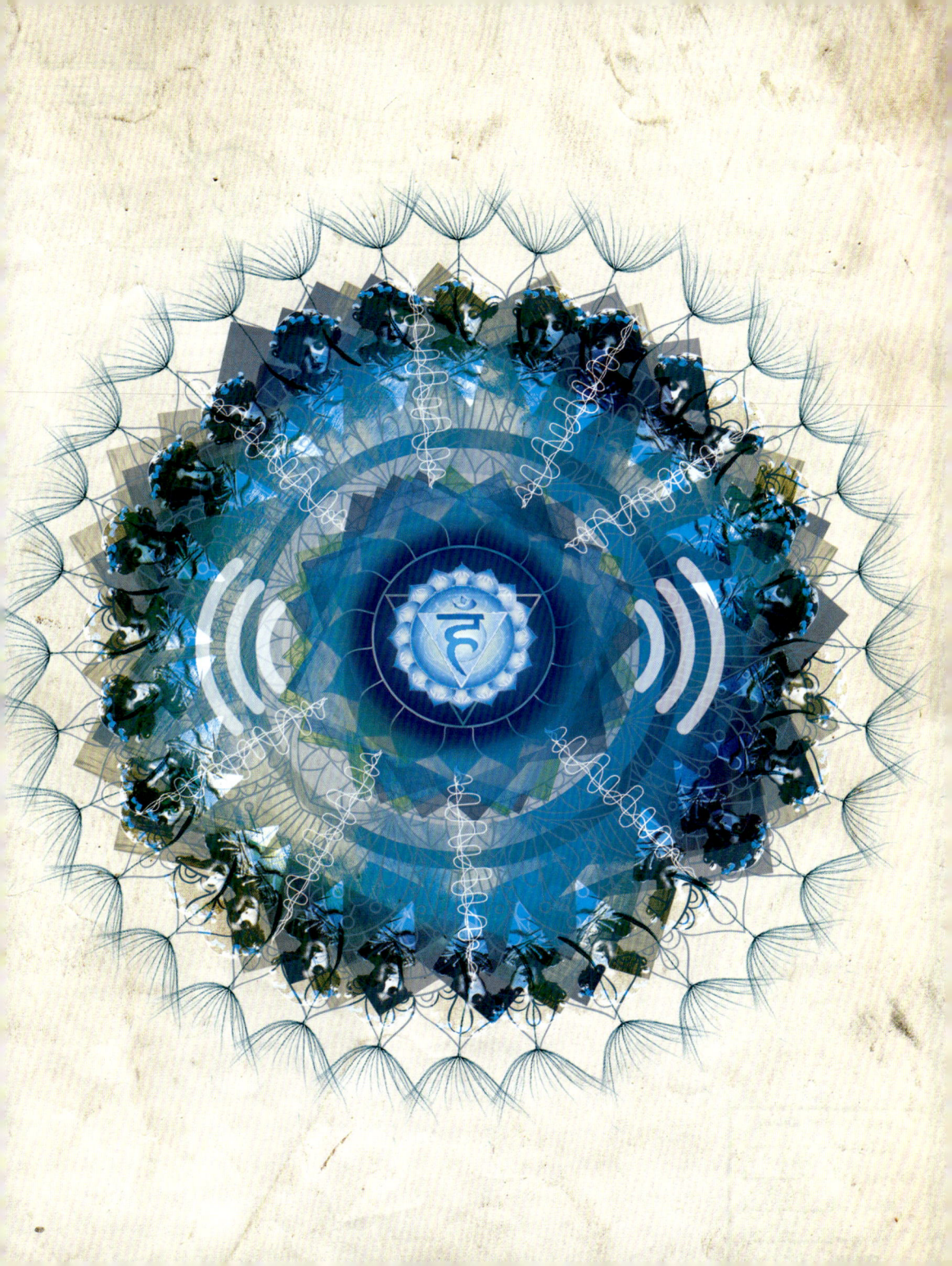

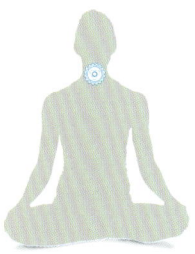

DAS HALSCHAKRA SPÜREN Das Halschakra befindet sich an der Basis des Halses, auf der Höhe der leichten Mulde; wenn Sie Ihre Finger sanft an der Basis des Halses platzieren und sprechen, spüren Sie es genau unter dem Kehlkopf.

Das Halschakra ist sehr von Gefühlen und Emotionen betroffen. Manchmal fühlen Sie sich vielleicht „erstickt", weil jemand etwas gesagt hat, das Sie verärgert. Oder Ihre Kehle fühlt sich eingeengt an, weil Sie starke Emotionen empfinden, die Sie nicht ausdrücken können. Wenn Sie von jemandem eingeschüchtert werden, kann Ihr Halschakra angespannt sein, wenn Sie versuchen, Ihre Wahrheit auszusprechen. Wenn Sie sich unfähig fühlen, wirklich zu sagen, was Sie ausdrücken wollen – und dies kann über Jahre hinweg zu einem tiefen Groll entwickeln –, wird Ihr Halschakra definitiv sehr erschöpft sein.

Der Schmerz der Stille
Ein Mangel an Halschakra-Energie kann sich auch in anhaltenden Halsentzündungen oder Nackenschmerzen äußern. Das Halschakra ist nicht die Ursache dafür, es reagiert einfach auf ihre physischen Auswirkungen auf den Körper. Glücklicherweise gibt es viele Möglichkeiten, die Halschakra-Energie aufzufüllen, wiederherzustellen und zu stärken. Regelmäßiges Üben kann auch dem gesamten Chakrensystem zugutekommen und Ihre Schwingungen verbessern, wenn Sie in die Welt hinausgehen und mit anderen Leuten kommunizieren. Je mehr Sie aus dem Herzen sprechen und Ihre Wahrheit deutlich sagen, umso mehr zieht positive Energie in Ihr Leben ein.

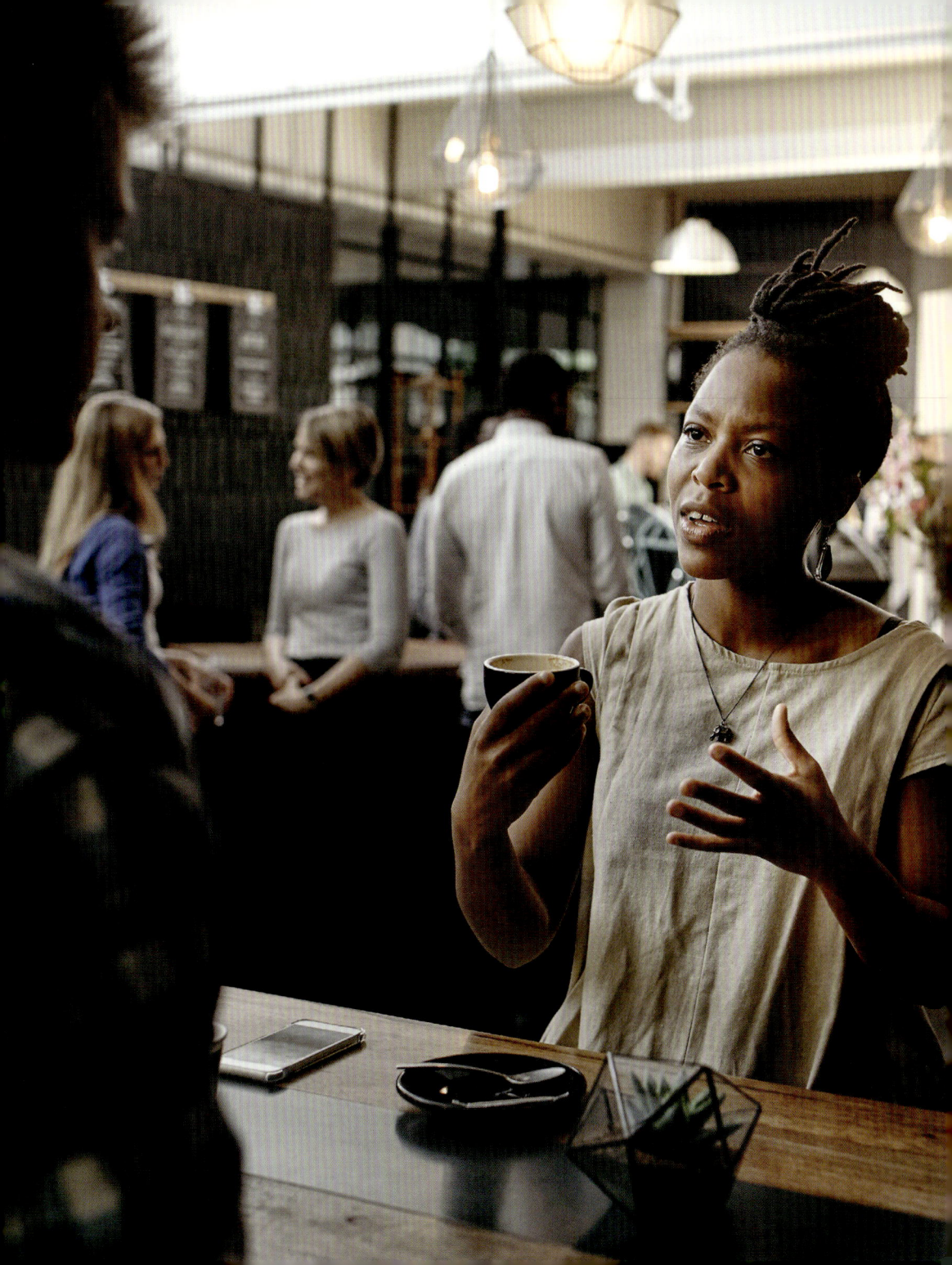

YOGA-ÜBUNG FÜR DAS HALSCHAKRA Das Halschakra

kann sich oft verengt oder geschlossen anfühlen. „Der Fisch" (Matsyasana) ist eine wunderbare Yoga-Übung, die nicht nur das Halschakra, sondern auch das Herzchakra öffnet. Es gibt viele Variationen dieser Übung, aber diese hier ist einfach und für Anfänger geeignet.

Achtung, Rücken!

Manchmal werden in einem Yogakurs Kissen oder Nackenpolster hinter dem Rücken platziert, um eine tiefere Beugung des Rückens zu unterstützen. Wenn Sie ein Anfänger sind, beginnen Sie mit dieser einfachen Übung und arbeiten Sie mit einem Lehrer, um den Rücken so zu beugen, wie es Ihrer Flexibilität am besten entspricht.

1 *Sitzen Sie aufrecht auf Ihrer Matte, die Beine direkt vor Ihnen ausgestreckt, Knöchel und Füße berühren sich.*

2 *Lehnen Sie sich langsam zurück und stützen Sie Ihre Arme auf beiden Seiten mit den Handflächen flach auf dem Boden, um Ihre Brust aufrecht zu halten.*

3 *Drücken Sie beim Ausatmen die Brust nach vorne und lehnen Sie den Kopf nach hinten, wobei Sie immer noch auf Ihren Armen ruhen, um die Balance zu halten. Zwingen Sie Ihren Kopf nicht weiter zurück, als er gehen möchte. Das Ziel ist es, den Kopf leicht auf dem Boden ruhen zu lassen, aber Anfänger werden normalerweise nicht so gelenkig sein.*

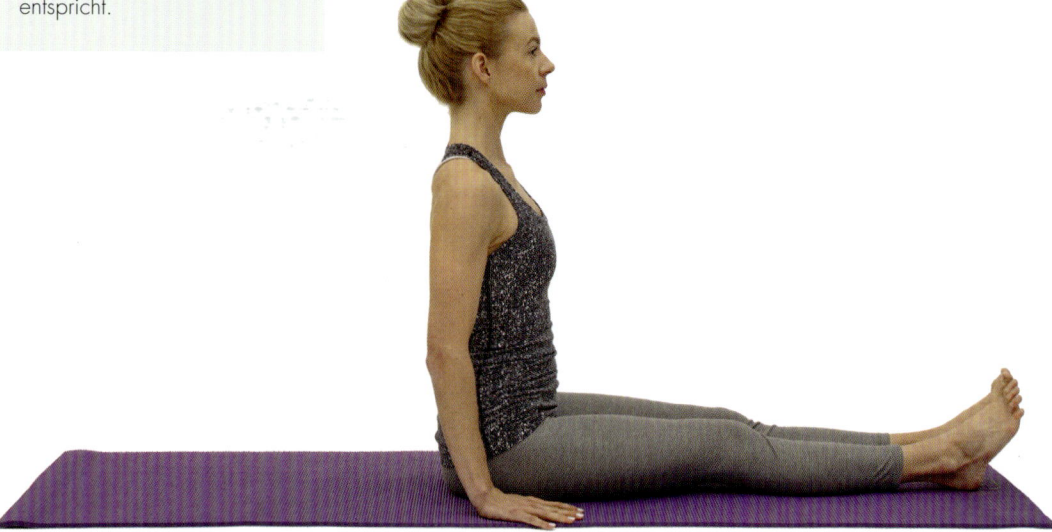

1

4 *Fühlen Sie, wie sich Ihr Hals öffnet. Wenn Sie atmen, stellen Sie sich vor, wie die blassblaue Energie Ihr Halschakra füllt.*

5 *Bleiben Sie so, solange Sie sich wohlfühlen, dann sinken Sie langsam auf den Boden. Ihre Wirbelsäule sollte bequem auf der Matte liegen. Atmen Sie sanft und ruhen Sie sich für einige Augenblicke aus.*

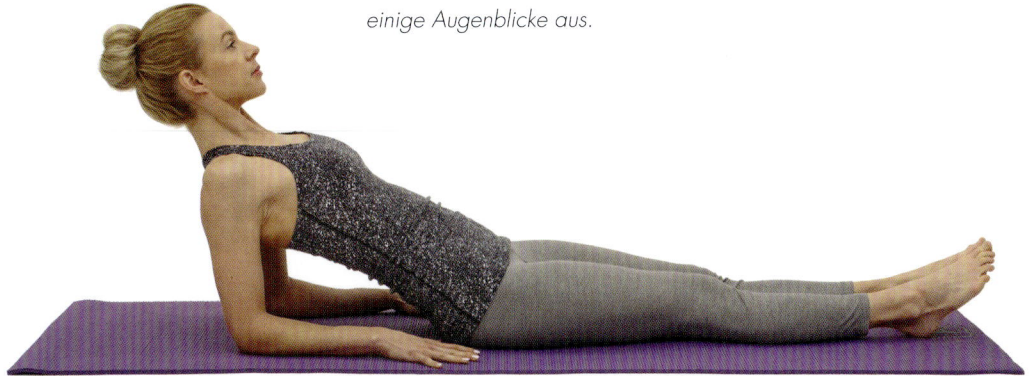

(2)

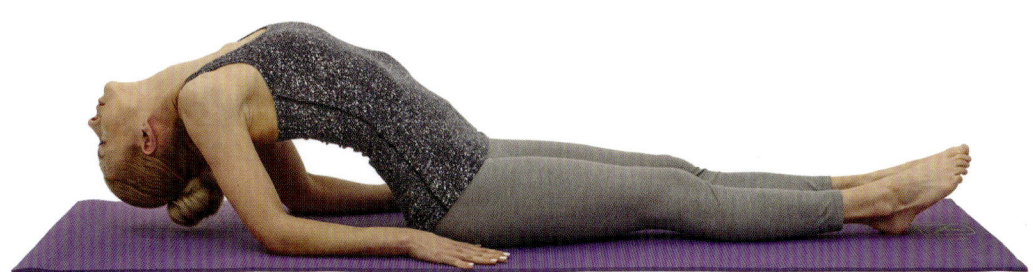

(3)

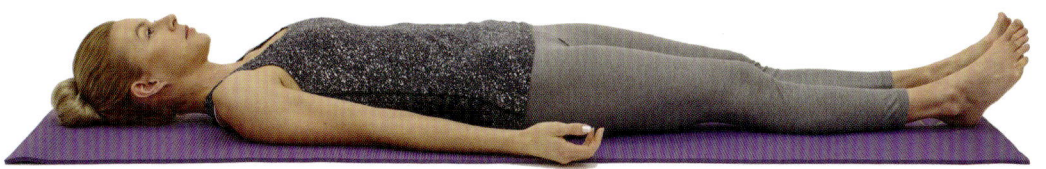

(5)

HALSCHAKRA-MEDITATION

Dies ist eine Klangübung, die entwickelt wurde, um Ihnen zu helfen, verschiedene Vibrationen zu spüren, die Ihr Halschakra durchlaufen, während Sie die Brust und die Stimme öffnen. Mit dieser Übung können Sie, ohne gleich „Sänger" zu sein, Ihre eigene Tonlage finden, auf welchem Level auch immer. Wenn Sie Ihre Stimme länger nicht auf diese Weise benutzt haben, wird Ihr Ton nicht sehr stark sein; aber das ist in Ordnung so. Mit etwas Übung werden Sie selbstbewusster.

Konzentriert Klänge zu erzeugen, ist eine Form der Meditation. Diese Methode konzentriert sich auf die fünf Vokallaute. Beachten Sie, wie Sie sie aussprechen, die Art und Weise, wie Ihr Mund seine Form verändert, und spüren Sie die Wirkung des Vokalklangs in Ihrem Halschakra. Setzen Sie sich bequem auf einen Stuhl mit fester Rückenlehne, die Füße sind nicht gekreuzt, die Hände liegen entspannt in Ihrem Schoß.

Sagen Sie zuerst laut „AAH". Fühlen Sie den Klang in Ihrem Hals. Dann finden Sie eine angenehme Note dazu und singen den Klang „AAH". Probieren Sie das drei Mal.

Zweitens, sagen Sie laut: „EEH". Fühlen Sie den Klang in Ihrem Hals. Dann finden Sie eine angenehme Note dazu und singen den Klang „EEH". Probieren Sie das drei Mal.

Drittens, sagen Sie laut „IIH". Fühlen Sie den Klang in Ihrem Hals. Dann finden Sie eine angenehme Note dazu und singen den Klang „IIH". Probieren Sie das drei Mal.

Viertens, sagen Sie laut „OOH". Fühlen, singen, drei Mal probieren.

Fünftens, sagen Sie laut „UUH". Fühlen, singen, drei Mal probieren.

Verbinden Sie nun alle fünf Töne in der Reihenfolge: AAH, EEH, IIH, OOH, UUH. Stellen Sie fest, ob Sie alle fünf Töne in einem Atemzug hören können. Machen Sie sich keine Sorgen, wenn Sie es nicht können, atmen Sie einfach ein, wo Sie es brauchen.

Solche Töne zu erzeugen, öffnet Ihr Halschakra, und Sie können feststellen, dass es auch Ihren Kopf freimacht. Auf den Seiten 168–175 finden Sie weitere Klangmeditationsübungen zum Ausprobieren.

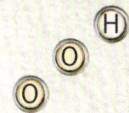

*„Lass deine Zunge sagen,
was dein Herz denkt. "*
DAVY CROCKETT

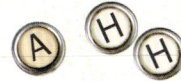

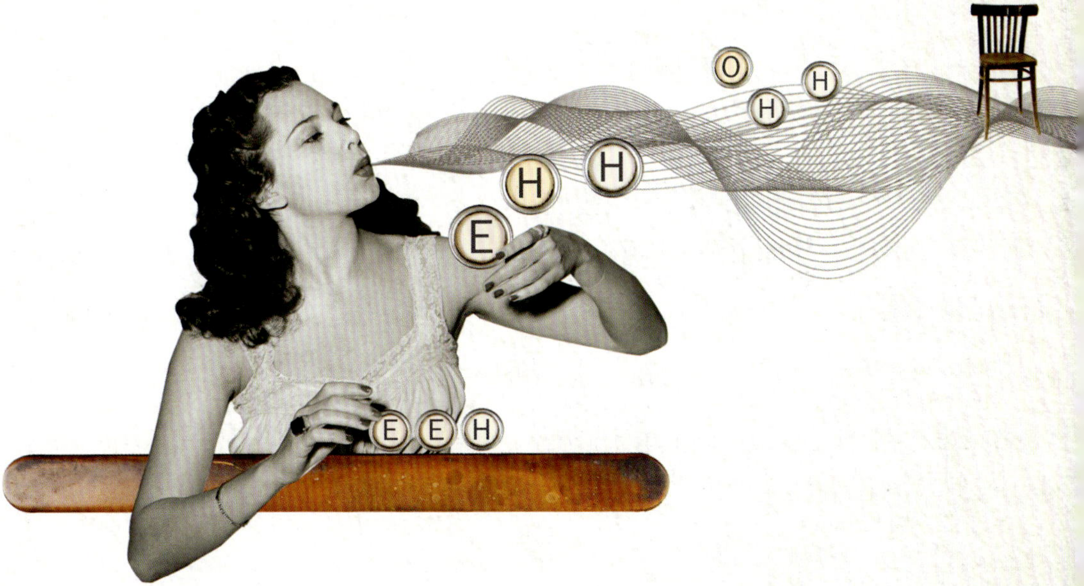

WAS DAS HALSCHAKRA AUCH STÄRKT
Das Halschakra kann durch die Fokussierung auf Blau, seine besondere Farbe, gepflegt und unterstützt werden. Wenn Sie morgens die Vorhänge öffnen und einen azurblauen Himmel sehen, öffnen Sie ein Fenster oder gehen Sie nach draußen. Nehmen Sie sich ein paar Augenblicke Zeit, um zu atmen und diese weite, sich ausdehnende Energie zu absorbieren. Dann fühlen Sie, wie sie Ihr Halschakra badet und wiederherstellt. Hellblau ist eine sanfte, friedliche Farbe, kühlend und beruhigend für den Geist und die Emotionen, weit und klar wie der Himmel.

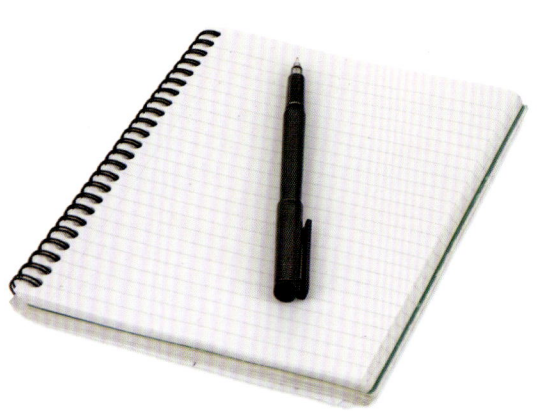

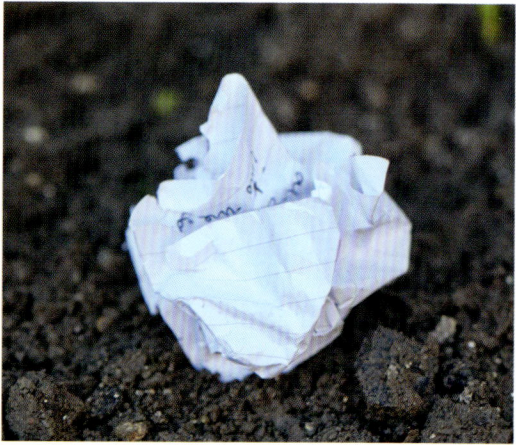

Positive Kommunikation

Eine weitere Möglichkeit, das Halschakra zu aktivieren, besteht darin, Ihre bevorzugte Form der Kommunikation auszuüben. Das kann durch die Stimme geschehen, durch Schauspielerei, Singen oder öffentliches Reden oder sogar das Erzählen von Witzen. Es kann auch durch das geschriebene Wort, durch das Schreiben eines Tagebuchs, von Gedichten oder Erzählungen oder ähnlichem geschehen, um Sie zu inspirieren.

Der Wahrheit die Ehre

Wenn Sie starke Gefühle haben, die Sie nicht direkt kommunizieren können, dann wenden Sie dieses einfache Heilritual an, um sie loszulassen. Schreiben Sie einfach die Dinge auf, die Sie sagen wollen; lassen Sie sie auf dem Papier erscheinen. Wenn Sie das tun, seien Sie sich im Klaren, dass Sie diese steckengebliebene Energie einfach loslassen, damit sie nicht in Ihnen bleibt.

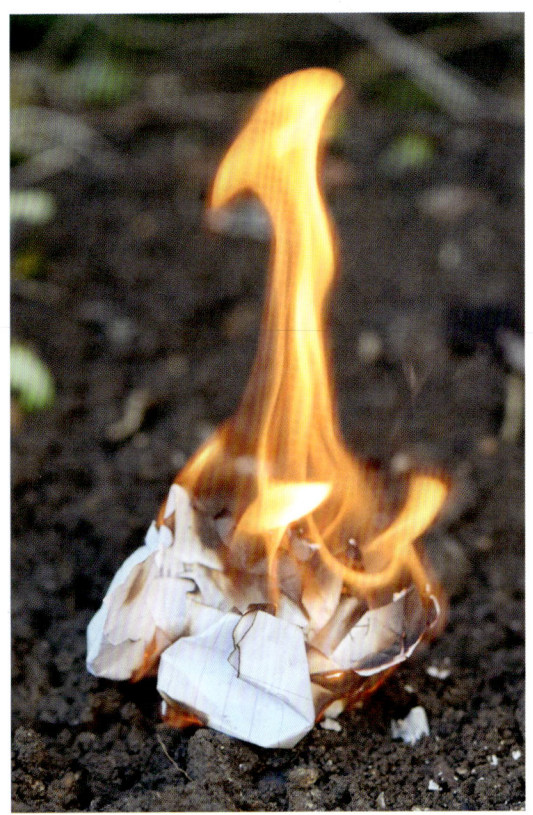
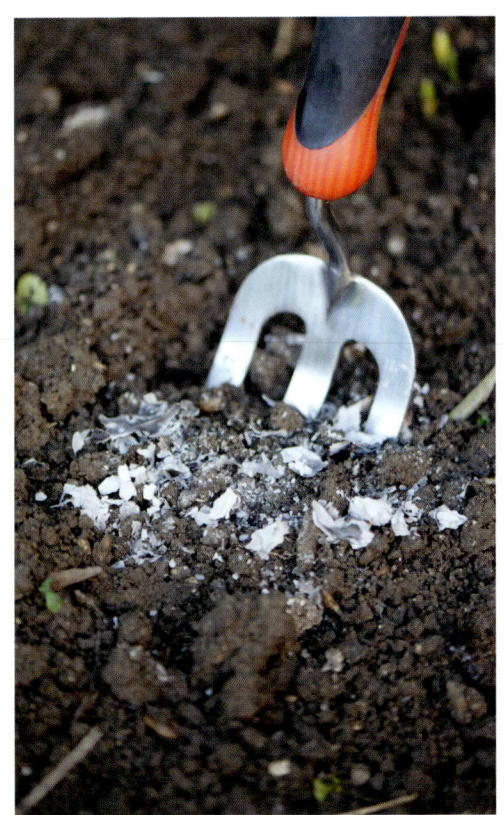

Sobald Sie fertiggeschrieben haben, zerknüllen Sie das Papier zu einem Ball, nehmen Sie es mit nach draußen, legen es auf die Erde und zünden Sie es mit einem Streichholz an. (Wählen Sie einen Ort, an dem nichts anderes Entflammbares in der Nähe ist.) Wenn das Papier verbrannt ist, vergraben Sie die Asche in der Erde, die neutralisierende Energie hat.

Dies mit einer positiven Absicht zu tun, ist sehr aufbauend. Manchmal kann dieses Ritual die Ausgangssituation zum Besseren verändern, weil Sie mit einer anderen Einstellung zurückkehren. Dieses Befreiungsritual ist sehr nützlich für das Halschakra: Indem Sie Ihre Emotionen loslassen, sind Sie frei, Ihre Wahrheit zu sagen.

HALSCHAKRA-ENERGIEWERKZEUGE Dies sind zwei Energie-
werkzeuge, die in Ihrem Alltag das Halschakra unterstützen und aktivieren.

Blauer Achat

Dieser wunderschöne hellblaue Stein ist eine Form von mikrokristallinem Quarz. Er ist von Bändern in leicht unterschiedlichen Farbtönen durchzogen, wie hellblau oder weiß. Poliert hat er ein weiches, sanftes, blaues Aussehen. Man kann ihn gut bei sich tragen. Halten Sie ihn, um sich an die Gegenwart des Halschakras zu erinnern und sich auf seine Energie zu konzentrieren. Einen Anhänger mit einem blauen Achat zu tragen, ist eine andere Art zu fühlen, wie Ihr Halschakra wieder aufgefüllt wird, während Sie durch den Tag gehen. Dies ist besonders hilfreich in Situationen, in denen Sie das Gefühl haben, dass Sie zum Sprechen zusätzliche Unterstützung benötigen.

Römisches Kamillenöl

Die gänseblümchenartigen Blüten der Römischen Kamille (Anthemis nobilis) setzen durch die Destillation ein ätherisches Öl frei, das aufgrund des als Azulen bezeichneten Bestandteils eine zarte hellblaue Farbe aufweist. Azulen macht das Öl beruhigend und leicht entzündungshemmend, wenn es auf die Haut aufgetragen wird. Der Duft der Römischen Kamille ist leicht, süß und scharf, mit fruchtigen, apfelartigen Noten. Es ist ein sehr beruhigendes und sanftes Öl. Geben Sie vier Tropfen in einen Duftbrenner oder in ein Papiertuch auf der Fensterbank, um diesen Duft zu genießen.

Auf den Seiten 144–149 erfahren Sie, wie Sie eine Mischung herstellen, um dieses Öl sicher auf Ihrer Haut zu verwenden. Wenn Sie es im Bereich Ihres Halschakras auftragen, bevor Sie schlafen gehen, können Sie seine Energie wiedererlangen, während Sie sich ausruhen.

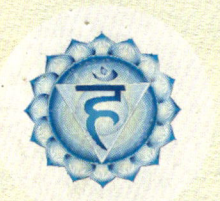

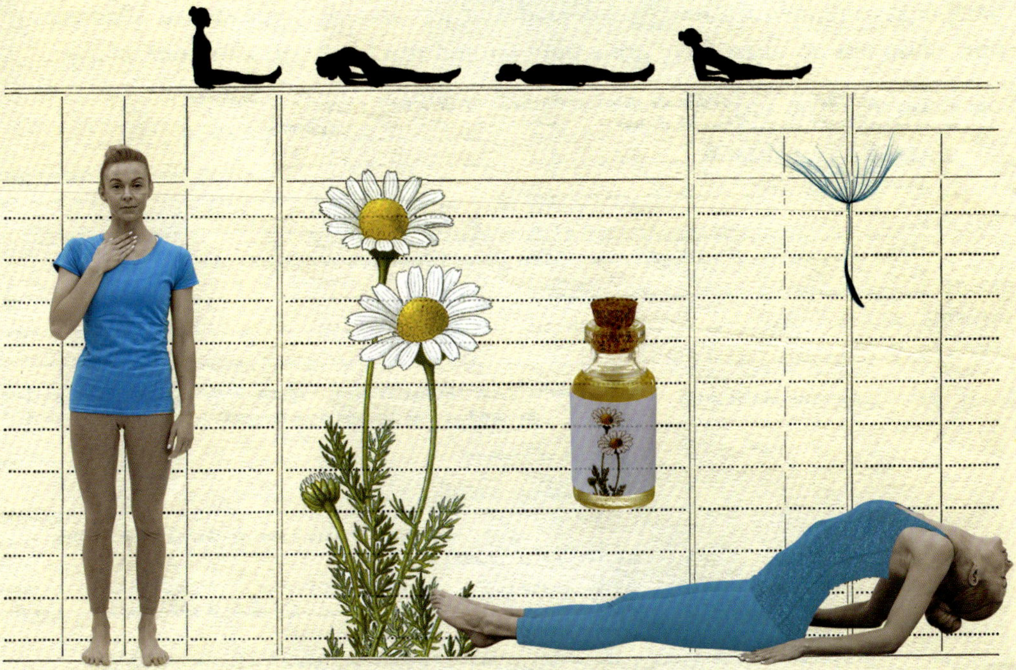

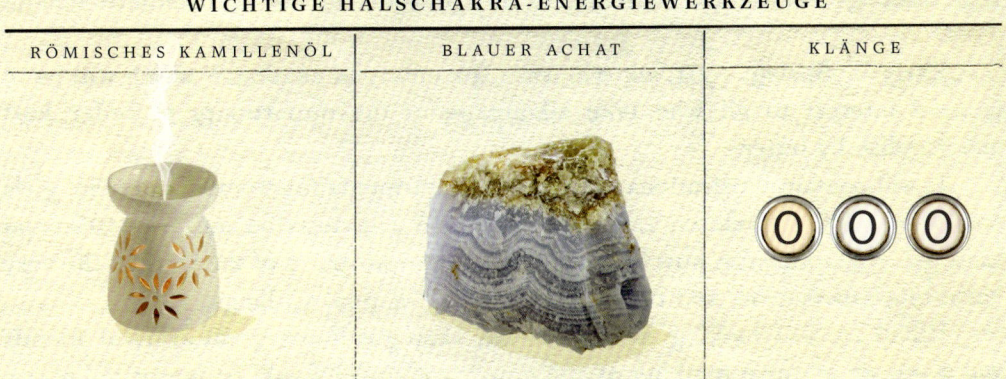

WICHTIGE HALSCHAKRA-ENERGIEWERKZEUGE

RÖMISCHES KAMILLENÖL	BLAUER ACHAT	KLÄNGE

Das Dritte Auge (Stirnchakra): Einführung & Farbe

Das Dritte Auge ist ein mystisches Energiezentrum zwischen den Augenbrauen. Es ist das erste von zwei tiefspirituellen Chakren, das andere ist das Kronenchakra. Beide sind extrem sensibel und repräsentieren ein höheres Bewusstsein.

Was ist damit gemeint? Wir haben gesehen, dass die ersten drei Chakren (Wurzel, Sakral und Solarplexus) einige der wichtigsten physischen Systeme des Körpers beherrschen, wie das Verdauungs-, das Urinal- oder das Nervensystem. Die nächsten zwei Chakren (Herz und Hals) verbinden sich mit Gefühlen und Kommunikation. Die letzten beiden im siebenteiligen Chakren-Energie-System, das Dritte Auge und die Krone, eröffnen höhere Ausdrucksformen des menschlichen Lebens, wie Kreativität, Inspiration und Heilung.

Ein Ort der Erkenntnis

Das Dritte Auge oder Stirnchakra wird im Sanskrit *Ajna* genannt, was „befehlen" oder "wahrnehmen" bedeutet. Es bietet eine höhere Perspektive als die Augen und verbindet sich mit Intuition, einem sechsten Sinn oder einem tiefen inneren Wissen jenseits der Logik des Geistes. Eine einfache Bestätigung dafür ist „Ich sehe", aber es handelt sich hier um ein Sehen jenseits der normalen Sicht. Empfindungen wie das Déjà-vu könnten ein Signal des Dritten Auges sein.

Tiefe Wahrnehmung

Die Farbe des Dritten Auges ist indigoblau, die dunkle, satte Farbe des Nachthimmels. An einem klaren Abend nach draußen zu gehen und zu einem Sternenhimmel zu schauen, der es erlaubt, Geist und Sinne zu baden, ist eine sehr einfache und schöne Art, Ihr Drittes Auge wiederherzustellen. Die Arbeit mit diesem Chakra eröffnet kreatives Denken und hilft Ihnen, mitunter überraschende Lösungen für Probleme zu finden. Drittes-Auge-Energie ist nicht logisch oder methodisch; sie ist inspirierend, ungewöhnlich und spontan. Wenn Sie eine Idee haben und eigentlich alles dagegenspricht, aber ein tiefes Wissen sagt, „mach es trotzdem", dann ist dies ein Geschenk des Dritten Auges.

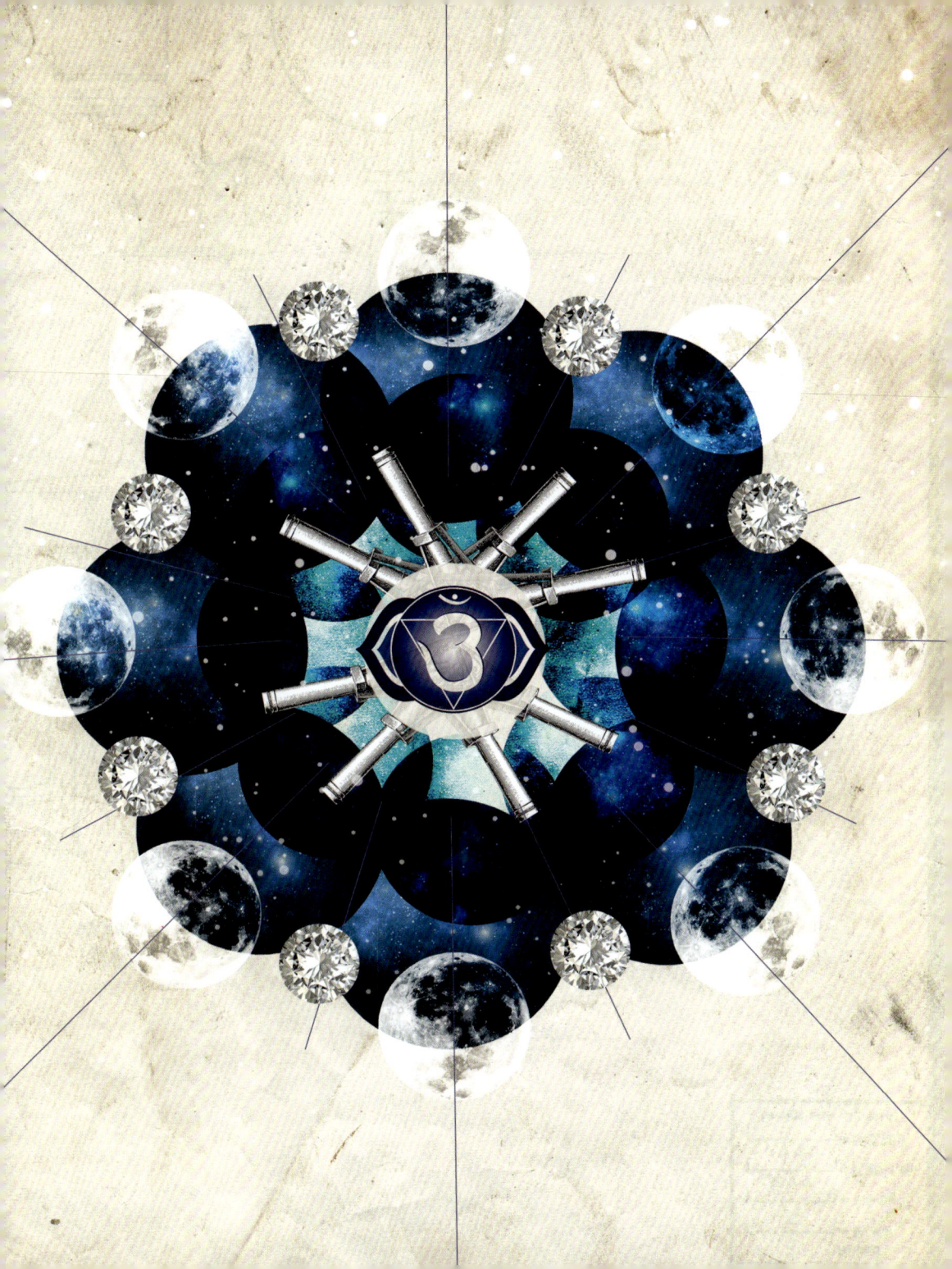

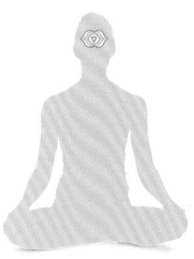

DAS DRITTE AUGE SPÜREN
Die Position des Dritten Auges zwischen den Augenbrauen verbindet es eng mit den Augen selbst. Seine indigoblaue Farbe und Energie sind beruhigend und unterstützend für ihre Gesundheit und körperliche Funktion.

Wenn Ihre Augen überbeansprucht sind, weil Sie stundenlang lesen oder an einem Computer arbeiten, ist es sehr vorteilhaft, Drittes-Auge-Übungen durchzuführen, um sie zu beruhigen und wiederherzustellen. In der Meditation zu sitzen, Augen und Stirn zu visualisieren, die in der indigoblauen Farbe gebadet werden, ist für den Anfang das Einfachste.

Die Kopfschmerzen des Lebens
Psychischer Stress und Überlastung, Spannungskopfschmerzen und Druckgefühle sind im täglichen Leben sehr häufig. Das Gefühl, als würde der Kopf explodieren, die Aufnahme zu vieler Informationen auf einmal, Prüfungen, Arbeitsdruck: Diese Probleme manifestieren sich in diesem Bereich des Gesichts und des Kopfes.

Nehmen Sie sich eine Auszeit
Je mehr das Dritte Auge erschöpft ist, desto mehr beginnt sich mentaler Stress wie Überlastung anzufühlen. In der verrückten Welt der Social Media, in der alle ständig an ihren Handys hängen, lauert psychischer Stress überall. Das mag sich wie eine große Herausforderung anfühlen, aber wenn Sie heute Abend nach Hause kommen, versuchen Sie, nur für eine Weile, einmal alle elektronischen Geräte auszuschalten und ganz abzuschalten. Es ist wichtig, den Teufelskreis zu durchbrechen. Die beste Nahrung für das Dritte Auge ist Frieden.

Wenn Sie sich diese Ruhephasen zugestehen, werden Sie bemerken, dass sich Ihre Fähigkeit, mit mentalem Stress fertig zu werden, verbessert und die Energie in Ihrem Stirnchakra wiederhergestellt wird.

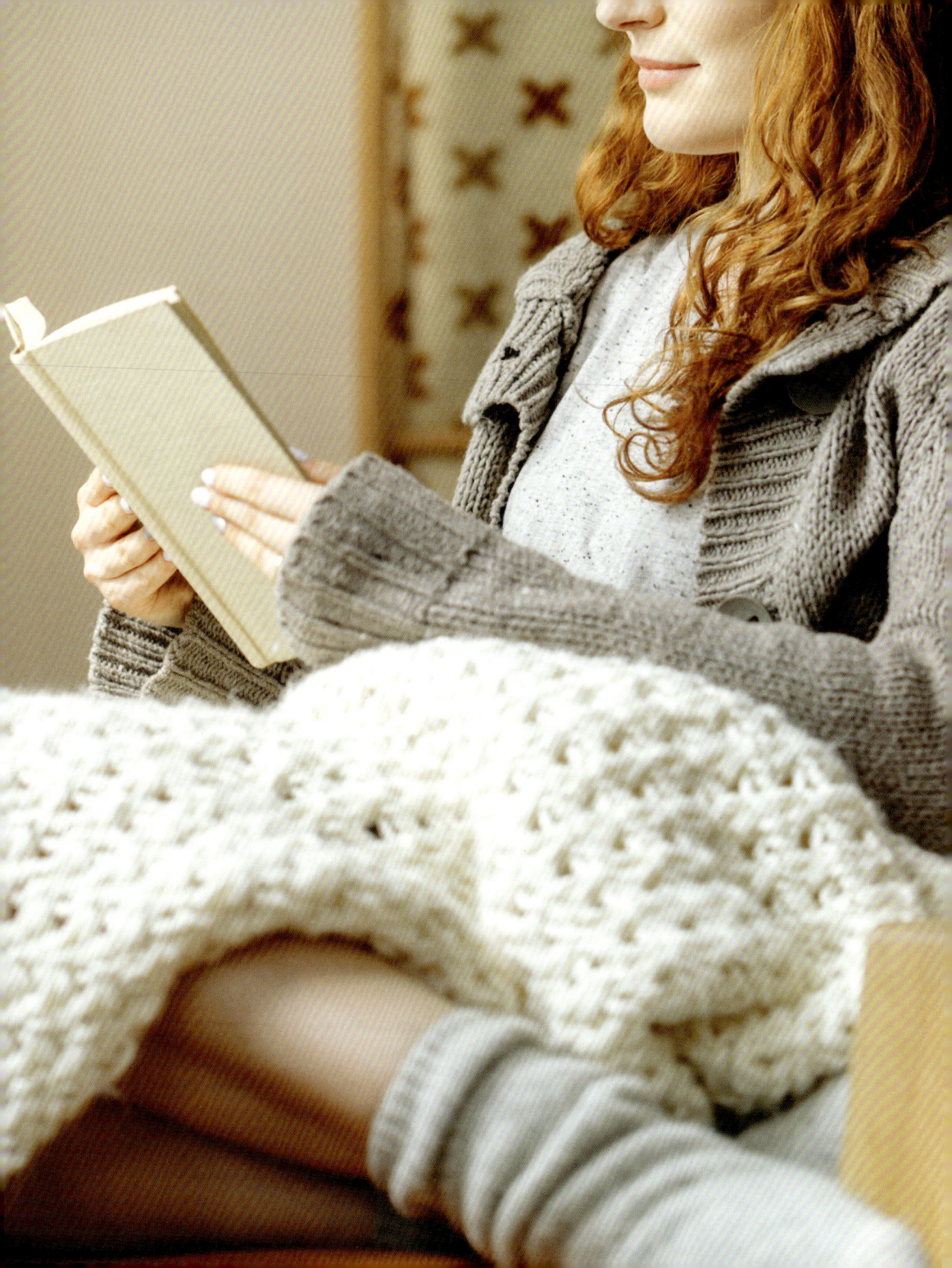

YOGA-ÜBUNG FÜR DAS DRITTE AUGE Dieses Chakra profitiert von vielen verschiedenen Yoga-Positionen. „Der herabschauende Hund" (Adho Mukha Svanasana) ist eine der vorteilhaftesten. Sie wirkt wie ein wundervolles Ganzkörper-Tonikum, das besonders die Wirbelsäule und das Dritte Auge nährt. Beachten Sie, dass hierbei der Kopf zum Boden zeigt, sodass es für einen Anfänger am besten ist, diese Stellung nur so lange zu halten, wie man sich wohlfühlt.

1 *Knien Sie auf allen Vieren auf Ihrer Matte. Ihre Oberschenkel sollen senkrecht zum Boden stehen, Ihre Arme gerade, aber nicht verschlossen, die Handflächen liegen flach direkt unter Ihren Schultern auf dem Boden auf.*

2 *Spreizen Sie Ihre Hände auf der Matte, sodass Ihr Mittelfinger geradeaus zeigt. Heben Sie Ihre Fersen und rollen Sie Ihre Zehen unter den Füßen nach vorne.*

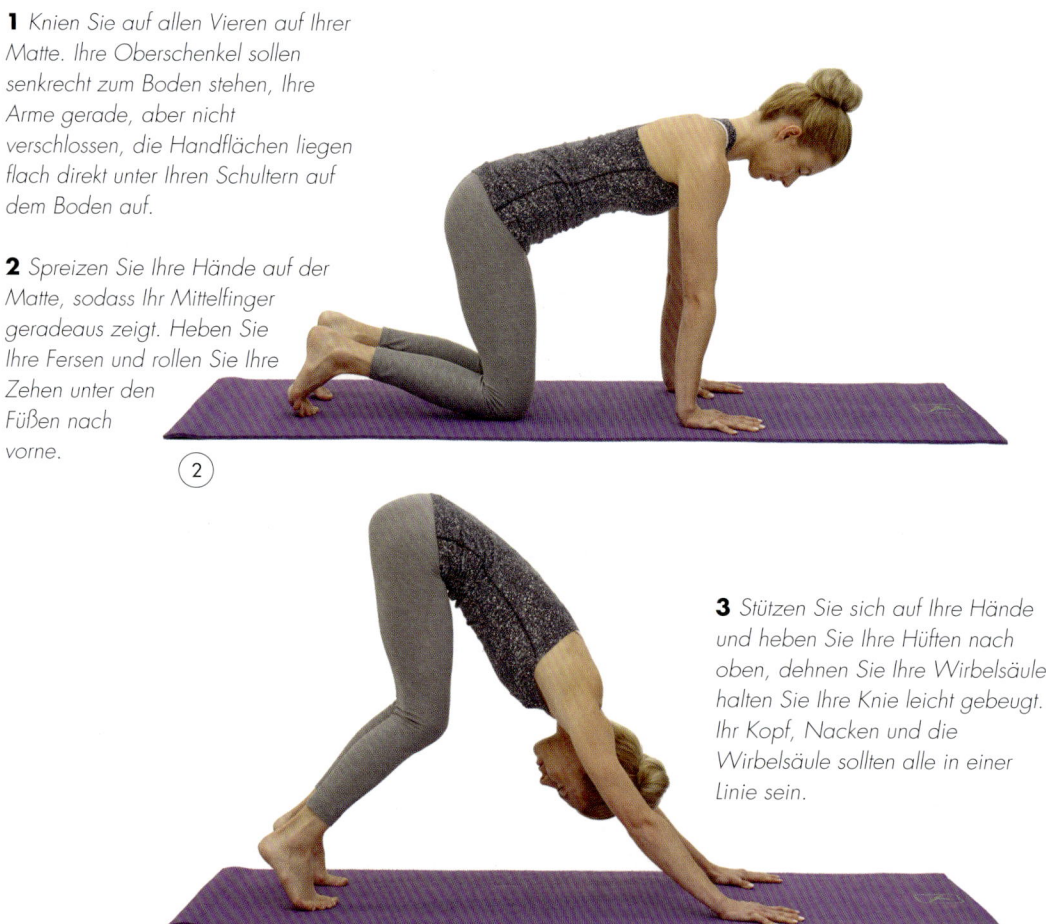

3 *Stützen Sie sich auf Ihre Hände und heben Sie Ihre Hüften nach oben, dehnen Sie Ihre Wirbelsäule, halten Sie Ihre Knie leicht gebeugt. Ihr Kopf, Nacken und die Wirbelsäule sollten alle in einer Linie sein.*

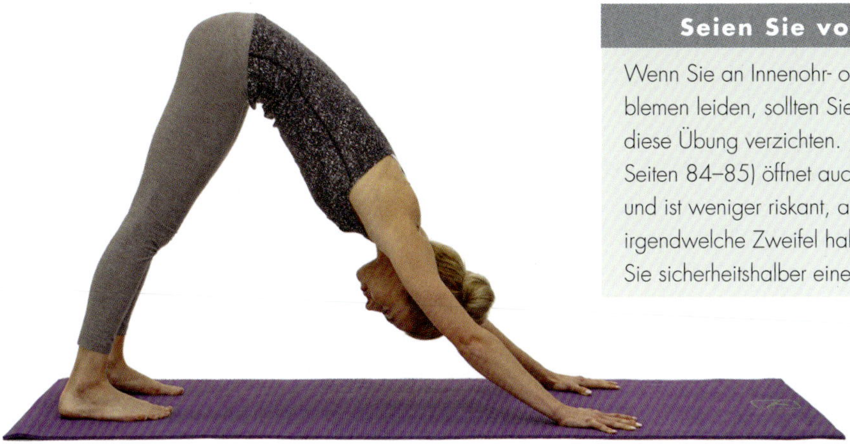

4

6

7

Seien Sie vorsichtig

Wenn Sie an Innenohr- oder Blutdruckproblemen leiden, sollten Sie am besten auf diese Übung verzichten. „Der Fisch" (siehe Seiten 84–85) öffnet auch das Dritte Auge und ist weniger riskant, aber wenn Sie irgendwelche Zweifel haben, konsultieren Sie sicherheitshalber einen Arzt.

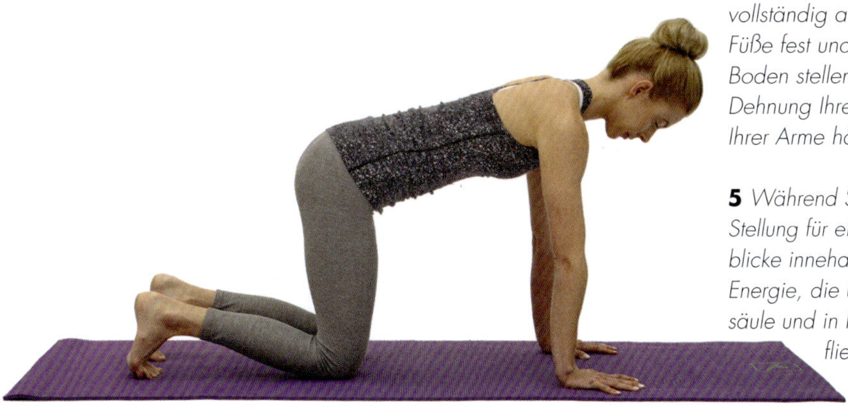

4 *Wenn es Ihnen möglich ist, strecken Sie Ihre Beine vollständig aus, indem Sie Ihre Füße fest und flach auf den Boden stellen. Spüren Sie die Dehnung Ihrer Beine, die Kraft Ihrer Arme hält Sie hoch.*

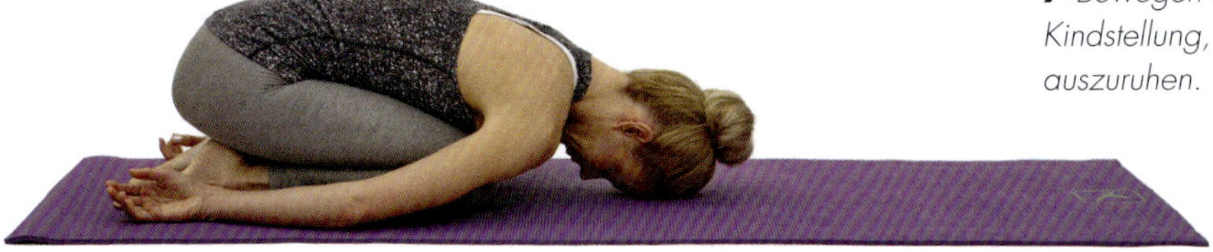

5 *Während Sie in dieser Stellung für ein paar Augenblicke innehalten, fühlen Sie die Energie, die über Ihre Wirbelsäule und in Ihr Drittes Auge fließt.*

6 *Kommen Sie nun auf alle Viere zurück.*

7 *Bewegen Sie sich in die Kindstellung, um sich auszuruhen.*

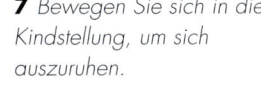

DRITTES-AUGE-MEDITATION
Das Dritte Auge profitiert von dieser sanften Meditation, besonders am Ende eines langen, anstrengenden Tages. Legen Sie für eine Weile alles beiseite, was Sie ablenkt, und konzentrieren Sie sich darauf, Ihren Akku wieder aufzuladen.

Setzen Sie sich bequem auf einen Stuhl mit fester Rückenlehne. Stellen Sie Ihre Füße flach auf den Boden, entspannen Sie Ihre Hände in Ihrem Schoß und setzen Sie sich aufrecht hin. Wenn Sie mögen, zünden Sie ein Räucherstäbchen an, um dessen Duft einzuatmen. Es kann helfen, wenn Sie den folgenden Text aufnehmen und während der Meditation abspielen:

Schließen Sie Ihre Augen und atmen Sie ein paar Mal tief durch. Fühlen Sie die Unterstützung des Stuhls unter sich. Lassen Sie die Sorgen Ihres Tages verschwinden. Konzentrieren Sie sich für einige Augenblicke auf Ihre Atmung, ein und aus.

Stellen Sie sich vor, Sie stehen am Ufer eines Sees. Es ist Nacht, aber Sie können sehen, wie sich das Wasser vor Ihnen sanft dem Horizont entgegenwellt. Über Ihnen ein riesiger, tiefblauer Nachthimmel, gemustert mit Millionen Sternen, die wie winzige Diamanten funkeln. Atmen Sie das tiefe, kühle Indigo in Ihre Stirn ein, es badet Ihre Augen, füllt und nährt Ihr Drittes Auge.

Wenn Sie auf den See und seinen dunkelblauen Schimmer zurückblicken, steigt ein schöner Vollmond langsam in den Himmel. Er zaubert mannigfaltige Reflexe auf das Wasser. Lassen Sie das Spiel dieser Reflexe Ihren Geist baden, Ängste und Alltagssorgen beruhigen.

Atmen Sie langsam und tief ein und sagen Sie: „Ich komme zurück in den Augenblick und berühre das Leben tief. Das ist Achtsamkeit."

Öffnen Sie die Augen und sitzen Sie für einige Augenblicke still. Achten Sie darauf, wie Sie sich fühlen.

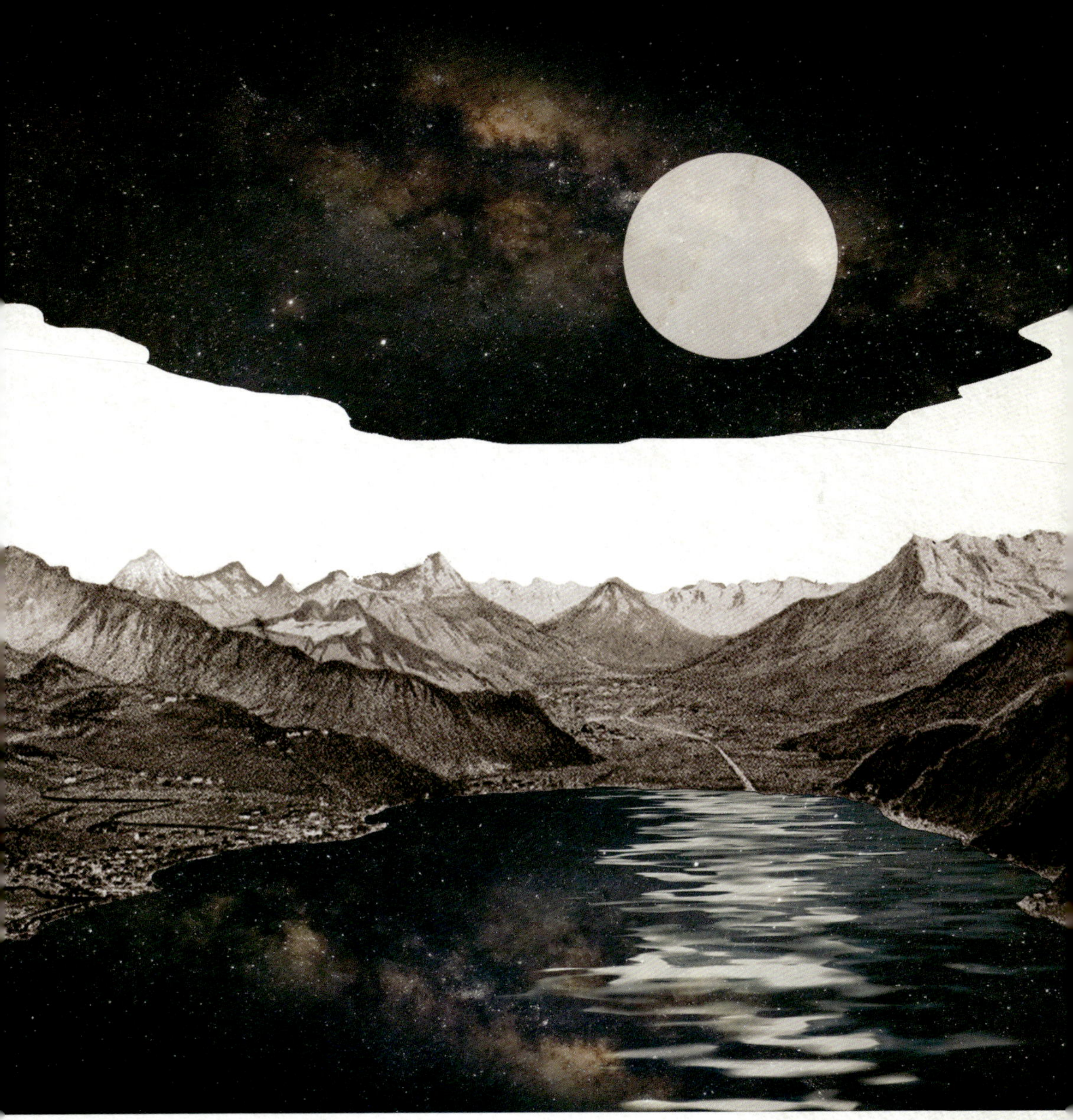

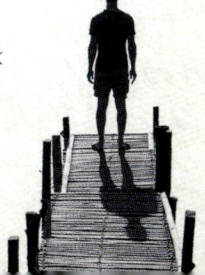

„Verliere dich nicht in der Vergangenheit. Verliere dich nicht in der Zukunft. Lasse dich nicht von deiner Wut, deinen Sorgen oder Ängsten gefangennehmen. Kehre zurück in den Augenblick und berühre das Leben tief. Das ist Achtsamkeit."

THICH NHAT HANH

WAS DAS DRITTE AUGE AUCH STÄRKT

Das Dritte Auge hat eine höhere sensorische Energie und vermittelt Eindrücke von Dingen, die jenseits des logischen Geistes liegen. Das Üben von Energieerkennung ist eine interessante und unterhaltsame Art, sein Bewusstsein für eine andere Dimension der täglichen Aktivitäten zu erhöhen.

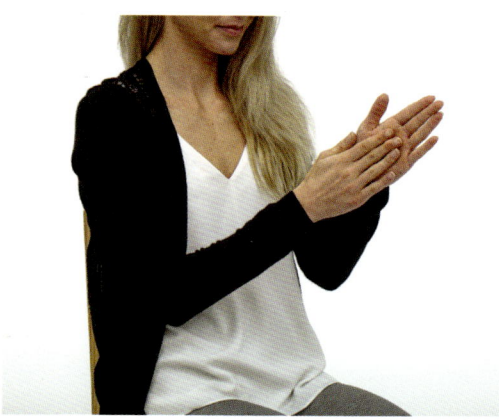

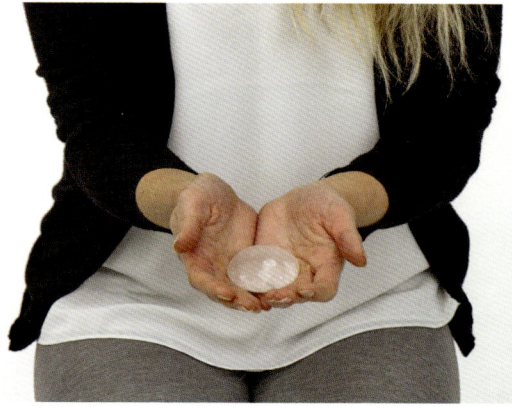

Energie in Ihren Händen

Reiben Sie die Handflächen kurz aneinander, bis sie sich richtig warm anfühlen. Dann bewegen Sie Ihre Hände gut einen halben Meter auseinander und halten Sie sie parallel. Schließen Sie die Augen. Bringen Sie die Handflächen langsam näher zusammen, bis Sie ein Kribbeln zwischen ihnen spüren. Öffnen Sie die Augen und beobachten, wie weit die Hände voneinander entfernt sind. Reiben Sie Ihre Hände wieder und wiederholen die Übung. Machen Sie das ein paar Mal. Was Sie vielleicht bemerken werden ist, dass Ihre Hände jedes Mal weiter voneinander entfernt sind, Sie jedoch die Energie weiterhin spüren.

Energie in Kristallen

Wählen Sie einen Stein, den Sie besonders mögen, setzen Sie sich in Meditationsposition auf einen Stuhl und halten Sie den Stein in den offenen Händen.

Entspannen Sie sich und atmen Sie; lassen Sie Ihr Bewusstsein in den Kristall fließen und schauen, was passiert. Denken Sie nicht über den Kristall nach, beachten Sie ihn einfach in Ihren Händen. Sie werden vielleicht seine Energie fühlen oder das Kribbeln Ihrer Hände. Dies sind intuitive Zeichen des Dritten Auges.

Energie in der Natur

Sie können diese Übung mit einer Auswahl von Blumen machen, die in verschiedenen Farben blühen. Finden Sie zunächst leuchtend rote Blüten. Halten Sie Ihre Hände von ihnen entfernt und schauen Sie, was Sie fühlen. Wiederholen Sie dies mit einigen blauen Blumen als Kontrast. Dann versuchen Sie es mit einigen gelben. Die Energie, die Sie spüren, kann durchaus jedes Mal anders sein. Je mehr Sie dies üben, desto mehr werden Ihnen unterschiedliche Farben unterschiedliche Empfindungen bereiten. Dies ist eine nützliche Übung in Verbindung mit der Farbheilung.

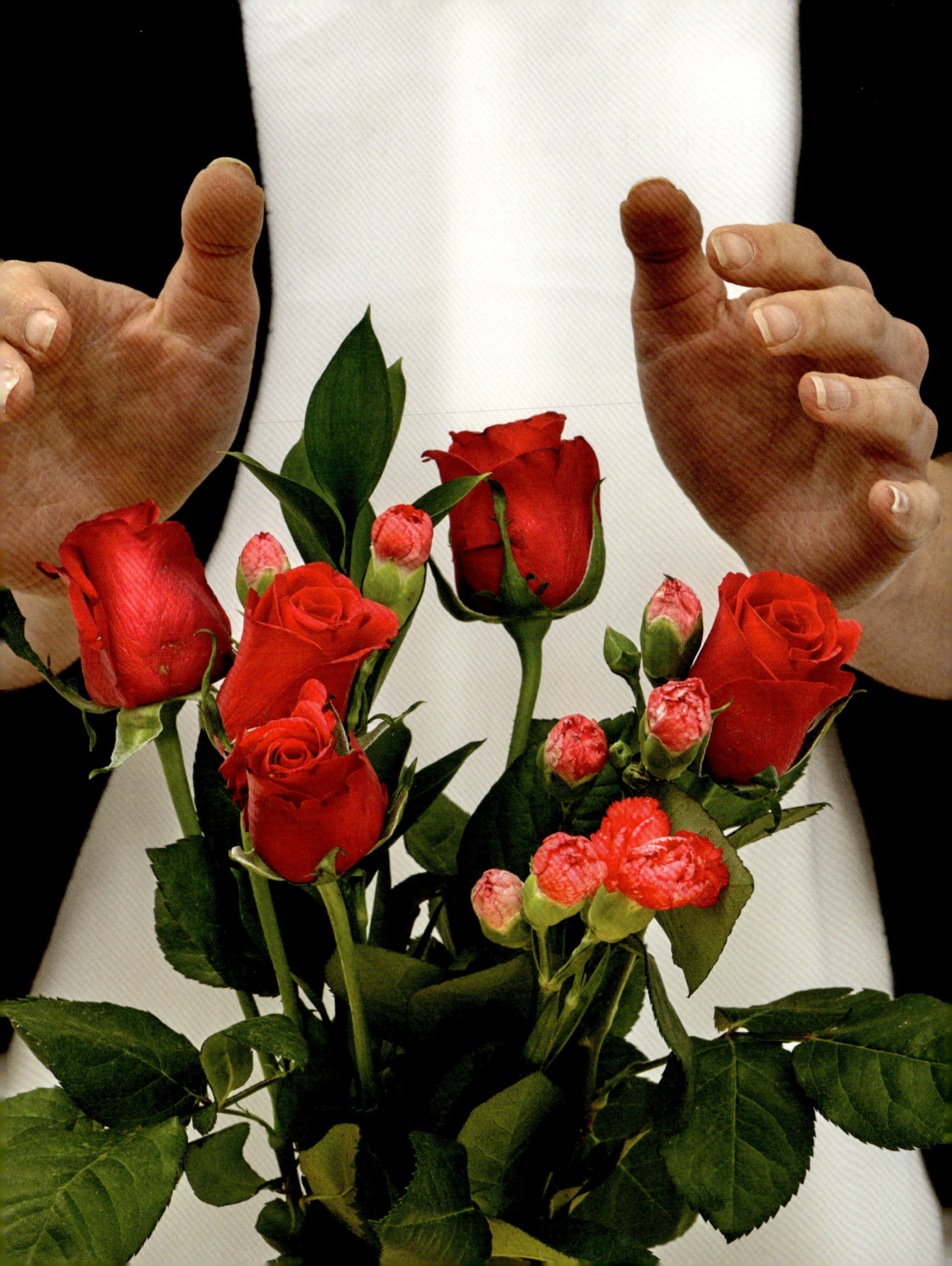

DRITTES-AUGE-ENERGIEWERKZEUGE Hier behandeln wir

zwei spezielle Werkzeuge, die Sie zusammen mit den anderen Übungen in diesem Abschnitt verwenden können, um Ihre Arbeit mit dem Dritten Auge zu verbessern.

Lapislazuli

Lapislazuli ist ein atemberaubender Stein mit einer satten, tiefblauen Farbe, die beim Polieren noch lebhafter wird. Darin sind auch winzige goldene Pyrit-Einsprengsel. Seit Jahrtausenden gilt Lapislazuli als heiliger Stein. Im alten Ägypten wurde er von den Pharaonen in Kronen, Halsbändern und Schmuck getragen. Ein berühmtes Beispiel ist Tutanchamuns goldene Totenmaske mit Intarsien aus Lapislazuli, Onyx und Karneol. Bei der Kristallheilung wird Lapis oft über das Dritte Auge gelegt, um dessen Energien auszugleichen und wiederherzustellen. Sie können dies für sich selbst ausprobieren oder Energiewahrnehmung üben, indem Sie einen Lapislazuli in Ihren Händen halten, um Ihr Drittes Auge wiederherzustellen. Das Tragen von Lapislazuli als Kette oder Ohrringe ist eine hervorragende Möglichkeit, dieses Chakra mit Energie zu versorgen.

Weihrauchöl

Das ätherische Weihrauchöl stammt von einem Harz, das aus der Rinde wilder Wüstensträucher aus Somalia und Oman austritt. Das rohe Harz kann als Weihrauch verbrannt werden und einen reichen, berauschenden Rauch freisetzen. Die Destillation des gemahlenen Harzes gibt das ätherische Öl frei: den Duft des Harzes in flüssiger Form. Er ist reich, warm, süß und frisch. Weihrauchöl wird klassischerweise zur Meditation verbrannt. Es hilft, dem Geist ein Gefühl von innerer Ruhe und Frieden zu vermitteln. Geben Sie vier Tropfen Weihrauchöl in einen Duftbrenner oder in ein Tuch auf der Fensterbank, um dieses tiefe, alte Aroma zu genießen. Dies schafft einen guten Hintergrund für das Trainieren anderer Übungen aus diesem Abschnitt.

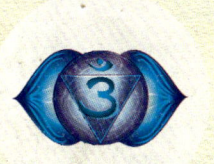

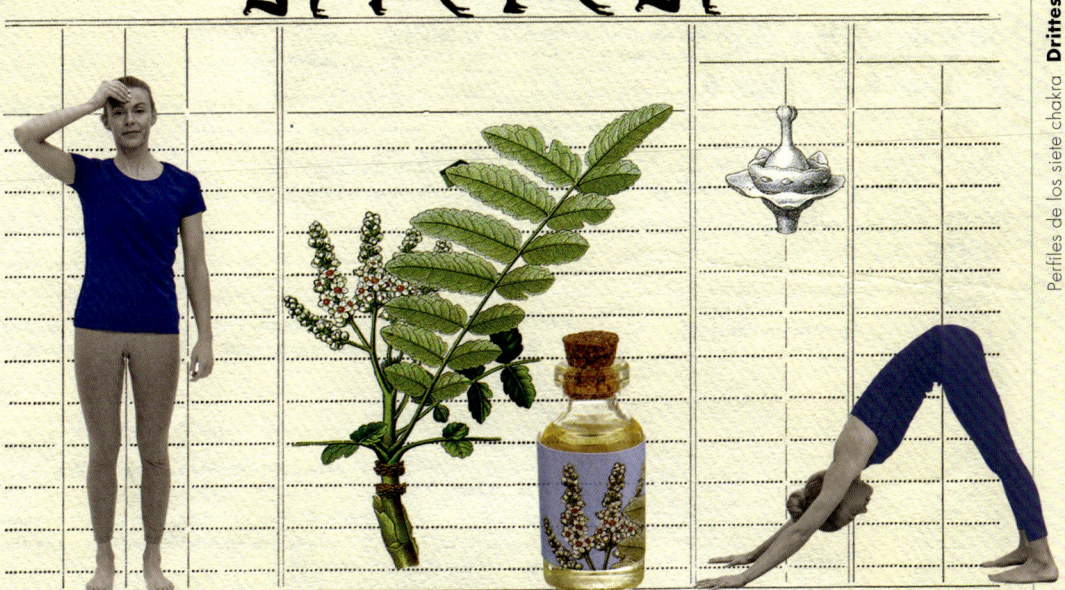

WICHTIGE DRITTES AUGE-ENERGIEWERKZEUGE

WEIHRAUCHÖL	LAPISLAZULI	ERNEUERUNG

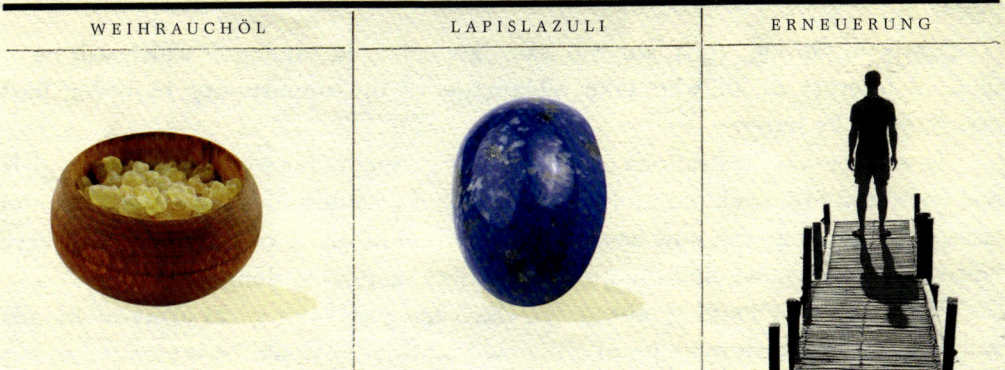

Das Kronenchakra: Einführung und Farbe

Das Kronenchakra wird entweder als Violett (die höchste Schwingung im Regenbogen-Farbspektrum) oder als reines Weiß angesehen. Im Sanskrit bedeutet sein Name *Sahasrara*, „tausendblättrig". Dies bezieht sich auf das Bild der weißen Lotosblume, die die höchste Bewusstseinsebene darstellt.

Wir können das Beispiel der Lotosblume verwenden, um das Kronenchakra deutlicher darzustellen. Der Lotos wächst gerne in einem Wasserbecken. Seine Wurzeln (Wurzelchakra) sinken tief in den Schlamm am Boden des Beckens ein, wo sie sich von der Erde ernähren. Diese Nahrung fördert das Wachstum des Stiels (Sakralchakra) und der unteren Äste (Solarplexuschakra). Auf dem Wasserspiegel, der Mitte, breiten sich die Blätter als Plattform aus (Herzchakra), und die Blütenknospe bildet sich. Die Blüte ist der höchste Ausdruck der Pflanze (Halschakra). Im Licht der kosmischen Sonne beginnt sich die Knospe zu öffnen (Drittes Auge) und gelangt schließlich zu voller Blüte, vollem Bewusstsein (Kronenchakra).

Der Duft der Blume, der jenseits der physischen Form der Pflanze freigesetzt wird, ist ihr höchster schöpferischer Ausdruck: ihr Geist.

Natürliche Blüte

Die Lotosblume muss für all das nichts tun. All diese erstaunlichen Wachstumsprozesse sind in ihrer DNA angelegt; Nahrung, Wasser und Licht vervollständigen den Prozess.

Wir können dieses Beispiel für unser Leben nutzen. Egal wo wir leben oder wie unsere Lebensumstände sind, tragen wir diesen Samen in uns. Indem wir mit allen Chakren arbeiten, können wir beginnen, dieses Potenzial zu öffnen und zu spüren, seine Energie fühlen. Indem wir schließlich die Energie des Kronenchakras erfahren, wachsen und blühen wir und tragen unser einzigartiges Potenzial in die Welt. Eine einfache Bestätigung für dieses Chakra ist „Ich bin".

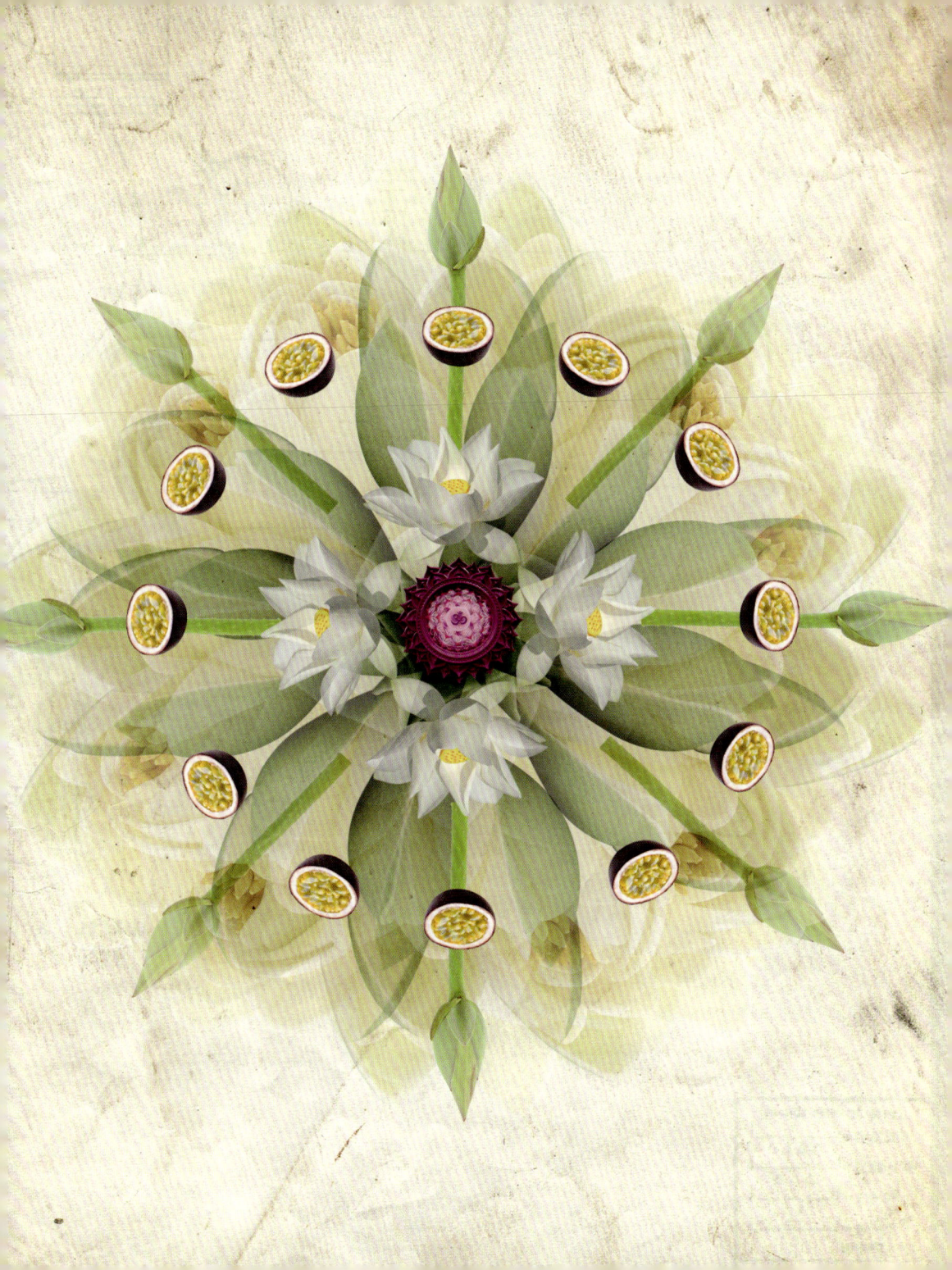

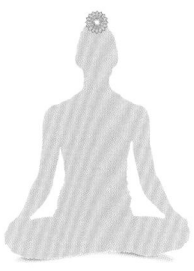

DAS KRONENCHAKRA SPÜREN Das Kronenchakra befindet sich

auf der Kopfoberseite. Wenn ein Baby geboren wird, ist sein Schädel nicht vollständig fest; die Schädelknochen müssen etwas nachgeben, damit das Baby den Geburtskanal passieren kann. Infolgedessen hat sein Schädel weiche Membranen zwischen den Knochen, die Fontanellen. Die größte, vordere Fontanelle zeigt sich deutlich auf den Köpfen vieler Babys. Dies ist der Ort des Kronenchakras. Bei Erwachsenen fühlt sich diese Stelle wie eine leichte Vertiefung in der Mitte des Kopfes an.

Das Kronenchakra steuert das Gehirn mit all seinen vielen Prozessen und Vorgängen. Die Zirbeldrüse ist stark mit dem Kronenchakra verbunden, da sie Melatonin produziert, das Hormon, das mit Schlafen und Wachen assoziiert wird, die unterschiedliche Bewusstseinszustände darstellen. Die Erfahrung des Bewusstseins auf allen Ebenen ist die Rolle des Kronenchakras.

Den Geist ausruhen

Wenn Sie Probleme mit unruhigem Schlaf, gestörten Träumen oder unregelmäßigen Schlaf- und Wachmustern haben, sind dies Anzeichen dafür, dass das Kronenchakra erschöpft sein könnte. Zustände wie Depression, Angst oder andere psychische Probleme deuten ebenfalls darauf hin, dass das Kronenchakra aus dem Gleichgewicht geraten ist. Es gibt jedoch einige sanfte Werkzeuge und einfache Heilmethoden zur Verbesserung des Energiegleichgewichts im Kronenchakra, die einen persönlichen Heilungsprozess unterstützen.

Wenn Sie unter psychischen Beschwerden oder Angstzuständen leiden, ist es immer ratsam, einen Arzt zu Rate zu ziehen und Ihren Wunsch zu diskutieren, die auf den folgenden Seiten vorgeschlagenen Werkzeuge und Methoden zu verwenden.

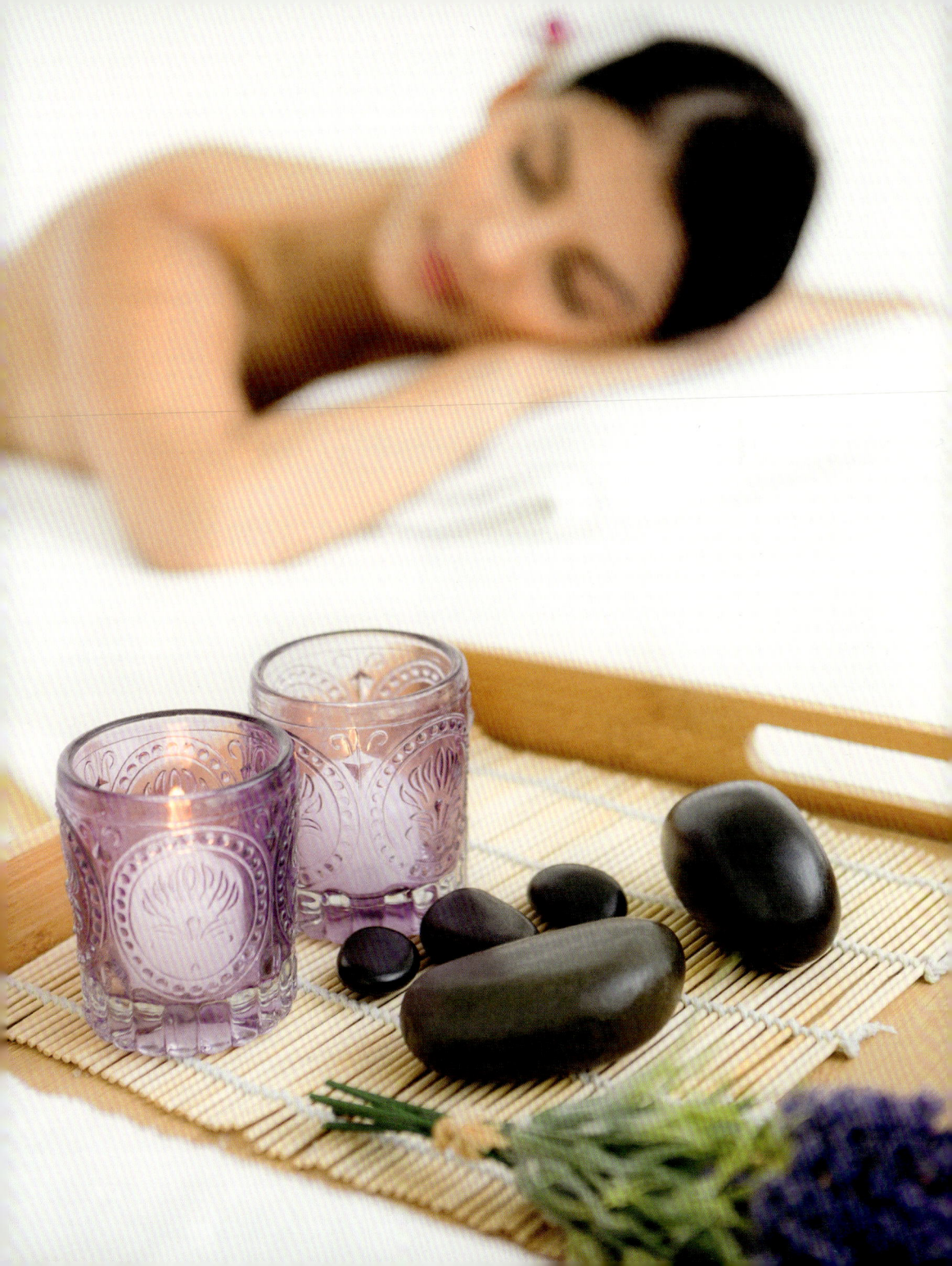

YOGA-ÜBUNG FÜR DAS KRONENCHAKRA Viele

Yoga-Positionen unterstützen und erneuern das Kronenchakra. Eine der bekanntesten ist der „Kopfstand" (Shirshasana), aber das ist eine anspruchsvolle Stellung, bei der Sie am besten von einem Lehrer unterwiesen werden. Für Anfänger ist eine einfache Yoga-stellung die „Vorwärtsbeuge" (Paschimothanasana). Diese sorgt für eine starke Dehnung der Wirbelsäule, massiert die Verdauungsorgane und öffnet den Weg für den Energiefluss in das Kronenchakra.

1 *Setzen Sie sich mit ausgestreckten Beinen auf Ihre Matte. Schieben Sie Ihre Hände unter Ihr Gesäß und ziehen es etwas zurück, um sicherzustellen, dass sich Ihre Hüften in der Senkrechten befinden. Sitzen Sie aufrecht und heben Sie sich aus dem Becken.*

2 *Strecken Sie Ihre Arme senkrecht nach oben und spüren Sie die Dehnung bis zum Rücken.*

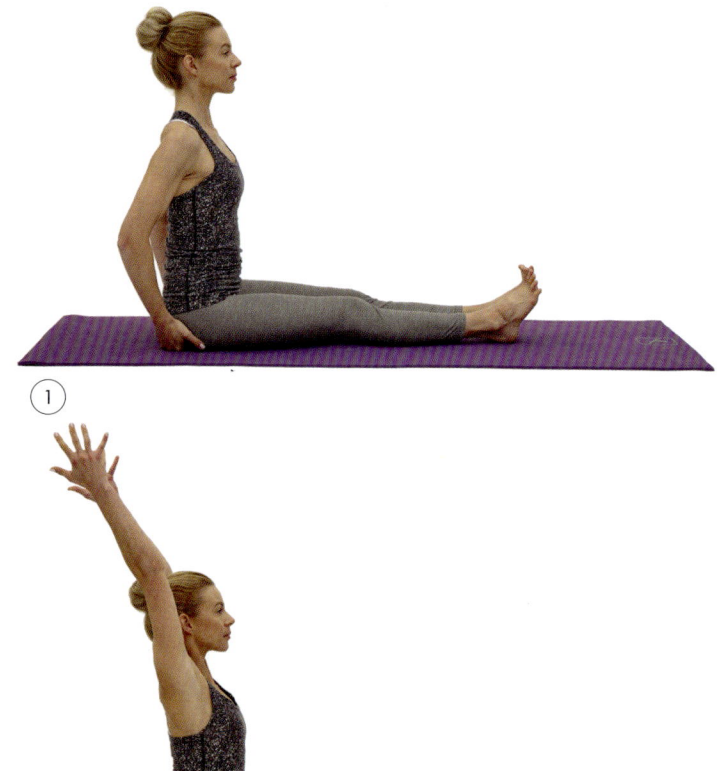

(1)

(2)

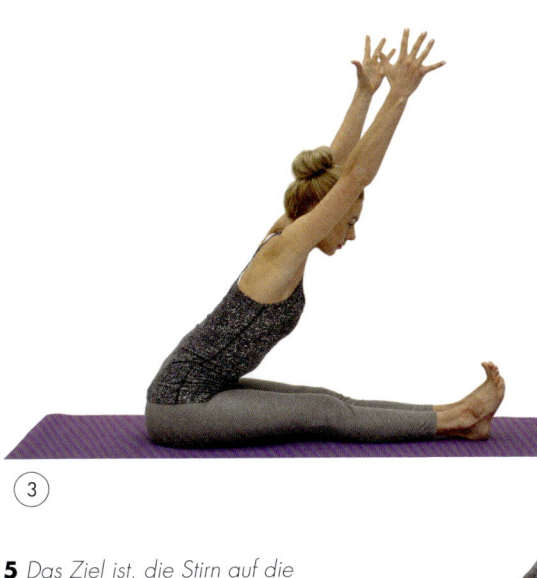

3 Atmen Sie ein, ziehen Sie Ihren Bauch und die Muskeln in Ihrem Inneren an, atmen Sie aus und beugen Sie sich vom Becken nach vorne, wobei Sie Ihren Rücken gerade halten.

4 Lehnen Sie Ihre Brust zu Ihren Oberschenkeln. Versuchen Sie, den Rücken nicht zu krümmen. Lassen Sie Ihre Hände an einem angenehmen Punkt auf Ihren Beinen ruhen. Entspannen Sie Ihren Nacken und Ihre Schultern.

③

5 Das Ziel ist, die Stirn auf die Beine zu legen, was jedoch Anfängern möglicherweise nicht möglich ist. Wenn Sie mögen, können Sie ein Kissen auf Ihre Knie legen, um den Kopf zu stützen.

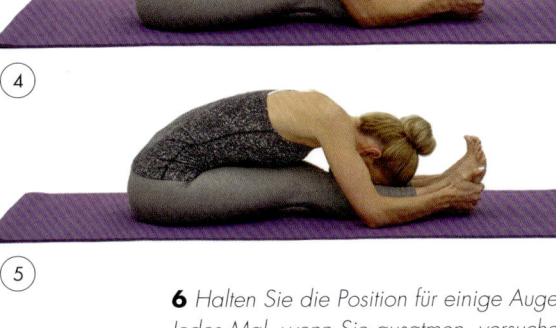

④

⑤

6 Halten Sie die Position für einige Augenblicke. Jedes Mal, wenn Sie ausatmen, versuchen Sie, ein wenig weiter nach vorne und unten zu kommen. Spüren Sie die Energie in Ihrer Wirbelsäule und visualisieren sie bis zum Kronenchakra im oberen Teil Ihres Kopfes.

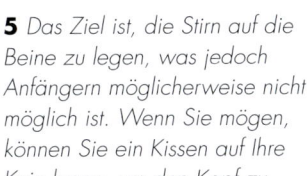

7 Um aus der Position herauszukommen, beugen Sie Ihre Arme und nehmen wieder die erste Sitzposition ein.

⑦

8 Legen Sie sich schließlich auf den Boden und ruhen Sie sich für einige Augenblicke aus.

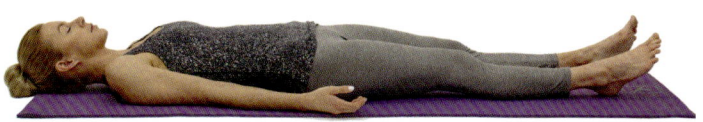

⑧

KRONENCHAKRA-MEDITATION Alle Formen der Meditation

kommen dem Kronenchakra zugute. Die Praxis der Meditation selbst soll zu innerem Frieden und größerem Bewusstsein führen. Dies ist nichts, was erzwungen oder als Ziel gesehen werden soll; es geht nicht darum, sich zu bemühen, sondern darum zu sein. Viele einfache Meditationstechniken können helfen, den Geist zu beruhigen, den Körper zu entspannen und das Kronenchakra zu nähren. Hier ist ein einfaches Beispiel:

Diese Meditation machen Sie am besten abends. Sie brauchen einen kleinen Tisch vor sich, auf den Sie eine Kerze oder ein Teelicht in einen Halter stellen und anzünden. (Stellen Sie sicher, dass Ihre Kerze von brennbaren Materialien entfernt ist.) Setzen Sie sich bequem auf einen Stuhl mit fester Rückenlehne oder auf den Boden mit gekreuzten Beinen, wenn Sie dies wünschen. Atmen Sie tief durch und fühlen Sie Ihren Körper entspannt in sitzender Position. Erlauben Sie sich, ruhig und friedvoll zu sein.

Es gibt kein anderes Licht im Raum außer der Kerze. Nehmen Sie das gedämpfte Licht um Sie herum wahr, weich und beruhigend. Richten Sie Ihren Blick auf die kleine Flamme und beobachten Sie sie. Das ist alles. Wenn Gedanken an Ihren Tag eindringen, pusten Sie sie einfach weg wie Federn im Wind. Richten Sie Ihren Blick sanft zurück zu der kleinen Flamme.

Diese Flamme ist das Symbol des Samens in Ihnen. Diese Flamme ist der Funke Ihrer Kreativität, das Licht, das Sie sind. Diese Flamme ist ein winziger Teil eines viel größeren Lichts, das der Sonne. Das Licht der Sonne ist mit dem Licht verbunden, das Sie sind. Seien Sie eins mit diesem Licht. Fühlen Sie, wie dieses Licht Ihr Kronenchakra badet und wiederherstellt, wie es Sie mit Anmut und Frieden erfüllt.

„Wie weit die kleine Kerze
ihre Strahlen wirft!"
WILLIAM SHAKESPEARE

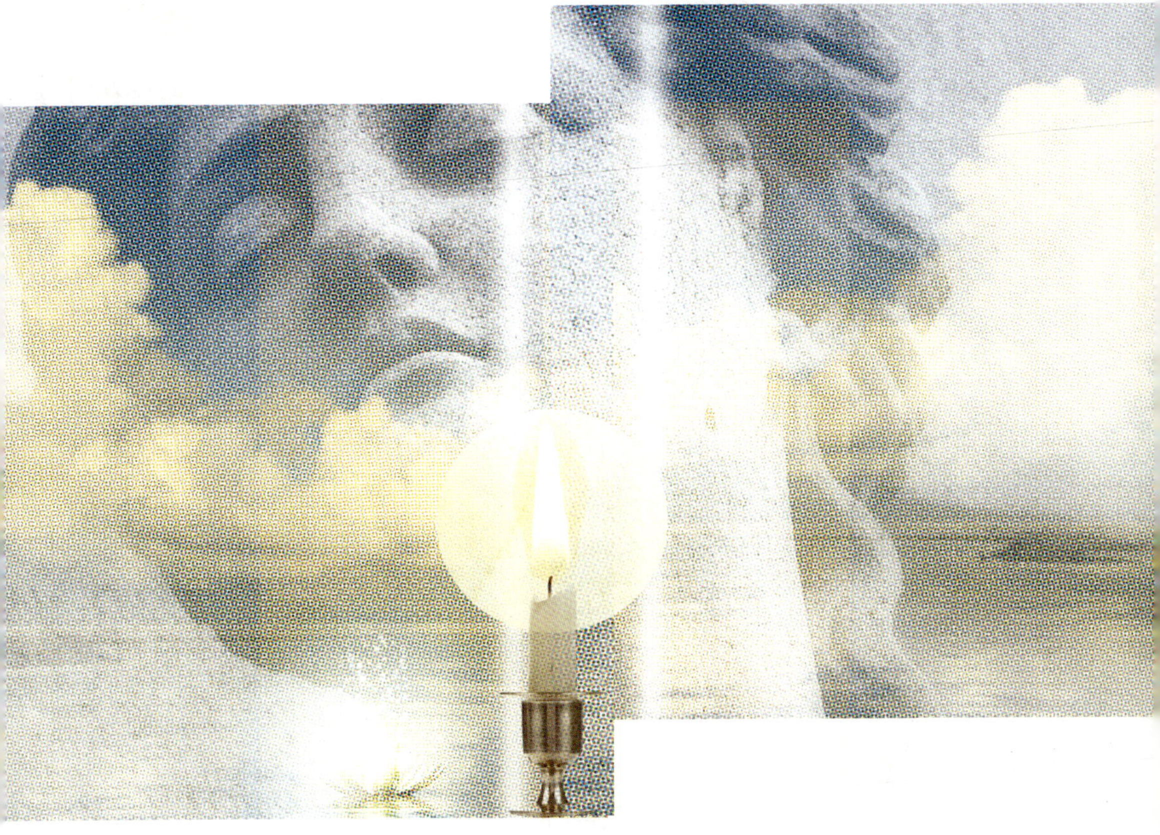

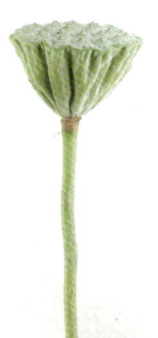

WAS DAS KRONENCHAKRA AUCH STÄRKT
Das Kronenchakra ist mit der Zirbeldrüse verbunden, die Schlaf und Schlafmuster steuert. Schlaf ist ein großes Thema in der heutigen Welt; viele Menschen fühlen, dass sie nicht genug davon bekommen, oder dass ihr Schlaf zu leicht oder gestört ist. Guter Schlaf ist wichtig für das Funktionieren von Körper und Geist; bei Krankheiten ist er oft der beste Weg sich zu erholen.

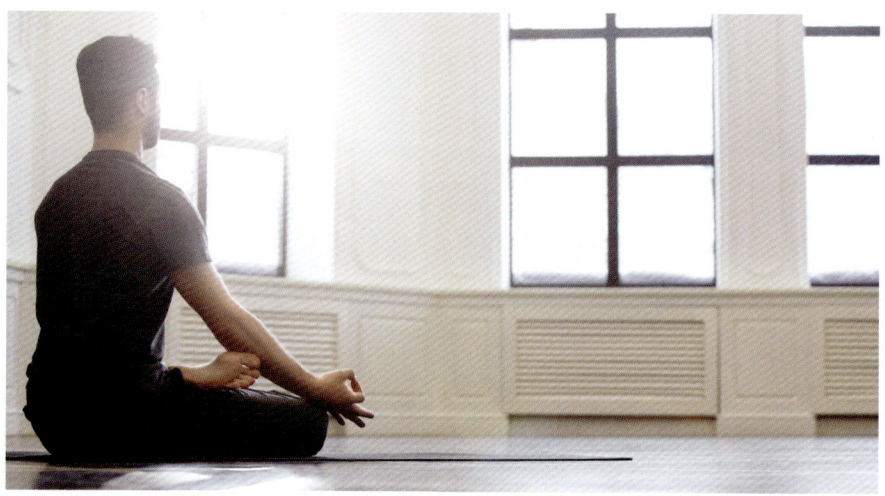

Befreien Sie Ihren Schlaf von der Technologie
Es ist wichtig, die tägliche Vorschlaf-Routine zu verbessern. Beginnen Sie mit Ihren elektronischen Geräten. Nehmen Sie zum Beispiel Ihr Handy mit ins Bett, um weitere Nachrichten empfangen zu können? Gibt es einen Fernseher in Ihrem Schlafzimmer? Trifft dies zu, sollten Sie diese Gewohnheiten ablegen. Sicherzustellen, dass keine elektronischen Geräte in Ihrem Schlafzimmer sind, ist sehr wichtig. Tagsüber sind Sie ständig von künstlichen elektromagnetischen Störungen, Radiowellen und Mikrowellen umgeben; gönnen Sie Ihrem System mal eine Pause davon, wenn Sie sich schlafen legen.

Ändern Sie Ihr Zubettgehritual
Versuchen Sie, für sich selbst ein anderes Ritual vor dem Schlafengehen zu erstellen. Schalten Sie Ihre elektronischen Geräte aus. Nehmen Sie sich Zeit für Kronenchakra-Yoga- und Meditationsübungen, oder verwenden Sie die auf den folgenden Seiten vorgeschlagenen Werkzeuge, um sich zu entspannen. Gehen Sie in den Schlafmodus mit einem klareren, friedlicheren Geist. Ruhen Sie sich gut aus, um für den neuen Tag bereit zu sein.

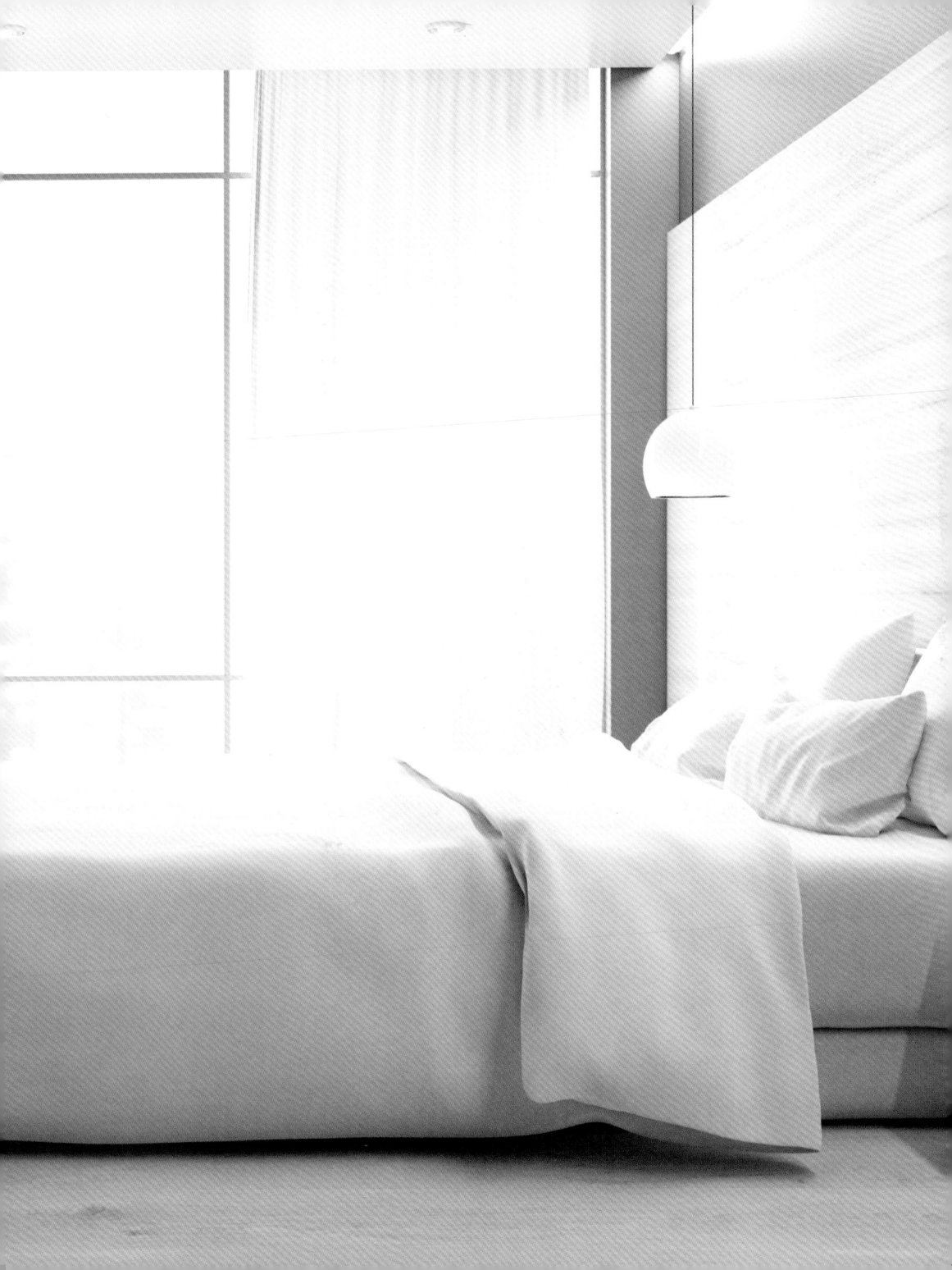

KRONENCHAKRA-ENERGIEWERKZEUGE Auf diesen Seiten

werden wir zwei Kristalle und ein ätherisches Öl betrachten, die zur Unterstützung und Wiederherstellung der Energie des Kronenchakras dienen. Wie wir am Anfang dieses Abschnitts gesehen haben, gibt es zwei Farben, die das Kronenchakra darstellen: weiß oder violett.

Klarer Quarz

Die weiße oder diamantene Helligkeit des Kronenchakras kann mit klaren Quarzkristallen angeregt und wiederhergestellt werden. Diese finden Sie in Spitzen, Clustern oder großen Formationen oder als kleine polierte Trommelsteine. Wählen Sie eine Form, die Ihnen gefällt. Klarer Quarz wird bei der Kristallheilung verwendet, um die Energie durch alle Chakren, insbesondere das Kronenchakra, fließen zu lassen.

Amethyst

Amethyst ist ein violetter Quarzkristall, der in verschiedenen Tönungen von fliederfarben bis tiefviolett auftritt. Wie klarer Quarz kommt er in Spitzen, Clustern oder großen Formationen oder als kleine polierte Trommelsteine vor. Die purpurne Energie des Amethysts ist sehr beruhigend für das Gehirn und hilft, Ängste abzubauen. Wenn Sie einen Amethyst unter Ihr Kopfkissen legen, können Sie Ihr Kronenchakra während des Schlafs stärken. Amethyst ist auch sehr beliebt als Schmuck. Tragen Sie ihn, um Ihr Kronenchakra während des Tages zu unterstützen.

Lavendelöl

Lavendelöl ist wahrscheinlich das bekannteste ätherische Öl, extrahiert aus Lavendelblüten. Es wird so häufig verwendet, dass seine energetischen Qualitäten oft übersehen werden, aber sein weicher, blumiger und frischer Duft entspannt den Geist und beruhigt die Seele. Von violetten Blüten stammend, beruhigt und stärkt es das Kronenchakra. Wenn Sie zwei Tropfen Lavendelöl auf Ihr Kopfkissen legen, können Sie erholsame Nächte verbringen. Mit vier weiteren Tropfen in einem Duftbrenner oder in einem Taschentuch auf der Fensterbank verteilen Sie den sanften Duft im Raum und schaffen eine ruhige und entspannende Atmosphäre.

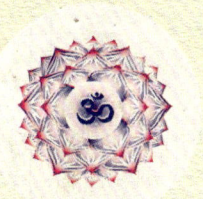

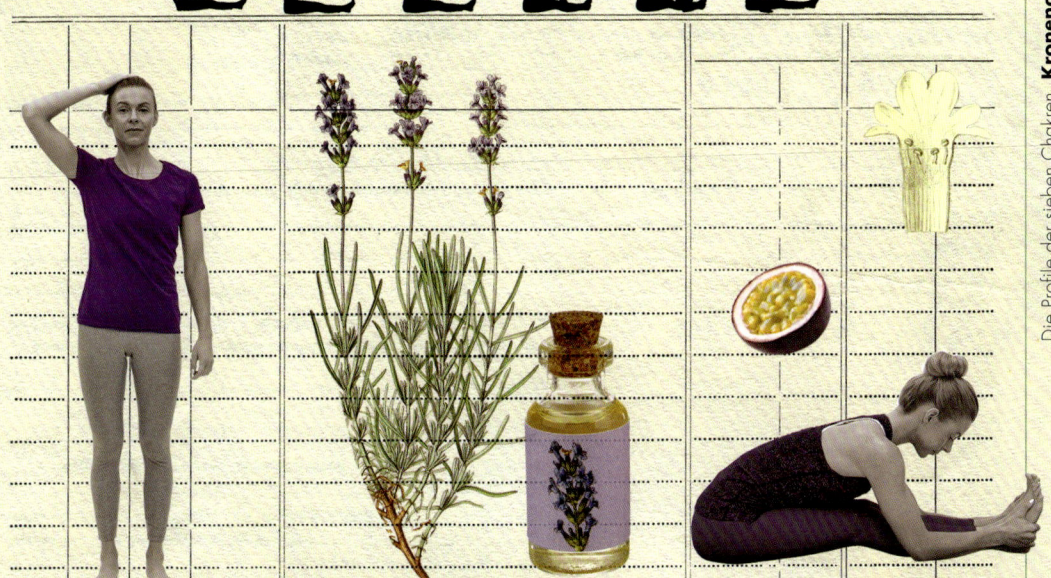

WICHTIGE KRONENCHAKRA-ENERGIEWERKZEUGE

LAVENDELÖL	AMETHYST	INNERER FRIEDEN

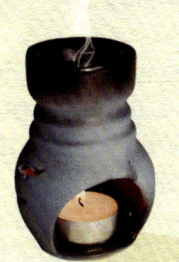

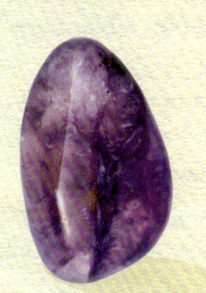

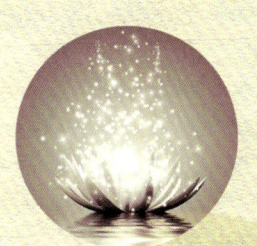

WEITERE CHAKREN & ERHÖHTE ENERGIENIVEAUS

Im Bereich der ganzheitlichen Medizin hat sich in den letzten Jahren das Konzept der sieben Chakren um fünf zusätzliche Chakren und Energieniveaus erweitert, was ein Gesamtsystem von zwölf ergibt. Diese „neuen" Chakren sind oft in der Heilpraxis enthalten, zum Beispiel bei der spirituellen oder der Kristallheilung. Sie stellen eine fortgeschrittene Stufe der Chakren dar. Bevor Sie Ihre Praxis auf die Arbeit mit ihnen ausdehnen, ist es zunächst wichtig, die sieben Hauptchakren in Einklang zu bringen und wiederherzustellen.

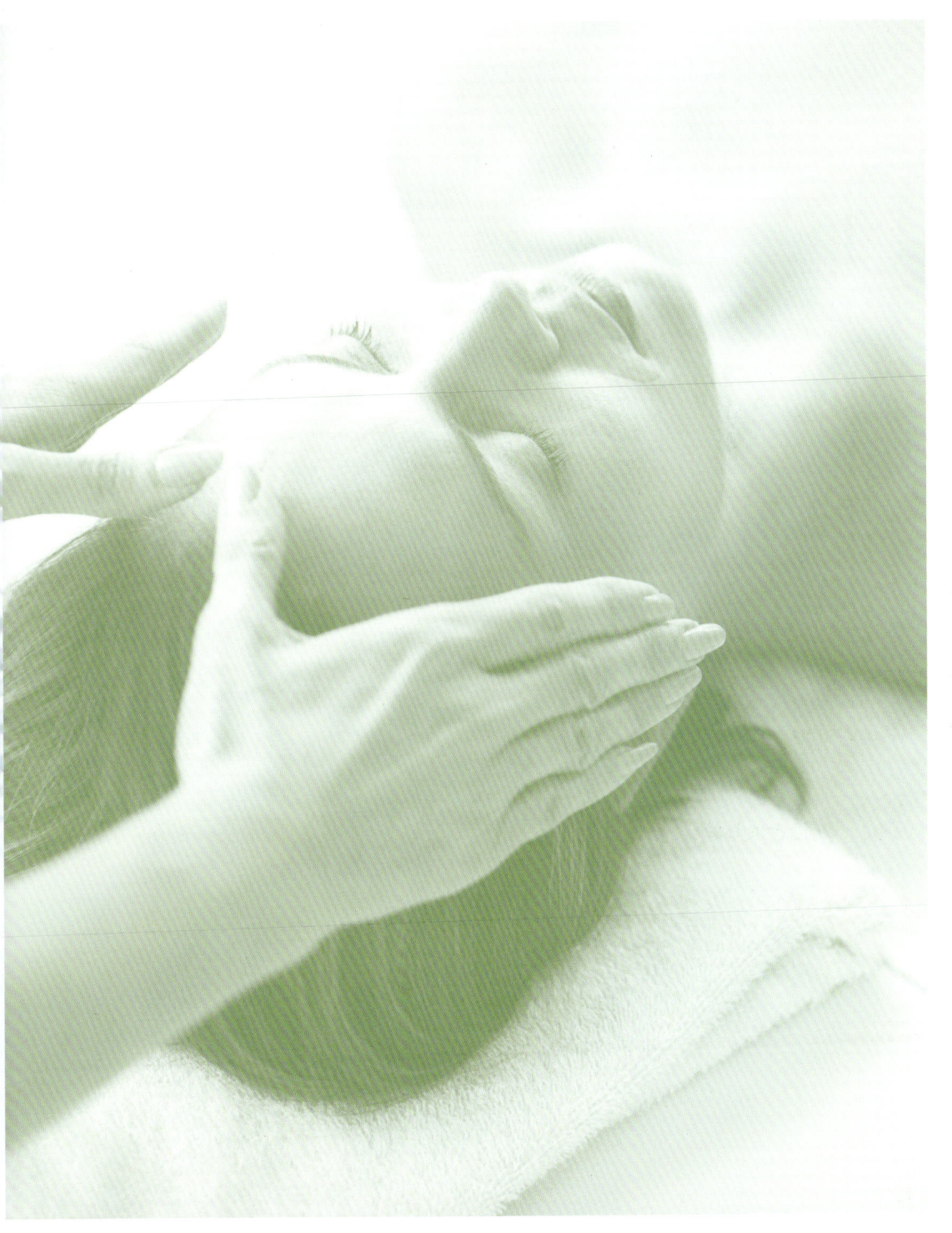

Das Thymuschakra

Über dem Brustbein in der Mitte der oberen Brust sitzt das Thymuschakra. Es verbindet sich mit der Thymusdrüse, die die gesunde Funktion des Immunsystems unterstützt. Es wird manchmal auch „Hohes Herz" genannt und als ein Chakra betrachtet, das mit der Öffnung zu einem spirituelleren Leben verbunden ist, in dem Liebe auf höheren Ebenen in Sie einfließt und der Welt zum Ausdruck gebracht werden kann. Wenn das Thymuschakra aktiv ist, werden Ihre gesprochenen Worte von mehr Mitgefühl, Freundlichkeit und Güte geprägt sein.

Die Farbe des Thymuschakras ist ein sanftes Türkis, eine Mischung aus den grünen und blauen Tönen aus den Herz- und Halschakren. An einem türkisfarbenen oder aquamarinfarbenen Meer zu sein ist sehr vorteilhaft, um die Energie des Thymuschakras wiederherzustellen.

Türkis

Bei der Kristallheilung werden Steine wie Türkis, Aquamarin oder Labradorit, die alle blau-grüne Farbtöne aufweisen, oft an der Stelle des Thymuschakras platziert. Im Rahmen eines Heilarrangements legt sich die zu behandelnde Person auf den Rücken, um sie herum werden Kristalle platziert und so eine individuelle heilende Matrix geschaffen.

Atlaszeder

In der Aromatherapie wird Atlaszedernöl eingesetzt, um die Energie des Thymuschakras zu unterstützen und wiederherzustellen. Der warme, harzige und beruhigende Duft weitet die Brust und vertieft die Atmung. Es hilft auch bei der Meditation mit seiner beruhigenden Wirkung auf Geist und Herz. Geben Sie vier Tropfen in einen Duftbrenner oder in ein Taschentuch auf der Fensterbank.

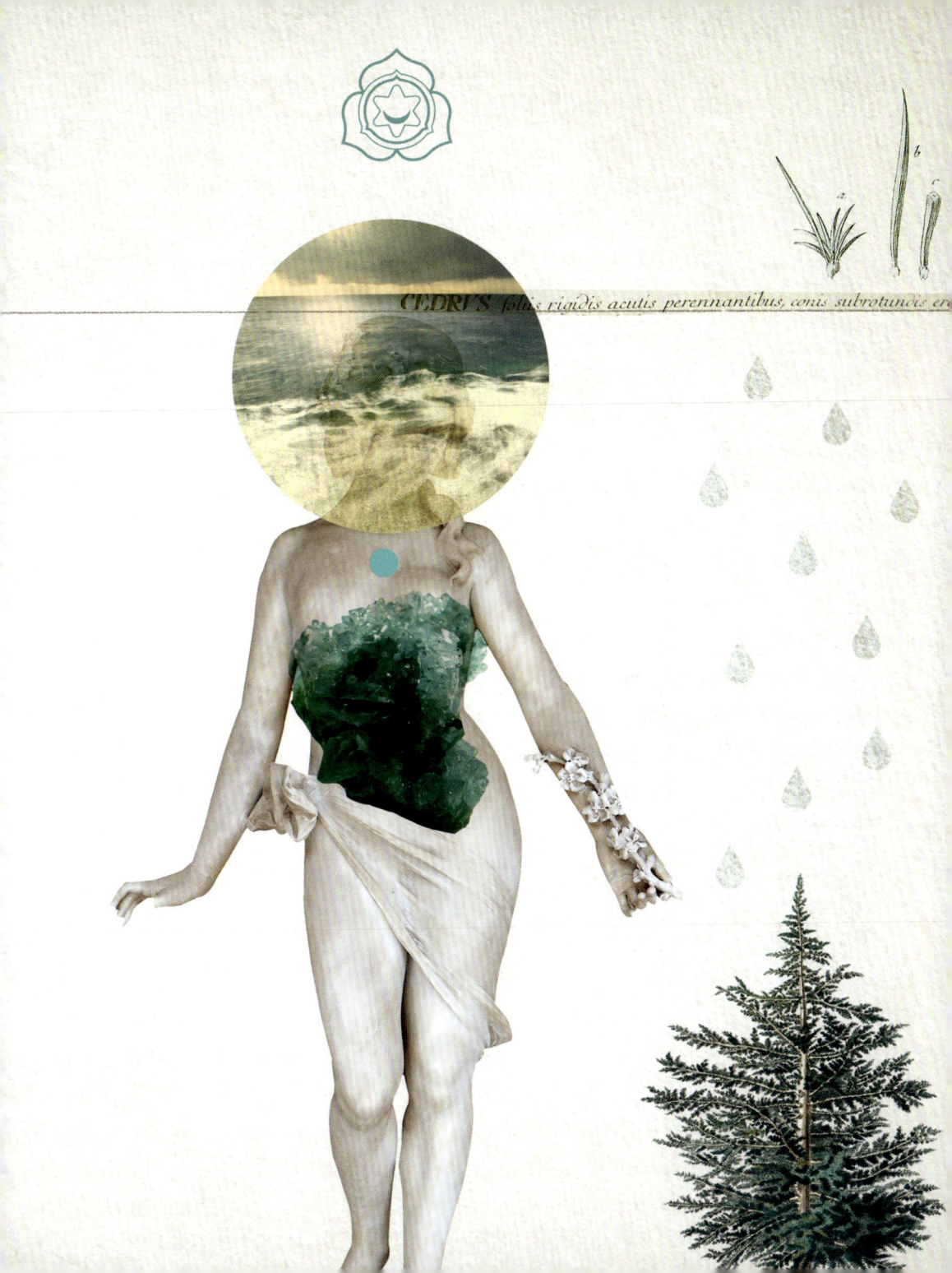

CEDRVS *foliis rigidis acutis perennantibus, conis subrotundis er*

Das Alta-Major- oder Hinterhauptchakra

Das Alta-Major-Chakra sitzt auf der Rückseite des Schädels, dort wo sich Kopf und Nacken treffen. Wenn Sie die Stelle mit Ihren Fingern betasten, finden Sie dort eine leichte Einbuchtung. Sie können es auch fühlen, wenn Sie Ihren Kopf auf und ab bewegen. Das Alta-Major-Chakra ist mit dem Hinterkopfbereich im hinteren Teil des Gehirns verbunden. Es verbindet sich erneut mit dem Halschakra und dem Dritten Auge als Mittel zur Ausdruckskraft höherer Energie. Manchmal wird das Alta-Major-Chakra als ein Ort des Träumens bezeichnet, wo Visionen und intuitive Informationen aus dem Dritten Auge erweitert und dann über das Halschakra kommuniziert werden können. Dies ist ein Chakra mit einer tiefen Wirkung auf die Psyche, die Sie am besten mit einem Lehrer erkunden.

Die Farbe des Alta-Major-Chakras wird gewöhnlich als Magenta angesehen. Es ist ein Ausdruck des tiefen Rots des Wurzelchakras, das die Wirbelsäule hinaufreicht und sich mit dem Violett des Kronenchakras verbindet: ein Treffen zwischen Erde und Himmel.

Regenbogen-Mondstein

Das Alta-Major-Chakra kann durch das Tragen eines Regenbogen-Mondsteins, einem wunderschönen irisierenden Kristall, der geheimnisvoll in den Regenbogenfarben leuchtet, angeregt werden. Regenbogen-Mondstein kann auch in der Kristallheilung für den gleichen Zweck eingesetzt werden.

Jasminöl

In der Aromatherapie ist der reiche, warme und berauschende Duft von Jasmin eine schöne Unterstützung für das Alta-Major-Chakra. Es ist teuer, kann aber auch in Jojobaöl verdünnt auf die Haut aufgetragen werden. Ein paar Tropfen, an der Stelle des Alta-Major-Chakras am Hinterkopf aufgetragen, können sehr beruhigend und unterstützend sein.

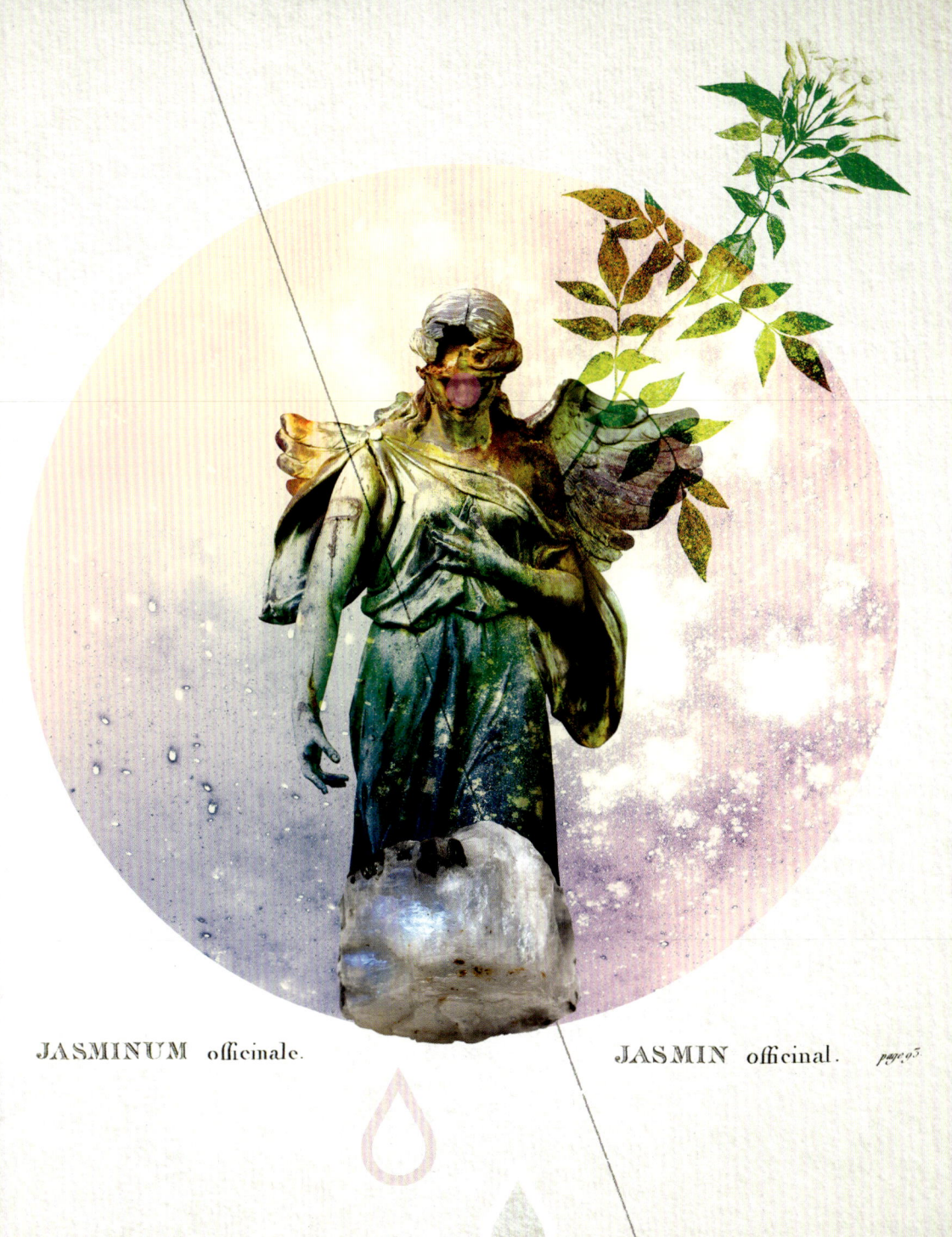

JASMINUM officinale.   JASMIN officinal.   *pag.95*

Das Erdsternchakra

Das Erdsternchakra ist ein außerkörperliches Chakra und befindet sich 15 cm mittig unter den Füßen in der Erde. Wenn es aktiviert ist, verbindet es Sie mit dem tiefen Herzen der Erde, dem Kern des lebenden Planeten, der uns unterstützt. Es verbindet sich mit dem Wurzelchakra an der Basis der Wirbelsäule und verstärkt seine Erdungsenergie.

Die Farbe des Erdsternchakras ist ein tiefes Dunkelbraun, ein Spiegelbild der vielen Mineralien, Metalle und organischen Bestandteile der Erdschichten. Es hat eine wärmende und stärkende Energie. Sie meditieren am besten mit ihm, indem Sie barfuß auf der Erde stehen und das Bewusstsein für eine Kugel kribbelnder Energie direkt unter Ihren Füßen entwickeln. Sie können diese Übung jedoch auch drinnen praktizieren. Regelmäßiger fokussierter Kontakt mit der Erde hält das Erdsternchakra aktiviert. Es ist ein starker psychischer Beschützer.

Dunkle Kristalle

Schützende Kristalle wie Schwarzer Turmalin oder Obsidian (das ist eigentlich vulkanisches Glas aus dem Erdinneren) sind hervorragend zum Tragen oder zur Verwendung in der Kristallheilung, um das Erdsternchakra zu energetisieren und wiederherzustellen.

Vetiveröl

In der Aromatherapie ist Vetiver eine ausgezeichnete Wahl, um das Erdsternchakra zu unterstützen. Dieses ätherische Öl hat ein tiefes, rauchiges und erdiges Aroma; es ist von zäherer Konsistenz als die meisten ätherischen Öle und von einer dunkelbraunen Farbe. Auf den Seiten 144–149 erfahren Sie mehr über ätherische Öle und wie Sie eine Mischung auf Ihrer Haut herstellen können. Tragen Sie eine Vetivermischung auf die Fußsohlen auf, um eine Verbindung zum Erdsternchakra aufzubauen.

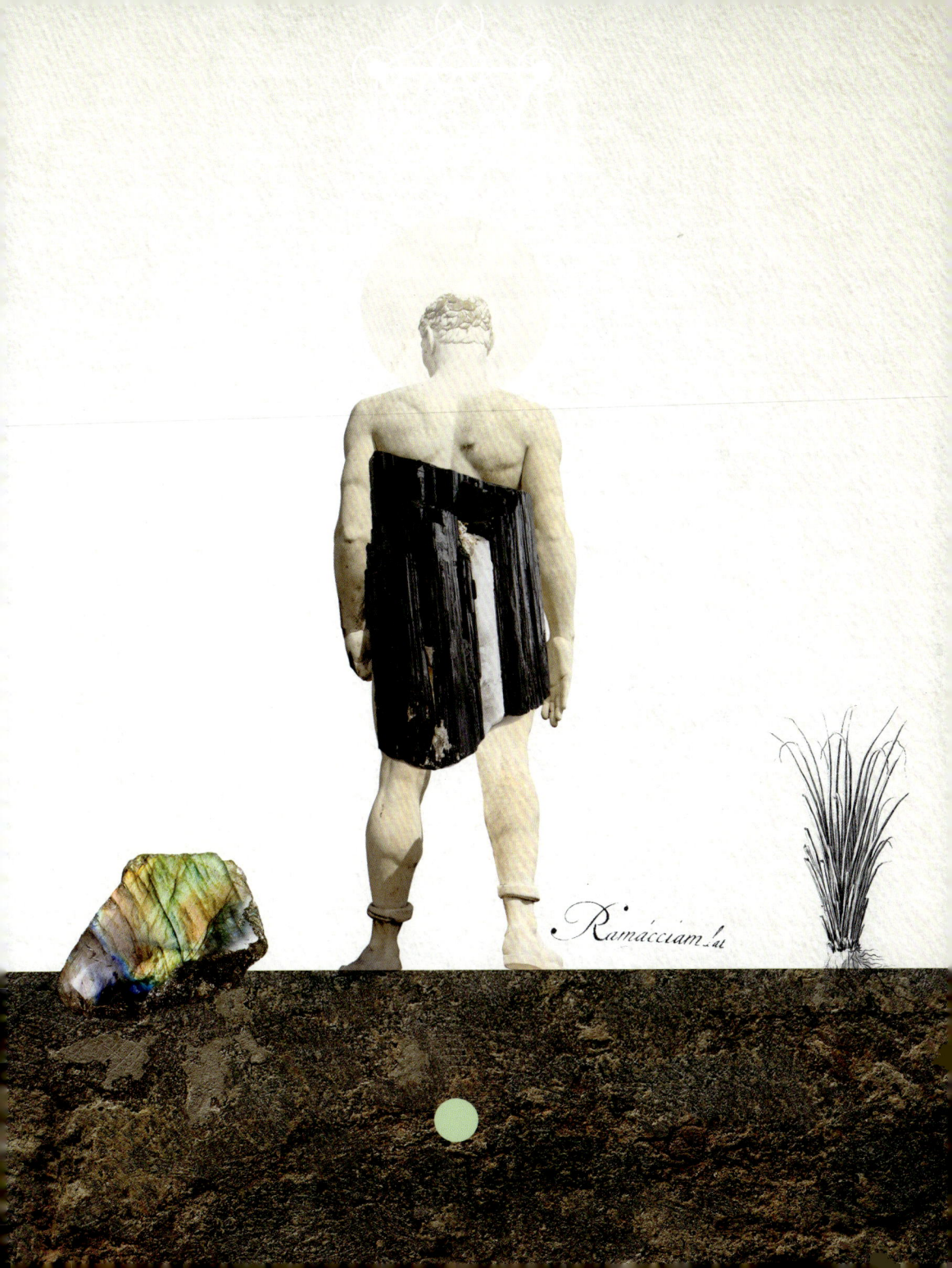

Ramácciam.at

Das Seelenstern- & Sternentorchakra

Das Seelenstern- und Sternentorchakra sind außerkörperliche Chakren. Sie werden normalerweise in Diagrammen dargestellt als direkt über dem Kopf (Seelenstern) und etwas weiter oberhalb (Sternentor) liegend. Beide Chakren sind Erweiterungen des Kronenchakras und dehnen sich in noch höheren Ebenen des Bewusstseins und der spirituellen Erfahrung aus.

Die Öffnung und die Arbeit mit diesen Chakren erfordert viele Jahre hingebungsvoller spiritueller Praxis. Es ist nicht ratsam, mit solchen hohen Energiefrequenzen alleine zu arbeiten; ein Mediator oder Heilungslehrer wird dringend empfohlen.

Die höheren Gefilde

Das Seelensternchakra ist eine Verbindung zu Ihrer Seele, die Ebene Ihrer Energie, die niemals die Quelle verlassen hat. Es bleibt lebenslang bei Ihnen und kehrt zur Quelle zurück, wenn Sie es weitergeben.

Das Sternentorchakra ist der Eingang zum Universum selbst, den riesigen Räumen mit stellarer Energie und Dimensionen jenseits des Bewusstseins.

Pures Licht

Diese beiden Chakren symbolisieren höhere Lichtstufen, also befinden sie sich jenseits des siebenfarbigen Spektrums. Bei Kristalllegungen in der Kristallheilung können spezielle transparente Steine wie Herkimer-Diamanten, Danburit oder ungewöhnliche Quarzformen wie Lemurischer Saatkristall verwendet werden, um diese sehr hohen Chakra-Energien zu symbolisieren.

Neroliöl

Das ätherische Öl der Pomeranze (Citrus aurantium) hat eine subtile und einzigartige Energievibration, die sanft zum Kronenchakra und zu diesen beiden höheren Chakren beiträgt. Die Salbung der Stirn mit einer Neroli-Mischung (siehe Seiten 144–149) hilft, das Kronenchakra offen und empfänglich für das Potenzial dieser höheren Energiefrequenzen zu halten.

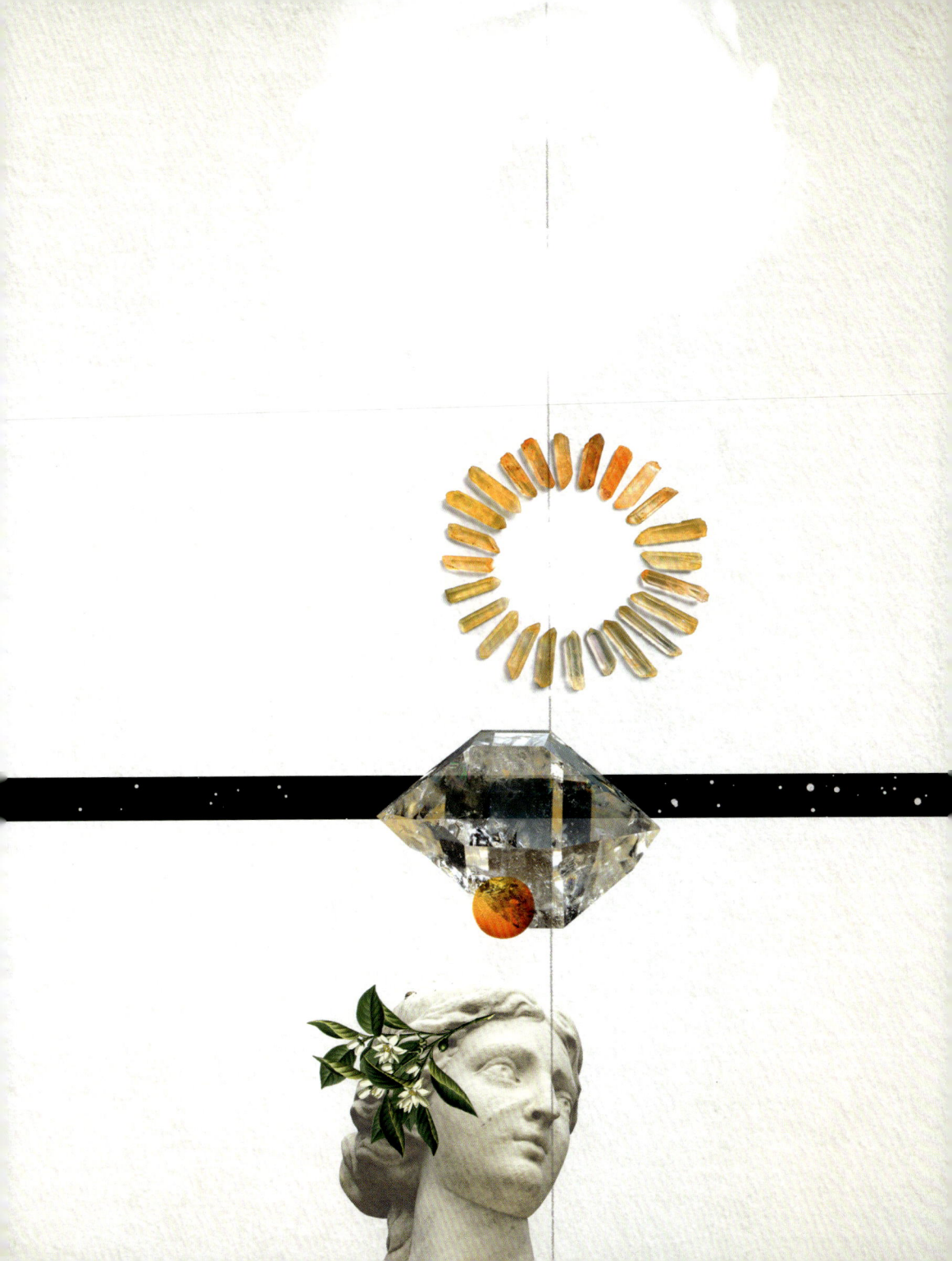

MIT DEN CHAKREN ARBEITEN

In diesem Abschnitt erfahren Sie, wie Sie anfangen können, mit den Energien in Ihren Chakren zu arbeiten, wie Sie entscheiden, welche Chakren Hilfe benötigen und welche verschiedenen Werkzeuge Sie verwenden wollen. Es ist nützlich, diesen ganzen Abschnitt zu lesen, bevor Sie mit der Chakren-Erkundung beginnen, denn Sie werden wahrscheinlich feststellen, dass bestimmte Werkzeuge Ihnen mehr zusagen als andere. Folgen Sie stets dem, was sich für Sie richtig anfühlt.

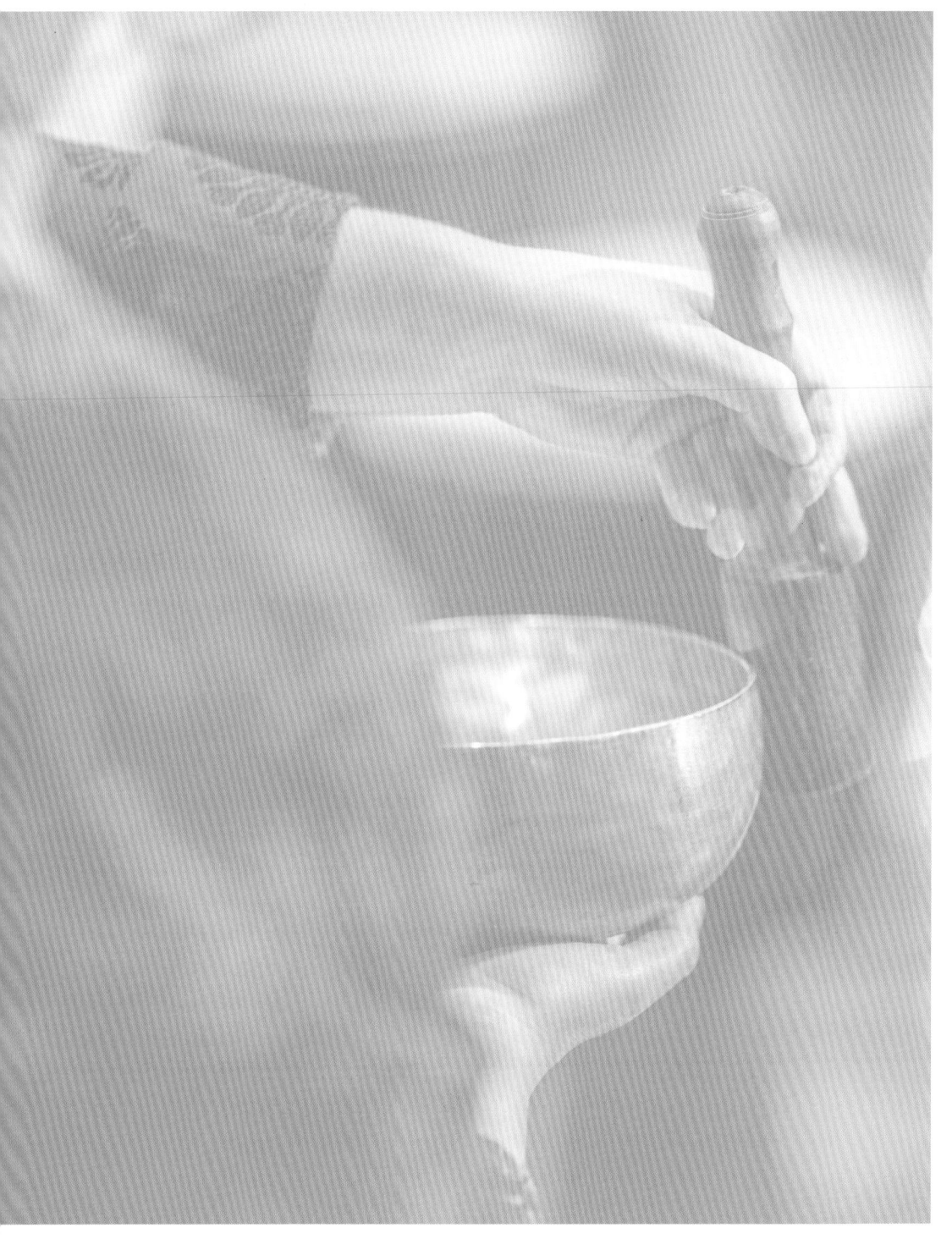

Der Kreislauf der Farbenergien

Nachdem wir nun die sieben Haupt-chakren einzeln untersucht haben, ist es wichtig, alle Chakren als ganzes System zu betrachten. Diese Meditation wird Sie dazu führen, all die verschiedenen Chakra-Energien wahrzunehmen, die Sie als Farben des Spektrums erfahren haben und die durch Ihr Energiefeld strahlen.

Setzen Sie sich bequem auf einen festen Stuhl, die Füße sind nicht gekreuzt und flach auf dem Boden, die Hände liegen entspannt in Ihrem Schoß, oder Sie setzen sich im Schneidersitz auf den Boden, wenn Sie dies vorziehen. Vielleicht möchten Sie diesen Text aufnehmen, um ihn bei der Meditation anzuhören. Atmen Sie ein paar Mal tief durch, entspannen Sie sich und lassen Sie Ihren Geist ruhen.

Beachten Sie Ihr Wurzelchakra an der Basis Ihrer Wirbelsäule mit seiner tiefroten Farbe. Spüren Sie die warme Energie, die sich an der Basis Ihrer Wirbelsäule und Hüfte ausbreitet.

Beachten Sie nun Ihr Sakralchakra direkt unter Ihrem Nabel, sein warmes Orange, das sich um Ihren Unterbauch und unteren Rückenbereich herum ausbreitet.

Wenden Sie sich nun Ihrem Solarplexus-chakra direkt unter Ihren Rippen zu. Spüren Sie seine helle, goldene Sonnenenergie um Ihren Oberbauch und mittleren Rücken herum.

Richten Sie Ihre Aufmerksamkeit auf Ihr Herzchakra. Spüren Sie sein sattes Grün um Ihre Brust und Schultern herum.

Seien Sie sich nun Ihres Halschakras im Hals bewusst. Spüren Sie seine sanfte, blaue Farbe, kühl und beruhigend an der Basis Ihres Halses.

Wenden Sie sich nun dem Dritten Auge auf Ihrer Stirn zu; spüren Sie sein tiefes Indigo, blau der Nachthimmel.

Nehmen Sie schließlich das Kronenchakra im oberen Teil Ihres Kopfes wahr, entweder als weißes Licht oder als satte violette Farbe, ganz wie Sie mögen.

Sitzen Sie für einige Augenblicke da, im Bewusstsein dieser strahlenden Farben. Dann reduzieren Sie, beginnend beim Kronenchakra, die Farbe sanft auf einen Punkt und verlassen Sie diese Ebene. Gehen Sie so der Reihe nach mit jedem Chakra entlang der Wirbelsäule vor. Es ist immer wichtig, die Ebenen nach einer Übung zu schließen, um Ihr System im Gleichgewicht zu halten.

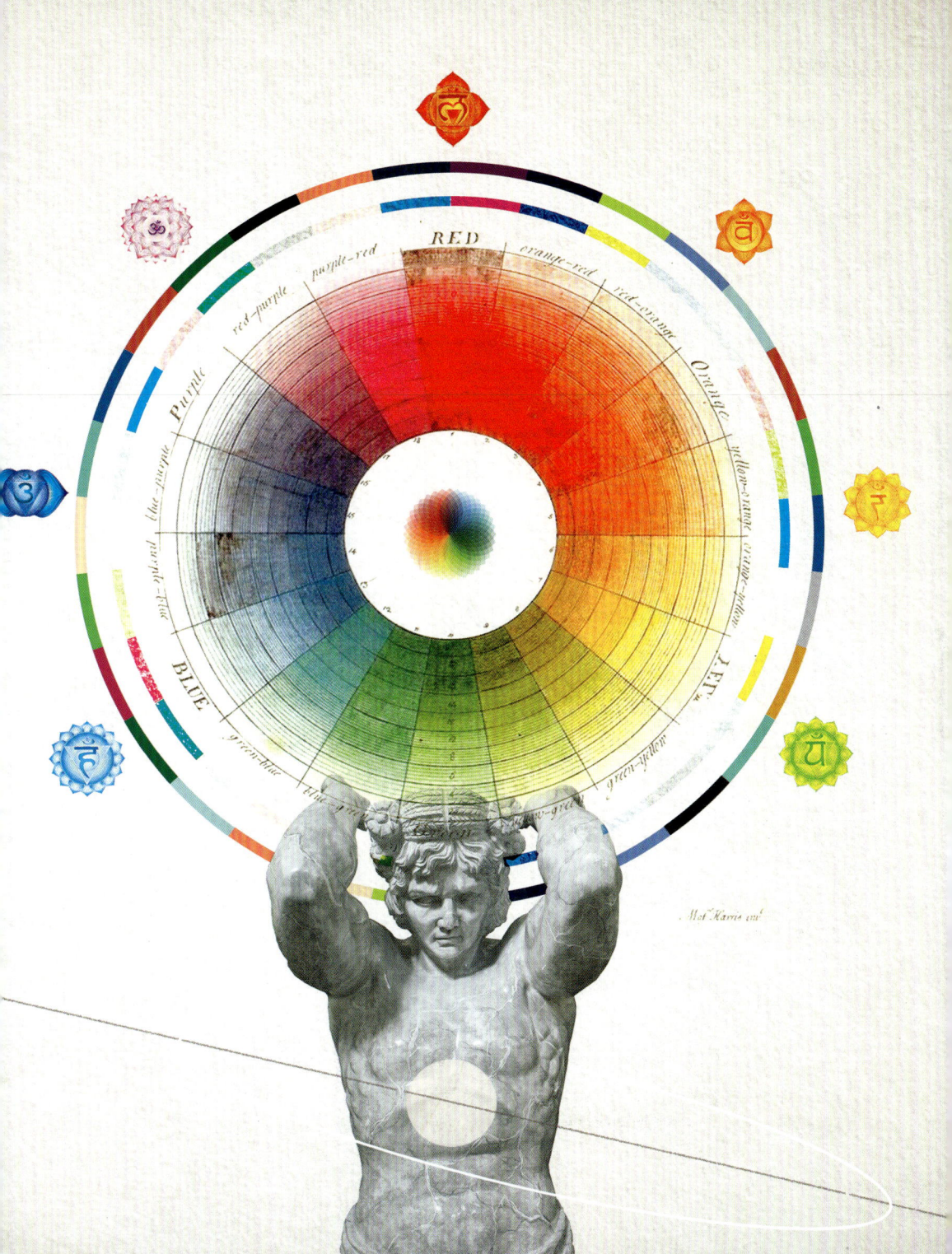

Yoga-Übung für alle sieben Chakren

So wie wir jedem Chakra eine Yoga-Übung zugeordnet hatten, können wir diese nun alle zu einer Sequenz verbinden, um das gesamte Chakrensystem zu stärken und zu nähren. Erstens ist es wichtig, sich darauf zu konzentrieren, jede Übung einzeln zu beherrschen, um sicherzustellen, dass Sie es richtig machen; dann üben Sie sie als eine Sequenz. Diese Sequenz von sieben Übungen beugt und dehnt Ihre Wirbelsäule auf verschiedene Arten. Nutzen Sie Ihre Atmung, um sich auf das jeweilige Chakra zu konzentrieren, das energetisiert wird.

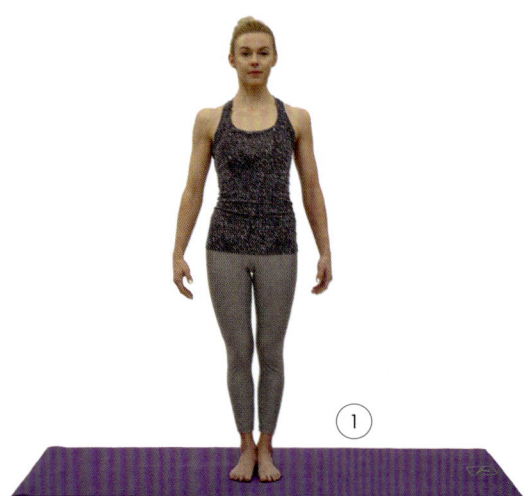

WURZELCHAKRA
Bergstellung

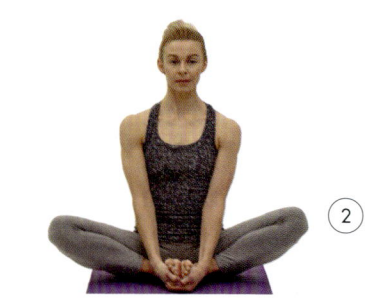

SAKRALCHAKRA
Der Schmetterling

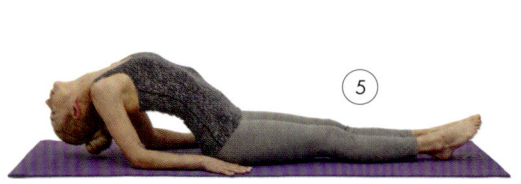

HALSCHAKRA
Der Fisch

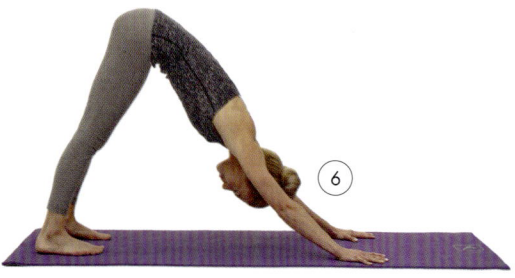

DRITTES AUGE
Der herabschauende Hund

Es dauert ungefähr zwanzig Minuten, um diese Sequenz abzuschließen. Beginnen Sie, indem Sie sich für einige Minuten flach auf den Boden legen und Ihre Atmung nutzen, um sich zu entspannen und die Spannung des Tages zu lösen. Dann widmen Sie sich jeder einzelnen Übung für ungefähr zwei Minuten – in die Stellung gehen, die Stellung halten und verlassen –, und am Ende entspannen Sie sich für mindestens fünf Minuten in der Kindstellung oder Sie legen sich bequem ausgestreckt auf den Rücken.

Regelmäßiges Üben dieser Folge wird Ihre Chakren als ganzes System unterstützen und wiederherstellen. Natürlich können Sie einzelnen Chakren mehr Zeit widmen, wenn Sie meinen, diese bräuchten mehr Energie.

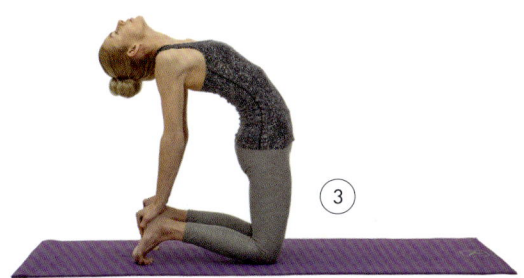

SOLARPLEXUSCHAKRA
Das Kamel

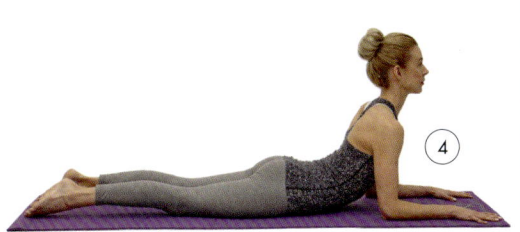

HERZCHAKRA
Die Sphinx

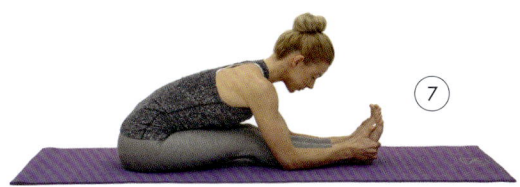

KRONENCHAKRA
Vorwärtsbeuge

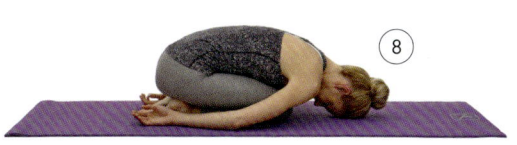

RUHEPOSITION
Kindstellung

Selbstheilung in sieben Stufen

Diese Übung ist eine einfache Selbstheilungssequenz, bei der Sie Ihre Hände über Ihre Chakrazentren legen. Es ist sehr vorteilhaft, diese Sequenz zu üben, während Sie sich im Bett vor dem Schlaf entspannen, da sie Ihren Geist beruhigt und Ihnen hilft, die Spannungen und Ablenkungen des Tages zu lösen. Sie werden vielleicht feststellen, dass Sie einschlafen, bevor Sie sie beendet haben, was in Ordnung ist; es ist eine schöne Art, sanft in einen friedlichen Schlaf zu gleiten.

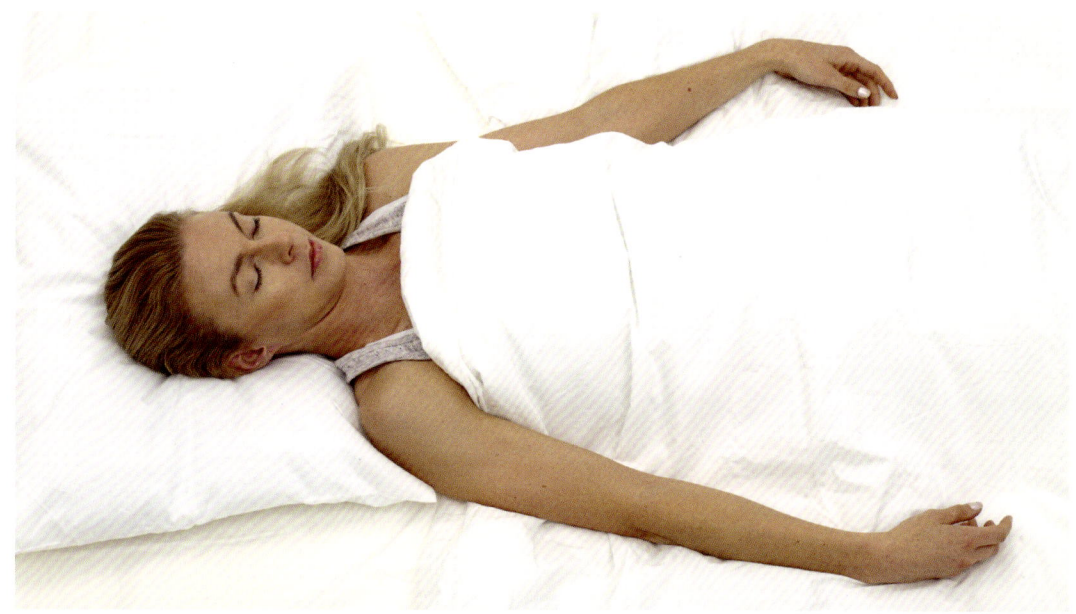

1 *Legen Sie sich im Bett bequem auf den Rücken, zugedeckt, so dass Sie warm und entspannt sind, Ihre Arme liegen auf der Bettdecke.*

2 *Legen Sie Ihre Hände oben auf die Bettdecke in Höhe des Wurzelchakras. Lassen Sie sie für ein paar Augenblicke entspannt dort liegen. Atmen Sie sanft und stellen Sie sich satte, rote Energie vor, die von Ihren Händen in den Bereich ausstrahlt.*

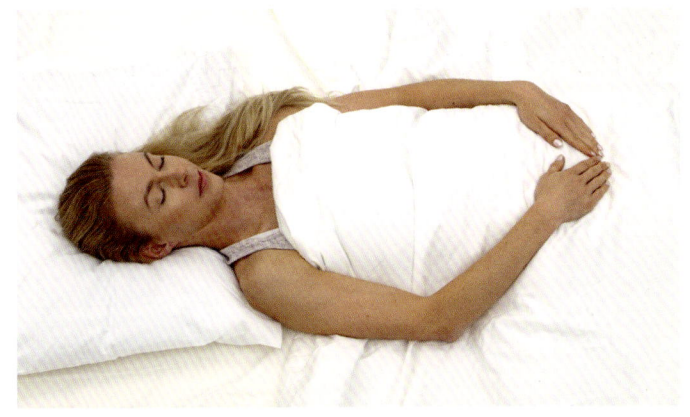

3 *Bewegen Sie Ihre Hände auf die Höhe Ihres Bauchnabels, auf Ihr Sakralchakra. Während sie dort liegen, stellen Sie sich warme, orangefarbene Energie vor, die von Ihren Händen in den Bereich strahlt.*

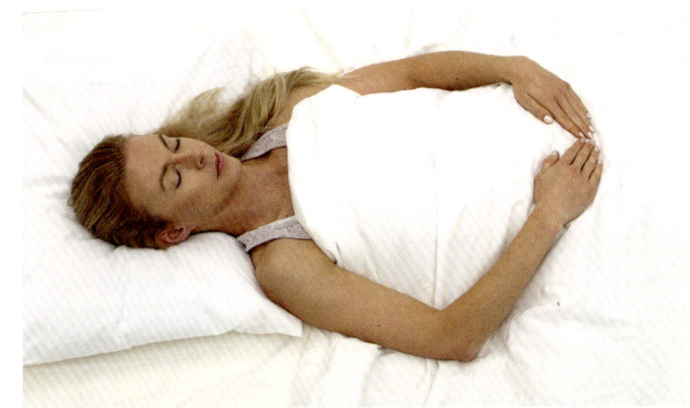

4 *Bewegen Sie nun Ihre Hände unterhalb der Rippen zum Solarplexuschakra. Stellen Sie sich goldene Energie vor, die aus Ihren Händen in den Bereich fließt.*

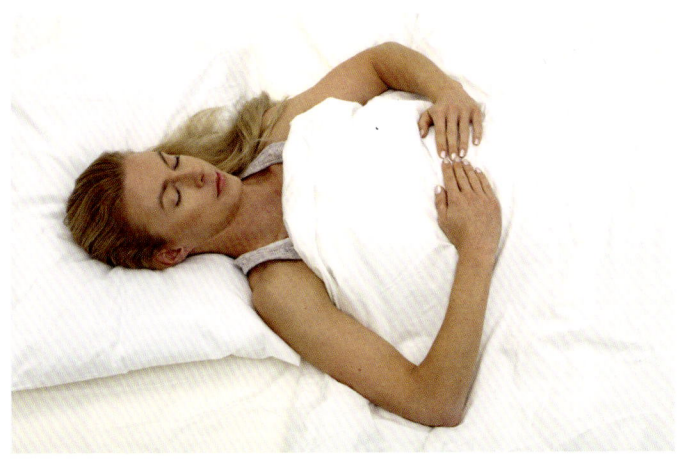

5 *Bewegen Sie Ihre Hände nun zu Ihrem Herzchakra in Ihrer Brustmitte. Fühlen Sie die lebendige, grüne Energie, die von Ihren Händen in den Bereich strahlt.*

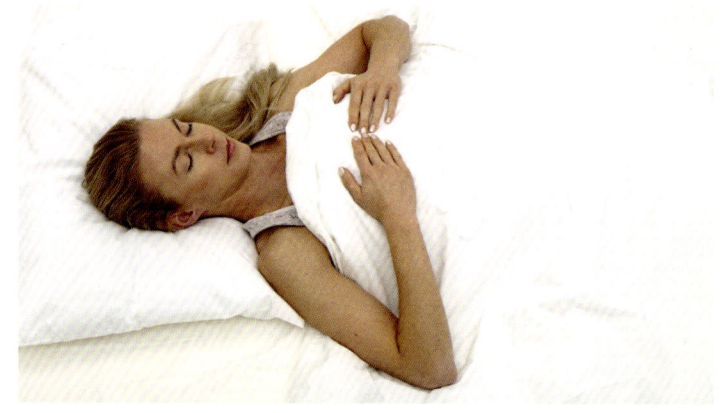

6 *Legen Sie nun Ihre Hände sanft auf Ihr Halschakra. Spüren Sie die kühle, weiche, blaue Energie, die in den Bereich fließt.*

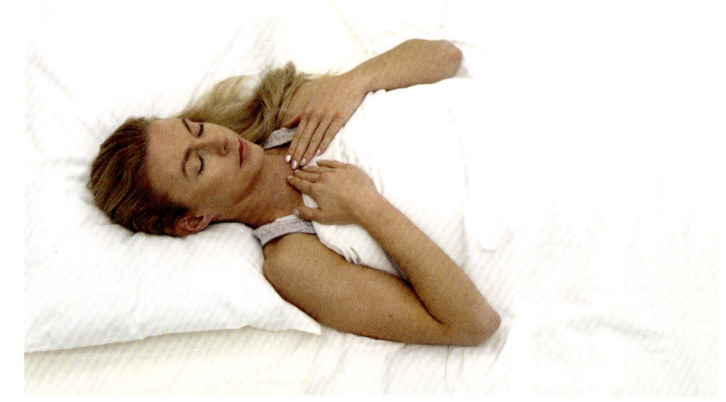

7 *Legen Sie nun die Finger Ihrer linken Hand sanft auf Ihr Drittes Auge und spüren Sie, wie tiefindigoblaue Energie den Bereich badet.*

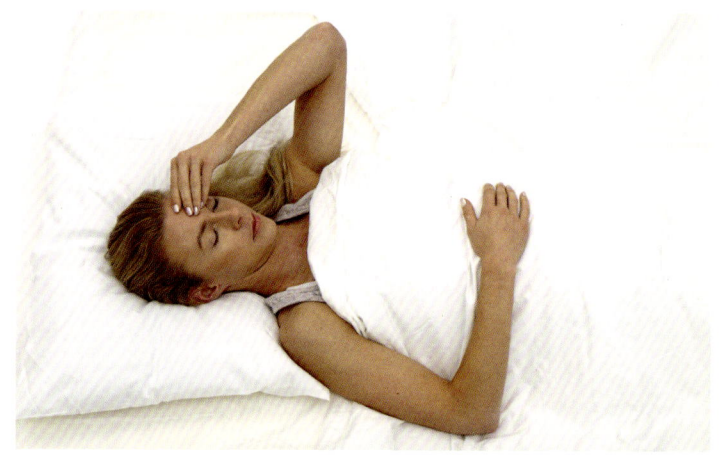

8 *Legen Sie nun beide Hände auf Ihren Kopf, Ihr Kronenchakra. Stellen Sie sich violettes oder weißes Licht vor, das in den Bereich fließt.*

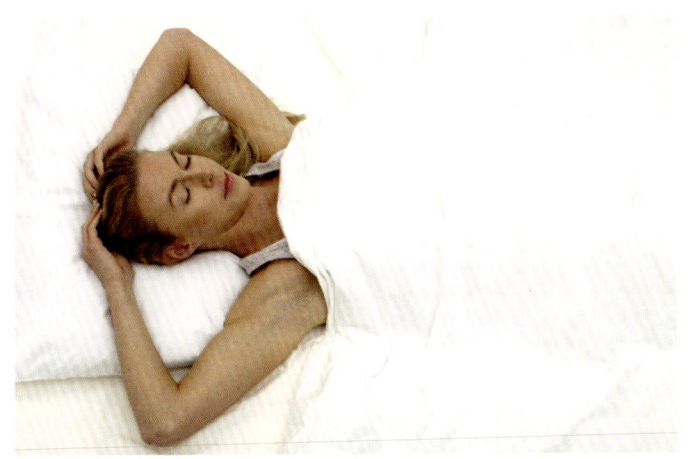

9 *Bringen Sie Ihre Hände zurück neben Ihren Körper und atmen Sie sanft, fühlen Sie, dass alle Ihre Energiezentren wiederhergestellt und ausgeglichen sind, dass Ihr Körper entspannt ist, Ihr Geist und Ihr Herz in Einklang sind. Jetzt sind Sie bereit zu schlafen.*

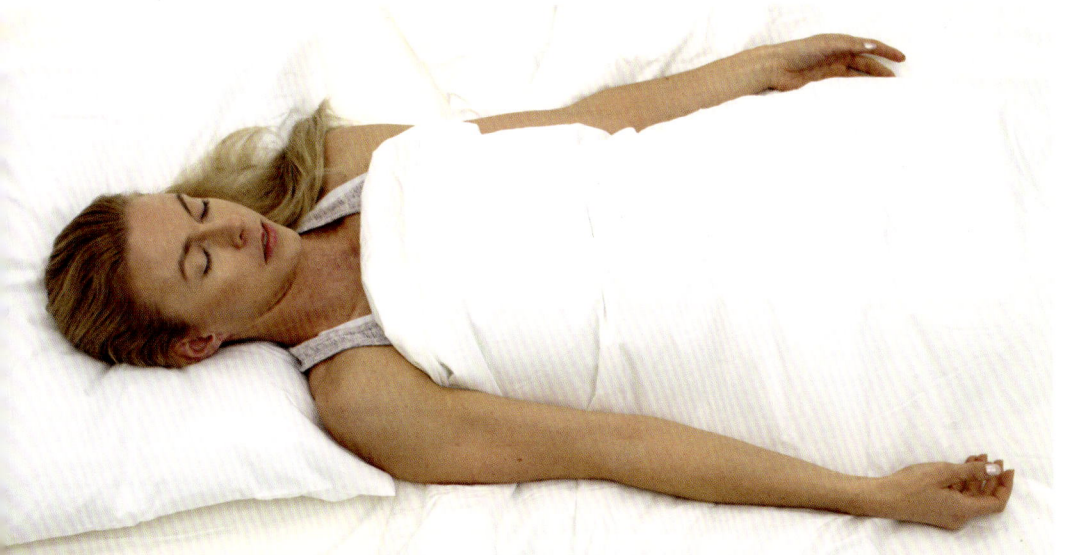

Geben & empfangen: Energie, die durch die Chakren fließt

Sie haben vielleicht bemerkt, dass wir auf unserer Reise durch die einzelnen sieben Chakren gelegentlich darauf hingewiesen haben, dass die Energie eines Chakras mit dem Empfangen oder Geben verbunden ist. Diese beiden Eigenschaften fügen den Chakren und ihren Auswirkungen auf den Alltag eine weitere Bedeutungsebene hinzu. Die Idee von Yin und Yang ist eine andere Art, diesen Effekt auszudrücken. Yin ist ein innerer Zustand des Empfangens von Energie und Yang ein Weg, Energie nach außen zu geben oder auszudrücken. Diese Tabelle zeigt die sieben Chakren und ihre Auswirkungen.

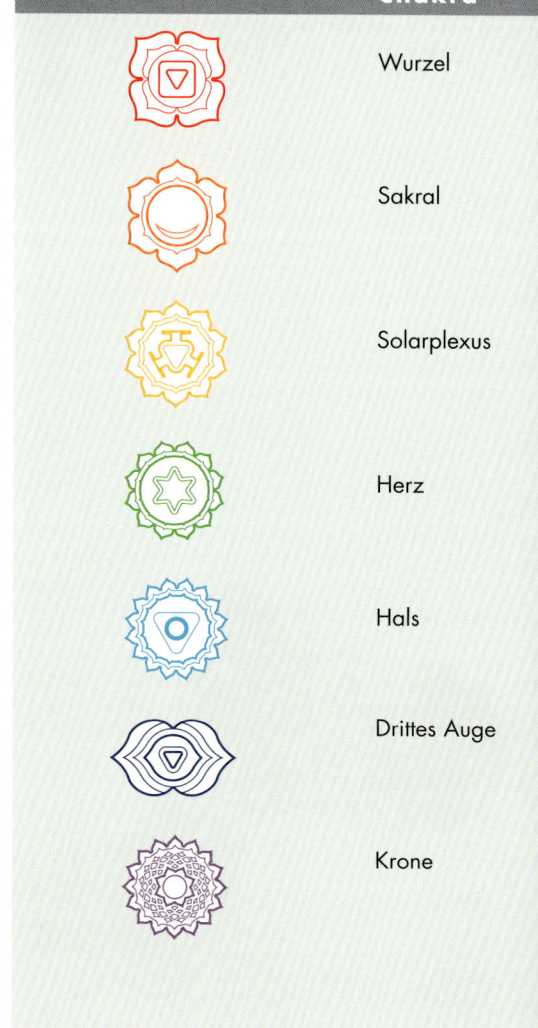

	Chakra
	Wurzel
	Sakral
	Solarplexus
	Herz
	Hals
	Drittes Auge
	Krone

Energiequalität	Wirkung
Geben Yang	Das Wurzelchakra ist die Stelle, an der sich die physische schöpferische Energie nach außen ausdrückt, zum Beispiel beim Akt der Geburt.
Empfangen Yin	Sakrale Energie ist verbunden mit Emotionen, Gefühlen und Sexualität und wie wir diese Energien von anderen empfangen.
Geben Yang	Solarplexus-Energie ist das persönliche Machtzentrum, verbunden mit unseren äußeren Handlungen in der Welt.
Empfangen Yin	Herzchakra-Energie ist ein ein innerer Zustand des Empfangens oder Ausstrahlens von Liebe und Mitgefühl von oder zu einer Person, der Familie oder, auf einer höheren Ebene, der Welt.
Geben Yang	Das Halschakra ist oftmals ein Ort des Konflikts, in dem wir uns buchstäblich durch unsere Stimme der Welt mitteilen.
Empfangen Yin	Das intuitive Dritte Auge empfängt Inspiration und kreative Geistesblitze, um Veränderungen in der Wahrnehmung auszulösen.
Ausgeglichenheit Geben & empfangen	Das Kronenchakra ist ein Ort, an dem sich diese beiden Energien verbinden. Wir erhalten universelle Energie und strahlen diese auf die Welt aus.

Chakren malen oder zeichnen

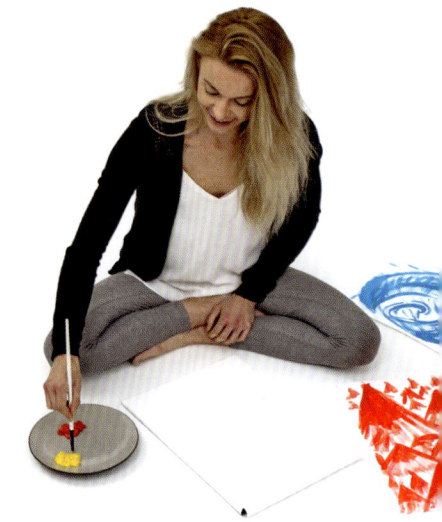

Nun, da Sie mehr über die einzelnen sieben Hauptchakren gelernt haben, ist es interessant, selbst zu erforschen, was diese Energien für Sie bedeuten. Diese Übung wurde entwickelt, um Ihrer Fantasie und Intuition auf Papier freien Lauf zu lassen und zu sehen, was passiert. Spielen Sie mit den Farben und haben Sie einfach Spaß!

Sie benötigen sieben große Papierbogen und eine Reihe von Aquarell- oder Plakafarben oder, wenn Sie möchten, große Filzstifte in den sieben Chakra-Farben. Jedes Blatt ist für ein separates Chakra.

Lassen Sie sich von Ihrem Geist bewegen

Schauen Sie sich die sieben Farben an und beginnen Sie, wo Sie wollen. Es besteht keine Notwendigkeit, einer bestimmten Reihenfolge zu folgen. Tragen Sie eine Chakrafarbe auf das Blatt auf und sehen Sie, wohin die Reise geht. Sie könnten Formen malen, Linien zeichnen oder einfach einen Bereich mit der Farbe ausfüllen, um sie wirklich zu spüren.

Wenn Sie Tonwerte dieser Farbe hinzufügen möchten, heller und dunkler, ist das in Ordnung, aber versuchen Sie, bei nur einer Farbe pro Blatt zu bleiben.

Lassen Sie sich Zeit

Sie können diese Übung über mehrere Tage verteilen oder in einem kreativen Schub an einem einzigen Tag. Wenn Sie alle sieben Blätter fertiggestellt haben, legen Sie sie auf den Boden und betrachten Sie sie zusammen. Dies ist Ihr eigener Ausdruck der Energie in Ihren Chakren. Wenn es Ihnen leichter fiel, in bestimmten Farben zu arbeiten, sollten Sie Folgendes beachten: Die Farben, die eine größere Herausforderung darstellten, zeigen Ihnen, dass diese Chakren etwas Energie benötigen.

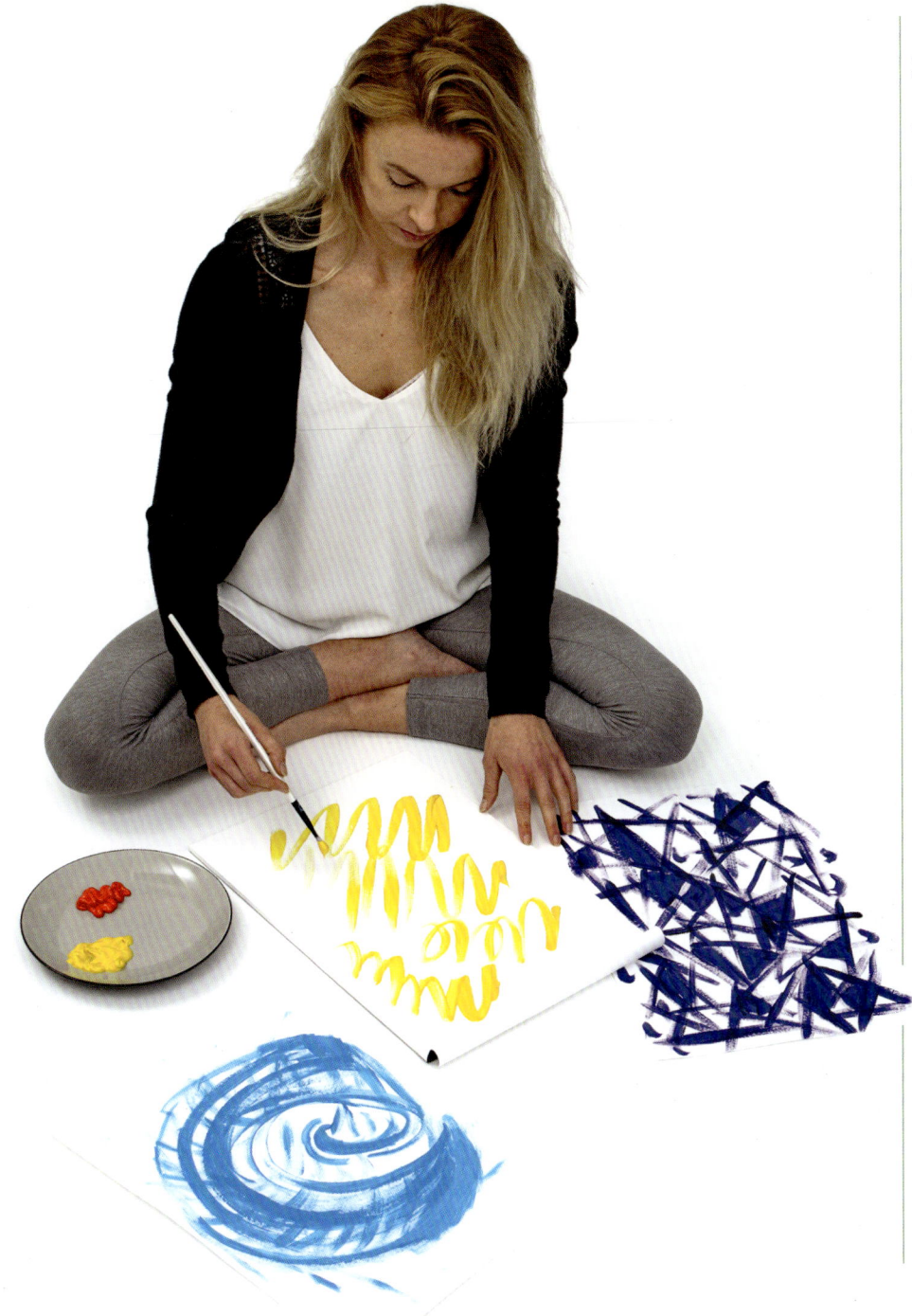

Welche Chakren benötigen Hilfe? Fangen Sie an!

Wie wir auf der vorherigen Seite gesehen haben, kann das Malen oder Zeichnen Chakren hervorheben, bei denen Sie weniger mit der Energie verbunden sind. Das ist ein Zeichen dafür, dass diese Chakren Hilfe benötigen. Hier sind einige Vorschläge, wie Sie diese identifizieren und Ihr Chakren-Energiesystem unterstützen können.

Wiederholen Sie die Meditationsübung auf den Seiten 128–129, in der Sie die Farbe jedes Chakras auf dem Körper visualisieren. Dieses Mal achten Sie darauf, wie intensiv Sie jedes Energieniveau visualisieren und spüren können. Es ist ganz normal, einige Ebenen stärker zu fühlen als andere. Diejenigen, die sich weniger intensiv oder sogar schwach anfühlen, brauchen Ihre Unterstützung.

Wenn mehrere Energieniveaus als schwach erscheinen, dann fragen Sie sich: Welches Chakra braucht zuerst Energie? Folgen Sie Ihrer Intuition. Dann, wenn Sie Ihre Antwort haben, lesen Sie den Abschnitt zu diesem Chakra noch einmal sorgfältig durch. Nehmen Sie sich etwas Zeit, darüber nachzudenken, machen Sie die Yoga-Übung, wenden Sie sich der Meditation zu, wobei Sie auch die entsprechenden Energiewerkzeuge zu Hilfe nehmen können.

Nachdem Sie etwas aufgetankt haben, schauen Sie sich das Bild an, das Sie für dieses Chakra hergestellt haben. Können Sie sehen, wie dieses Bild lebendig wird? Was sagt Ihre Intuition jetzt?

Seien Sie milde, überstürzen Sie diesen Prozess nicht. Es ist Ihre persönliche Erfahrung. Wenn Sie das Gefühl haben, in einem Chakra an Energie gewonnen zu haben, schauen Sie, wie Sie sich insgesamt fühlen. Wiederholen Sie die Farbenergie-Visualisierung erneut und schauen Sie, wie sich die Ebenen jetzt anfühlen. Sie mögen feststellen, dass sich das ganze Bild bereits verschoben hat. Die Aktivierung eines Chakras wird alle anderen beeinflussen, und so kann Ihr nächstes Chakra anders sein, als Sie es erwartet haben. Das ist die Magie der Reise.

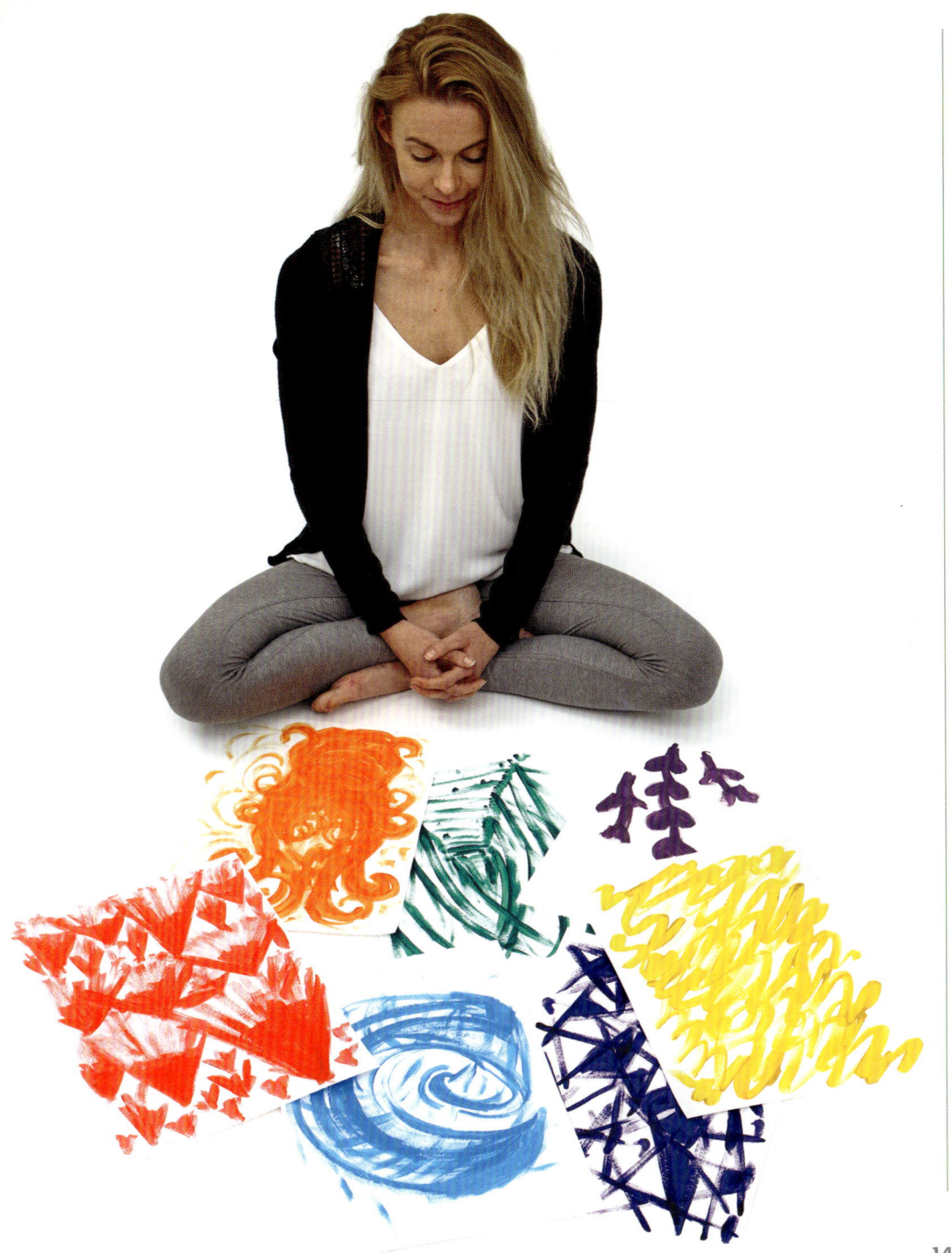

Die Chakren auspendeln

Sie benutzen ein Pendel, ein Gewicht am Ende einer Schnur oder Kette, um „Ja"- oder „Nein"-Antworten zu erhalten. Wenn sie richtig pendeln, kommen die Antworten mehr vom Instinkt als von der Logik. Es ist eine Möglichkeit, Ihr Unterbewusein zu befragen und die Chakren zu überprüfen und herauszufinden, ob sie Unterstützung brauchen.

Pendeln ist nicht jedermanns Sache; Wenn Sie eine sehr analytische Person sind, kann es für Sie eine kleine Herausforderung sein, das Pendel arbeiten zu lassen. Manche Leute haben ein Gespür für das Pendeln, andere nicht.

Basteln Sie ein Pendel

Sie können viele Dinge als Pendel verwenden, zum Beispiel einen Kristallanhänger oder einen Kieselstein mit einem Loch darin, an einer Schnur, eine Kette mit einem Medaillon … In jedem Fall benötigen Sie ein kleines Gewicht an einer Schnur oder Kette.

Das Pendeln

Wickeln Sie die Schnur oder Kette um Ihren ersten Finger, sodass das Pendel nur wenige Zentimeter lang ist. Halten Sie es so, dass das Gewicht still ist. Fragen Sie dann entweder in Gedanken oder laut: „Zeige mir Ja". Das Pendel beginnt normalerweise sich zu bewegen, oft im Uhrzeigersinn. Lassen Sie es wieder zur Ruhe kommen. Dann sagen Sie: „Zeige mir Nein". Hier bewegt sich das Pendel oft von einer Seite zur anderen. Sobald Sie Ihr Ja und Nein einige Male versucht haben, probieren Sie es mit Ihrem Namen: zuerst „Mein Name ist …" [Ihr richtiger Name], dann ein Name, der nicht der Ihre ist. Wenn die Antworten korrekt sind, haben Sie ein funktionierendes Pendel.

Halten Sie dann das Pendel in Ihrer rechten Hand und berühren Sie jeden Ihrer Chakrapunkte mit der linken Hand, wobei Sie jedesmal fragen: „Braucht dieses Chakra Energie?" Schauen Sie, was das Pendel zeigt. Mit fortschreitender Übung werden Sie feststellen, dass das Pendel mit unterschiedlicher Intensität rotiert: Sie könnten zum Beispiel ein schwaches Nein oder ein viel stärkeres bekommen. Beachten Sie starke Reaktionen und lassen Sie sich von diesen Informationen in Ihre Chakra-Arbeit führen.

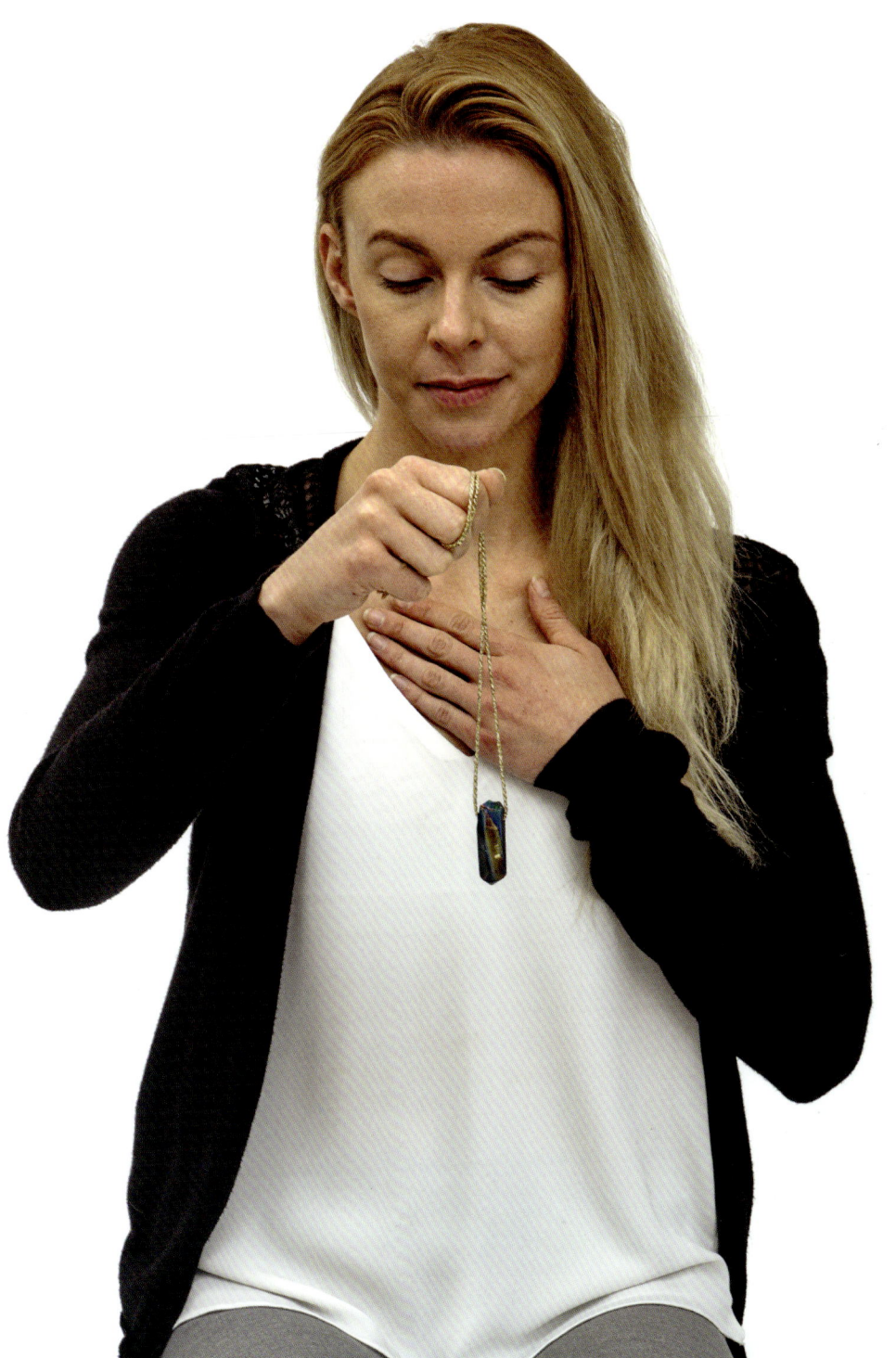

Nutzen Sie die Aromatherapie, um Ihre Chakren auszugleichen

Aromatherapie ist die Verwendung von reinen ätherischen Ölen, die aus Blumen, Kräutern, Früchten, Blättern, Holz oder Wurzeln extrahiert werden, um die Gesundheit und das Wohlbefinden zu verbessern. Diese reinen Düfte der Natur beruhigen den Geist, heben die Emotionen und lösen auch körperliche Spannung. Sie sind ideale Werkzeuge, um die Chakren auszugleichen und wiederherzustellen.

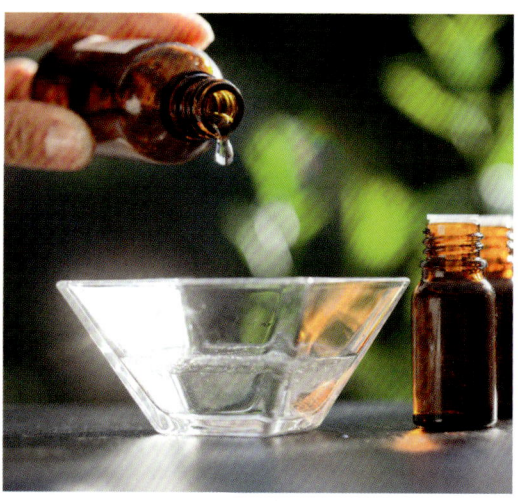

In Jojobaöl verdünnt auf die Haut auftragen

Dies gilt für extrem wertvolle und teure ätherische Blütenöle wie Rose, Jasmin und Neroli (Pomeranze). Da diese Öle bereits verdünnt verkauft werden, können sie direkt auf der Haut als natürliche Parfüms verwendet werden und sind erheblich günstiger.

In einer Mischung auf die Haut auftragen

Um eine einfache Mischung herzustellen, füllen Sie 20 ml oder 4 Teelöffel Pflanzenöl, wie Sonnenblumen-, Süßmandel- oder Traubenkernöl, in eine kleine Flasche. Fügen Sie 4 Tropfen eines ätherischen Öls hinzu, um eine 1%-ige Verdünnung zu erhalten, die für alle Hauttypen verträglich ist. Verschließen und schütteln Sie die Flasche. Ihre Mischung ist nun gebrauchsfertig.

Über einen Duftbrenner oder Verdampfer verdampfen

4–6 Tropfen ätherisches Öl geben etwa eine Stunde Duft ab.

In einem Gewebe verdampfen

Geben Sie 4–6 Tropfen eines ätherischen Öls auf ein Gewebe und legen Sie es auf eine Fensterbank oder einen Heizkörper. Sie erhalten ein nicht ganz so intensives Aromaerlebnis.

Vorsicht

Ätherische Öle sind hoch konzentriert und mit starken Aromen versetzt. Die Verwendung von ätherischen Ölen ist sehr vorteilhaft, es sind jedoch einige Sicherheitsrichtlinien erforderlich:

1 Schlucken Sie niemals ätherische Öle.

2 Verwenden Sie ätherische Öle niemals unverdünnt auf der Haut. Mischen Sie immer ein ätherisches Öl in ein Grundöl (siehe Seite 144), bevor Sie es auf die Haut auftragen.

3 Wenn Sie schwanger sind oder glauben, dass Sie es sind, verwenden Sie nur ätherische Öle im Verdampfer. Die Anwendung auf der Haut sollte nur von einem qualifizierten Therapeuten vorgenommen werden.

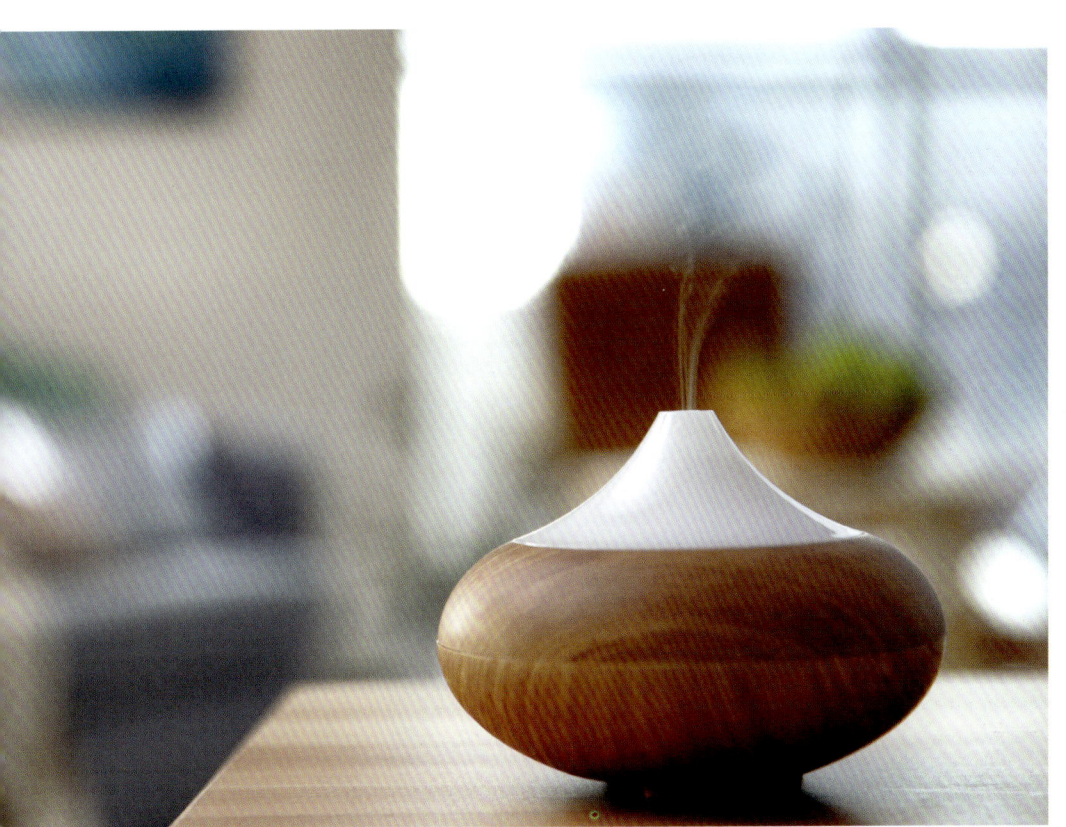

ÄTHERISCHE ÖLE ZUR HEILUNG DER CHAKREN

In Kapitel 2, wo jedes Chakra einzeln erforscht wurde, wurde jedem Chakra ein ätherisches Öl als spezielles Energiewerkzeug zugeordnet. Ätherische Öle sind delikate energetische Substanzen, die sehr gut mit den subtilen Energien des Chakrensystems in Resonanz treten. Im Ayurveda, der traditionellen indischen Medizin, ist das Auftragen ätherischer Öle auf die Chakren und andere damit verbundene Punkte am Körper ein wichtiger Aspekt der Heilung von Körper, Geist und Seele.

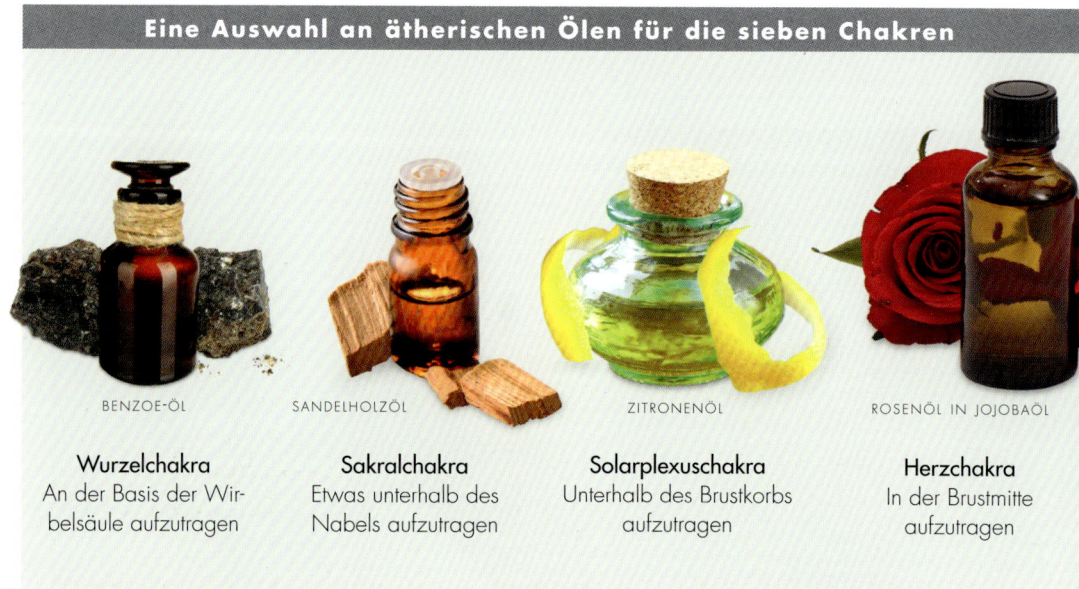

Eine Auswahl an ätherischen Ölen für die sieben Chakren

BENZOE-ÖL

Wurzelchakra
An der Basis der Wirbelsäule aufzutragen

SANDELHOLZÖL

Sakralchakra
Etwas unterhalb des Nabels aufzutragen

ZITRONENÖL

Solarplexuschakra
Unterhalb des Brustkorbs aufzutragen

ROSENÖL IN JOJOBAÖL

Herzchakra
In der Brustmitte aufzutragen

Die hier vorgeschlagenen ätherischen Öle sind nur ein Ausgangspunkt; mit diesen hier können Sie jedoch immer eine einfache Mischung erstellen, die Ihrer Arbeit mit einem bestimmten Chakra eine zusätzliche Dimension verleiht.

Und so geht's: Benetzen Sie Ihre Fingerspitzen mit etwas Öl – Sie brauchen nicht viel – und tragen Sie es sanft auf die Haut im Bereich des entsprechenden Chakras auf; und zwar in einer kreisförmigen Bewegung im Uhrzeigersinn auf einer Fläche von ungefähr der Größe Ihrer Handfläche.

Mischungsanteile

Um eine Mischung herzustellen, wählen Sie ein ätherisches Öl für das Chakra, an dem Sie arbeiten, fügen Sie 4 Tropfen in 20 ml oder 4 Teelöffel eines Trägeröls in eine kleine Flasche, verschließen und schütteln Sie diese – danach ist die Mischung gebrauchsfertig.

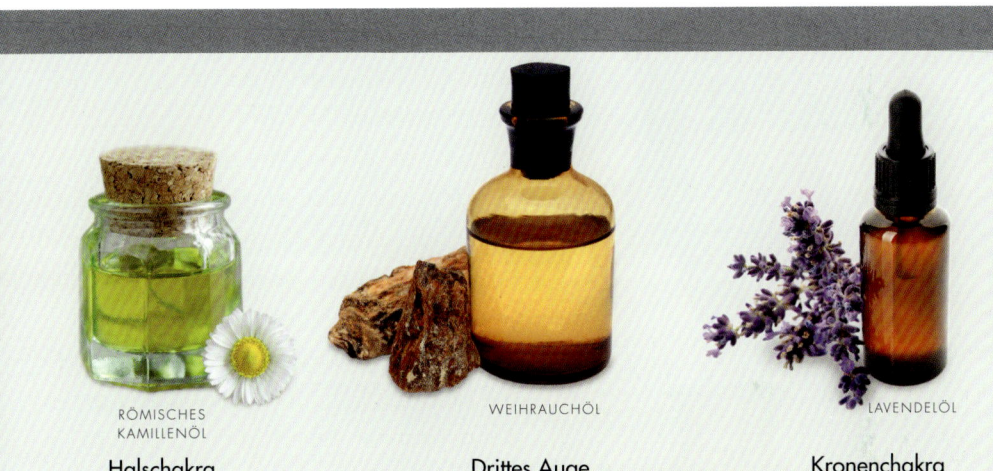

RÖMISCHES
KAMILLENÖL

WEIHRAUCHÖL

LAVENDELÖL

Halschakra
An der Basis des Halses aufzutragen

Drittes Auge
Zwischen den Augenbrauen aufzutragen; nicht in die Augen kommen lassen!

Kronenchakra
Auf der Haut der Schädeldecke aufzutragen

KOMPLEXERE MISCHUNGEN FÜR DIE AROMATHERAPIE

Wenn Sie bereits an Aromatherapie interessiert sind oder mehr Erfahrung damit haben und über eine größere Auswahl an ätherischen Ölen verfügen, möchten Sie möglicherweise komplexere Mischungen herstellen, um verschiedene Chakren wiederherzustellen und zu heilen. Diese Mischungen verwenden Kombinationen aus drei ätherischen Ölen, um die Energie der sieben Chakren zu stärken. Die resultierenden Aromen sind komplexer und interessanter; sie verbessern und beleben die Energieniveaus der Chakren in besonderem Maße.

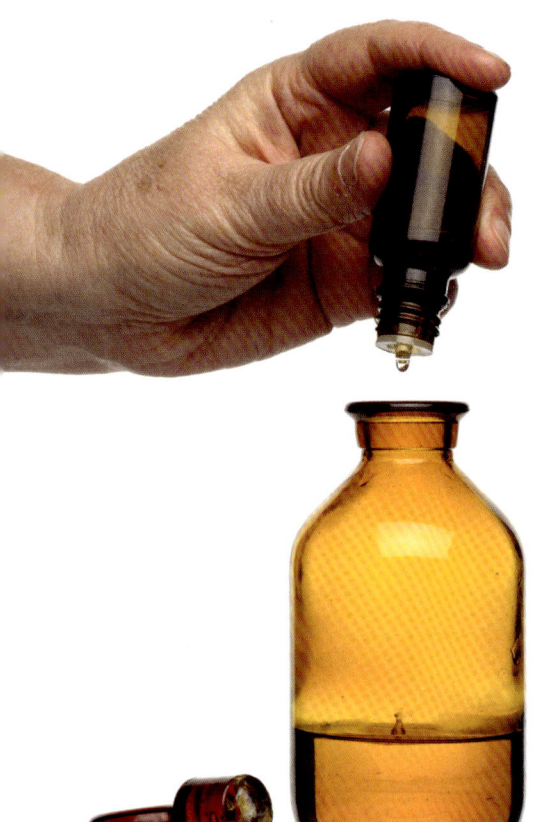

Diese Mischungen sind mit einem Anteil von 2,5 % konzentrierter als die vorhin beschriebenen (10 Tropfen statt 4 in 20 ml oder 4 Teelöffel des Trägeröls). Diese Verdünnung ist für normale Haut geeignet. Wenn Ihre Haut empfindlich ist, halbieren Sie die Anzahl der Tropfen, die Sie dem Trägeröl hinzufügen.

Beachten Sie, dass die Spalte „Öl 2" die ursprünglich für die sieben Chakren ausgewählten ätherischen Öle zeigt, in den flankierenden Spalten finden Sie zusätzliche ätherische Öle für eine ausgewogene Mischung.

Wählen Sie eine Mischung für ein Chakra, an dem Sie arbeiten, und wenden Sie es an, wie auf den Seiten 144–145 beschrieben.

Chakra	Öl 1	Öl 2	Öl 3	Wirkung
Wurzel	Vetiver, 2 Tropfen	Benzoe, 4 Tropfen	Ingwer, 4 Tropfen	Energetisiert, warmes, würziges, süßes Aroma
Sakral	Jasmin in Jojoba, 4 Tropfen	Sandelholz, 2 Tropfen	Süßorange, 4 Tropfen	Energetisiert, exotisches, holzig-blumiges Aroma
Solarplexus	Atlaszeder, 4 Tropfen	Zitrone, 4 Tropfen	Eukalyptus, 2 Tropfen	Expansiv und öffnend, holzig-frisches Aroma
Herz	Grapefruit, 4 Tropfen	Rose in Jojoba, 4 Tropfen	Petitgrain (Orangenblätter), 2 Tropfen	Beruhigend, weiches, blumiges Zitrusaroma
Hals	Bergamotte, 2 Tropfen	Römische Kamille, 4 Tropfen	Zitroneneukalyptus, 4 Tropfen	Beruhigend, leichtes, frisches, süßes Zitrusaroma
Drittes Auge	Myrte, 4 Tropfen	Weihrauch, 4 Tropfen	Mandarine, 2 Tropfen	Expansiv, frisches, euphorisierendes Aroma
Krone	Neroli in Jojoba, 4 Tropfen	Lavendel, 4 Tropfen	Geranie, 2 Tropfen	Sanft und beruhigend, weiches, blumiges Aroma

Rückenmassage mit Chakra-Heilung

Diese einfache Übung funktioniert gut, wenn Sie jemanden haben, der Ihnen eine Massage geben kann, oder Sie jemanden massieren möchten, der etwas Heilenergie benötigt. Die empfangende Person liegt auf dem Bauch auf einer bequemen Unterlage auf dem Boden, der oder die Massierende kniet rechts neben ihr. Machen Sie Ihren Oberkörper frei und bedecken Sie die Beine mit einer Decke, um sie warm zu halten. Wählen Sie eine Ölmischung aus, um an einem bestimmten Chakra zu arbeiten.

1 *Knien Sie an der rechten Seite der Person in Höhe ihrer Taille und Hüfte. Gießen Sie einen Teelöffel der Mischung in Ihre Hände und legen Sie sie auf den unteren Rücken auf beiden Seiten der Wirbelsäule. Streichen Sie die Seiten der Wirbelsäule bis über die Schultern und an den Seiten des Rückens; wiederholen Sie diese Bewegung drei Mal.*

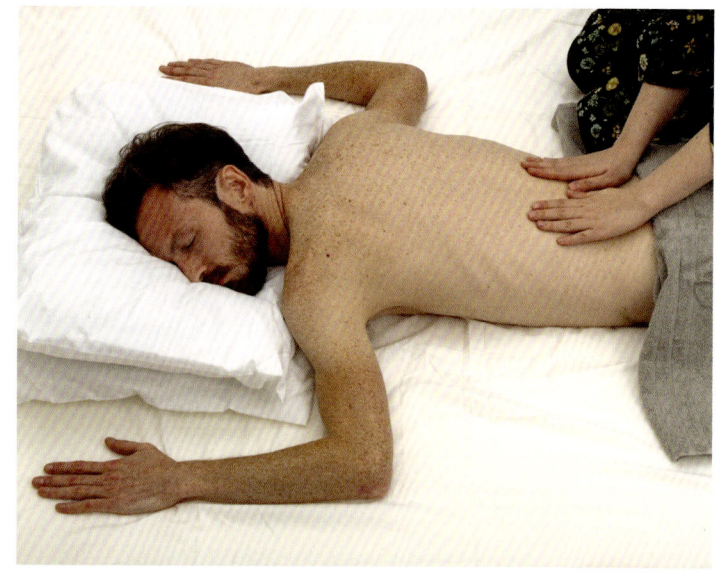

2 Legen Sie Ihre rechte Hand auf ihre rechte Schulter und Ihre linke Hand auf ihre linke Hüfte. Streichen Sie mit Ihrer rechten Hand ihren Oberkörper hinunter und mit der linken Hand gleichzeitig hoch. Dies ist eine wärmende, alternierende Bewegung zu den Seiten des Körpers. Wiederholen Sie dies vier Mal.

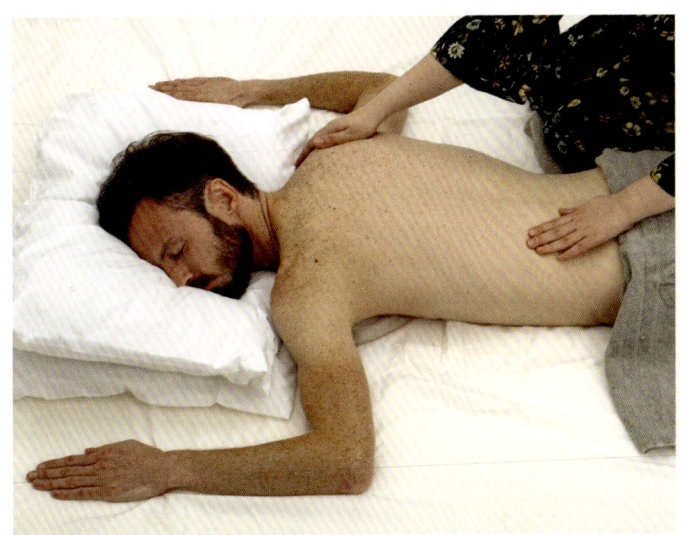

3 Legen Sie Ihre Hände auf beide Seiten der Wirbelsäule. Spreizen Sie die Hände an der Seite des Körpers und drücken Sie sie nach außen. Tun Sie dies nacheinander langsam im unteren Rücken, mittleren Rücken, oberen Rücken und über den Schultern. Wiederholen Sie diese Sequenz zwei Mal.

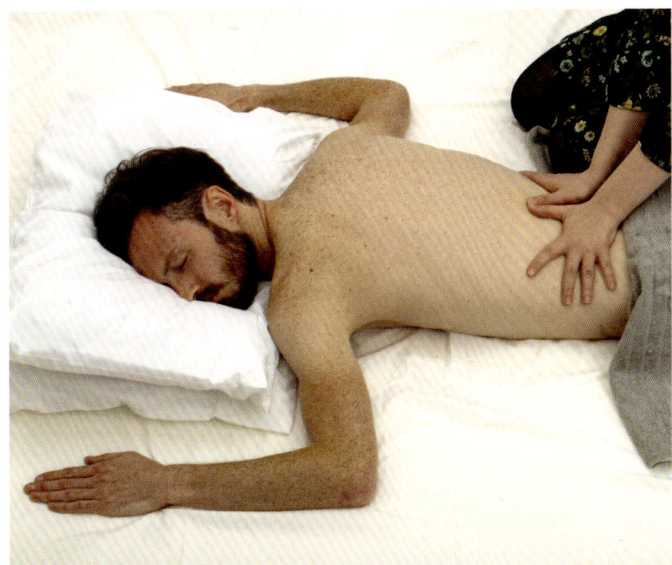

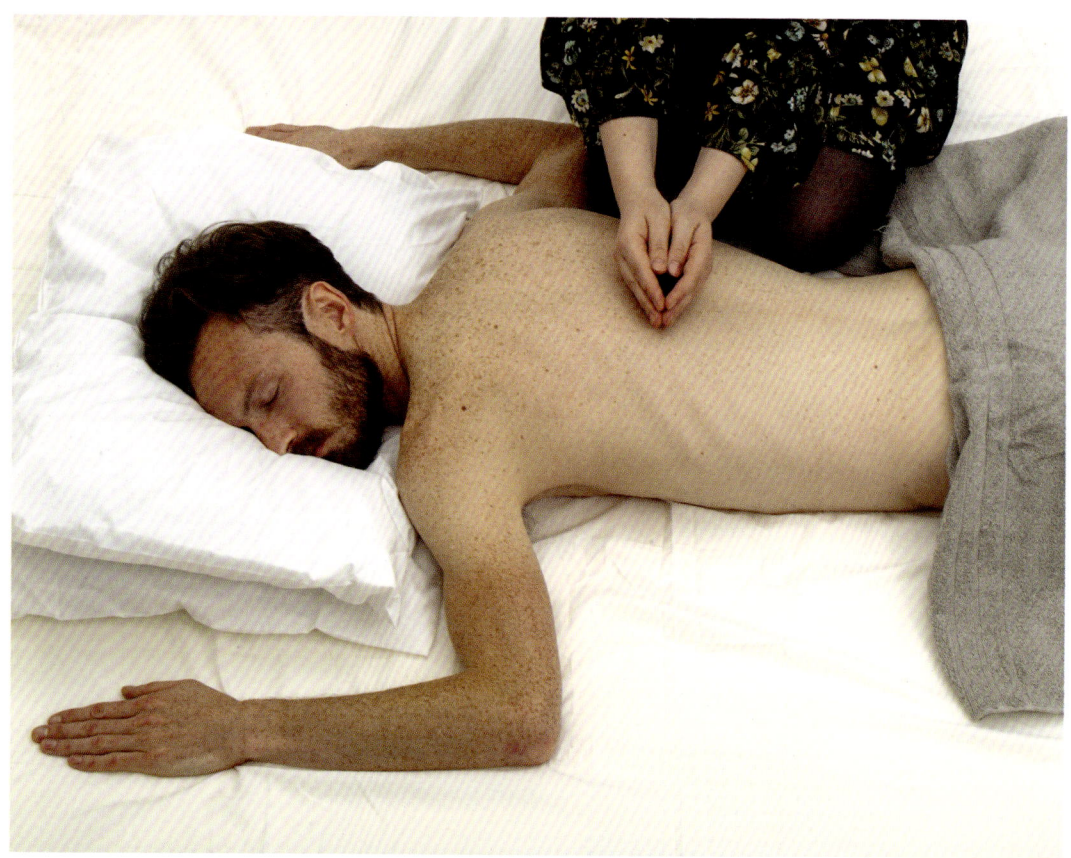

4 *Nun, in Anbetracht des besonderen Chakras, an dem die massierte Person arbeitet, knien Sie sich vor ihren Oberkörper und legen Ihre Hände über diesen bestimmten Chakra-Bereich. Fühlen Sie die Energie der Ölmischung unter Ihren Händen und spüren Sie, wie sie sich in dieses Chakra hineinarbeitet und ihm Kraft gibt. Halten Sie diese Position für etwa eine Minute.*

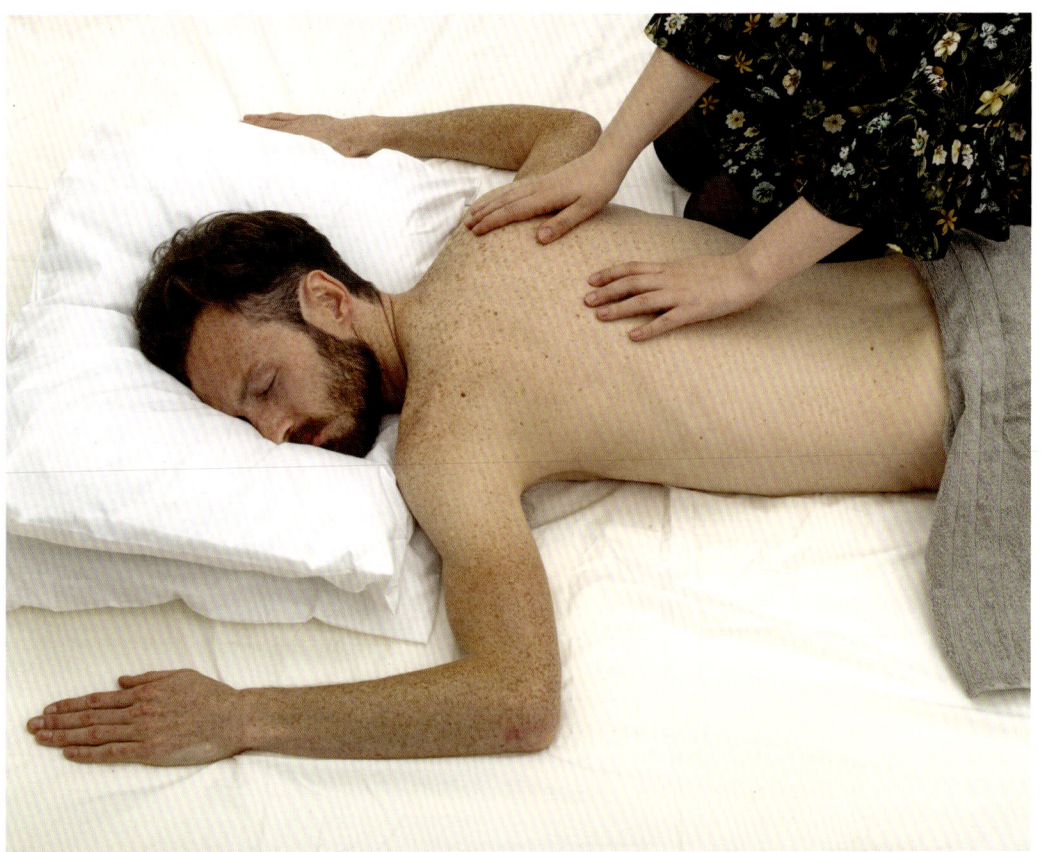

5 *Schließlich streichen Sie sanft über die Seiten des Körpers. Bedecken Sie die Person mit einem großen Handtuch und einer Decke und lassen Sie sie in Ruhe die Energie der Ölmischung aufnehmen.*

Kristalle & Chakra-Heilung

In Kapitel 2 wurde jedem einzelnen Chakra ein Kristall als besonderes Heilungswerkzeug zugewiesen. Kristalle sind schöne Geschenke von Mutter Erde, in vielen Farben und Formen, die Menschen seit Jahrtausenden faszinieren. Bei der Kristallheilung werden sie auf unterschiedliche Weise eingesetzt, um die Chakren auszugleichen, wiederherzustellen und zu energetisieren. Die hier empfohlenen Kristalle sind alle als kleine, lose Steine erhältlich, was für

den Anfang reicht. Nach dem Kauf reinigen Sie sie, indem Sie sie unter laufendes, kaltes Wasser halten. Trocknen Sie sie mit einem weichen Tuch und halten Sie sie dann in einem Beutel mit Kordelzug zusammen.

Kristallhändler bieten diese und viele andere Kristalle – poliert oder roh – in unterschiedlichen Größen an. Legen Sie sich ruhig eine Sammlung zu. Ihre Intuition wird Ihnen Kristalle zeigen, die sich für Sie richtig anfühlen.

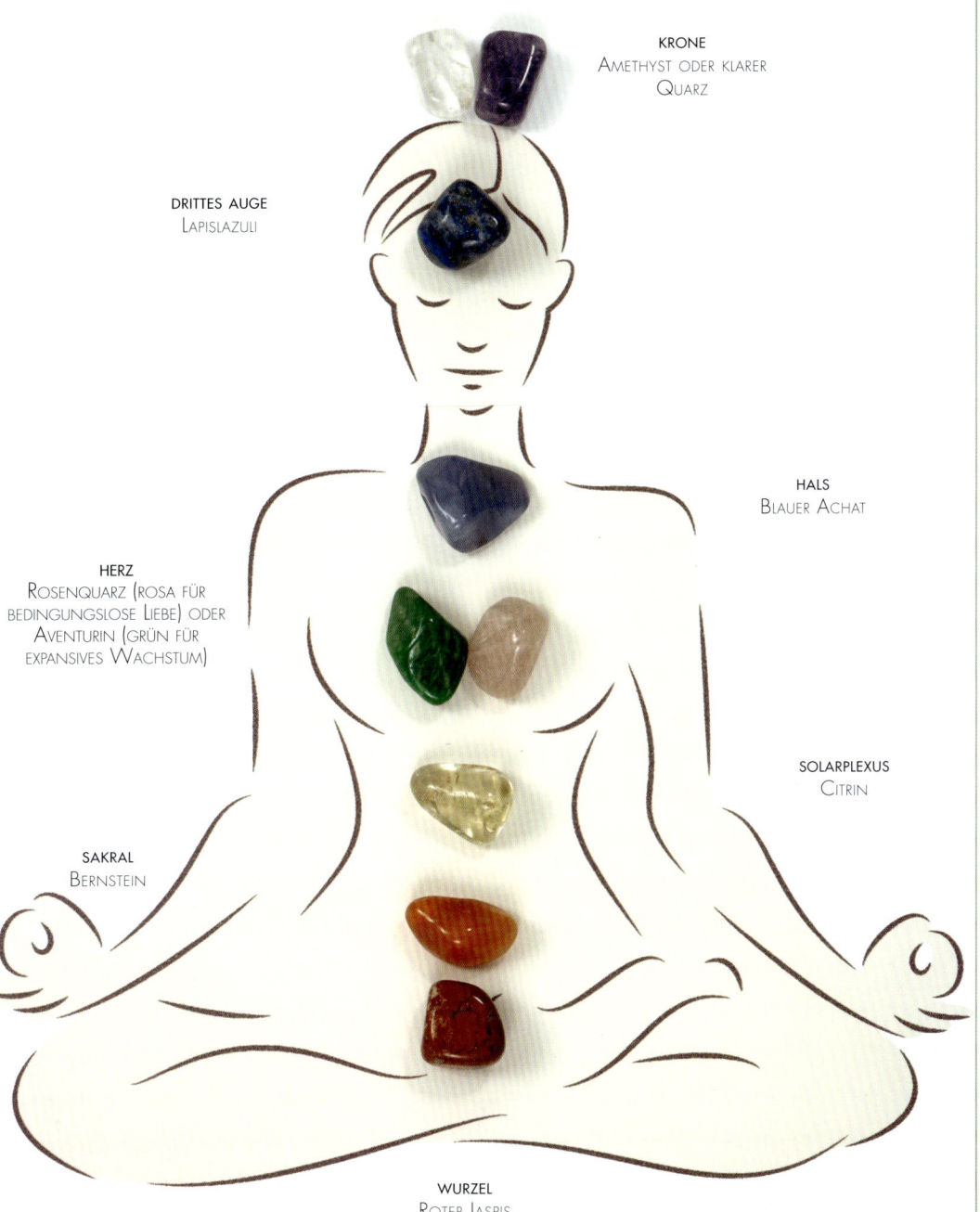

KRONE
AMETHYST ODER KLARER
QUARZ

DRITTES AUGE
LAPISLAZULI

HALS
BLAUER ACHAT

HERZ
ROSENQUARZ (ROSA FÜR
BEDINGUNGSLOSE LIEBE) ODER
AVENTURIN (GRÜN FÜR
EXPANSIVES WACHSTUM)

SOLARPLEXUS
CITRIN

SAKRAL
BERNSTEIN

WURZEL
ROTER JASPIS

EINFACHE KRISTALLHEILUNGSMETHODEN Die Kristalle

auf den vorherigen Seiten entsprechen den Chakren durch ihre Farben. So können Sie leicht diejenigen auswählen, die Sie brauchen. Kristalle lassen sich auf verschiedene Arten verwenden. Hier sind ein paar Vorschläge.

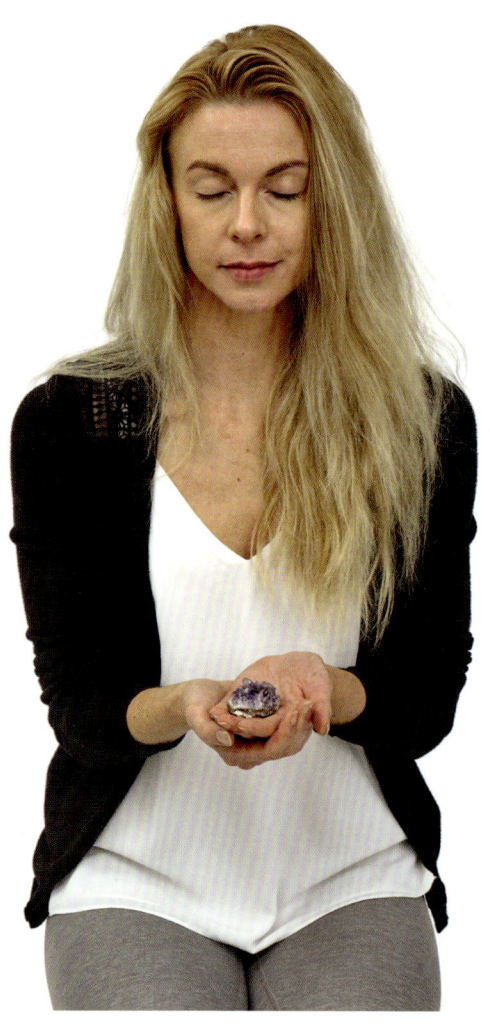

Meditieren mit einem Kristall

Wenn Sie einen Kristall kaufen, legen Sie ihn ruhig in Ihre offenen Hände, schließen Sie die Augen und konzentrieren Sie sich auf ihn. Wenn Sie sitzen, werden Sie vielleicht bemerken, dass Ihre Hände kribbeln oder Sie in anderen Teilen Ihres Körpers Empfindungen spüren. Sprechen Sie diesen Vorsatz aus: „Dieser Kristall ist eine reine Reflexion von Licht und Liebe."

Danach benutzen Sie den Kristall, wie es Ihre Chakra-Arbeit erfordert, und halten Sie ihn während der Meditation für dieses spezielle Chakra, um dessen Energie zu stärken.

Baden mit einem Kristall

Wenn Sie mit einem bestimmten Chakra, zum Beispiel dem Herzchakra, arbeiten, können Sie ihren Rosenquarzkristall mit sich ins Bad legen. Kristalle übertragen ihre Energie leicht in Wasser. Auf diese Weise wird Ihr Bad zu einer heilenden Behandlung.

Schlafen mit einem Kristall

Sanfte Kristalle wie Rosenquarz oder Amethyst helfen, den Geist zu beruhigen und den Schlaf zu verbessern. Legen Sie für eine friedliche Nachtruhe einen kleinen Kristall unter Ihr Kopfkissen.

Kristall ans Chakra platzieren

Legen Sie sich bequem hin und halten den Kristall, der mit diesem Chakra verbunden ist, an dessen Stelle am Körper; das energetisiert und unterstützt es. Wenn Sie am Kronenchakra arbeiten, sollten Sie den Kristall auf dem Kissen oberhalb Ihres Kopfes platzieren.

Legen Sie einen Kristall auf jedes Chakra

Dies ist eine einfache Kristalllegung, die Sie am besten mit der Hilfe eines Freundes oder einer Freundin durchführen. Legen Sie sich bequem auf den Boden. Lassen Sie sich die Kristalle in der Reihenfolge der Chakren und ihrer Farbe auf Ihren Körper legen. Der Wurzelchakra-Stein kann zwischen den Beinen und der Kronenchakra-Stein über dem Kopf platziert werden. Dann ruhen Sie in der Energie-Matrix, die von allen Steinen geschaffen wird, um mit Ihren Chakren zusammenzuarbeiten.

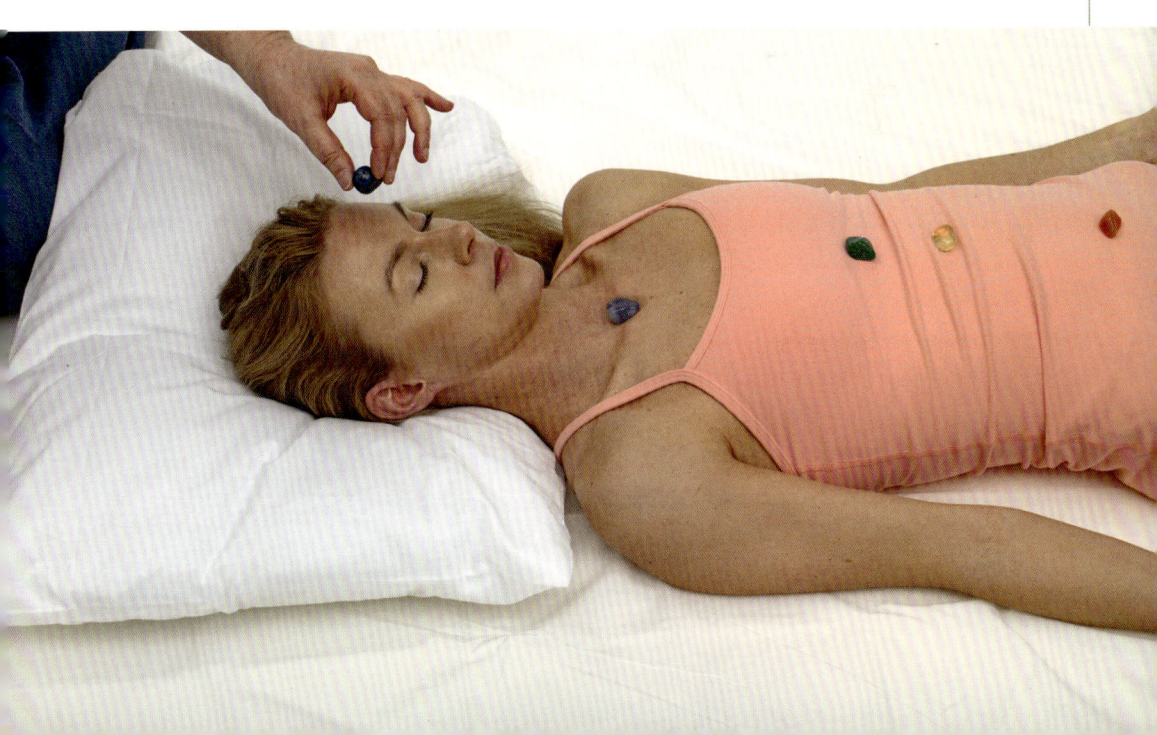

KRISTALLE & CHAKREN IM ALLTAG Das Schöne an Kristallen ist,

dass Sie sie jeden Tag bei sich tragen können, um die unterstützende Energie der Chakra-Heilung zu erfahren. Während Sie reisen, arbeiten, einkaufen, im Fitnessstudio trainieren, Zeit mit Freunden und der Familie verbringen, wird Chakra-Energie bei Ihnen sein. Dies ist eine Möglichkeit, in Ihrem täglichen Leben selbstbewusster und stärker zu sein. Probieren Sie diese Vorschläge aus, wie es Ihnen gefällt.

Chakra-Schmuck tragen

Auf diese Weise tragen Sie dessen Chakra-Energie während des Tages bei sich. Sie können einen Kristall wählen, der einer bestimmten Situation entspricht. Wenn Sie in ein Meeting gehen und Ihren Standpunkt vertreten müssen, könnten Sie einen blauen Kristall wie den Mondstein zur Unterstützung des Halschakras oder einen gelben wie Citrin wählen, um Ihr Solarplexuschakra zu unterstützen, wenn Sie nervös sind.

Einen Kristall tragen

Wenn Sie das Chakra, an dem Sie arbeiten, nicht zeigen möchten, dann tragen Sie Ihren Chakra-Kristall einfach in einem kleinen Beutel mit Zugband, der leicht in einer Tasche oder Handtasche verschwinden kann. Wenn Sie unterwegs nervös sind oder sich bei der Arbeit gestresst fühlen, bietet Rauchquarz einen sehr guten Schutz, um negative Energie zu neutralisieren.

Chakra-Unterstützung in einer neuen Umgebung

Dies ist eine besonders nützliche Technik, wenn Sie fort von zu Hause sind. Nehmen Sie Ihre Tasche mit Chakra-Kristallen mit und einen kleinen Seidenschal in einer Farbe, die Sie mögen. Wenn Sie in Ihrem Hotelzimmer sind, legen Sie den Schal auf einen Tisch und platzieren Sie Ihre Chakra-Kristalle in einem Kreis. Setzen Sie sich ruhig hin, nehmen Sie jeden Stein der Reihe nach für einige Augenblicke auf und schwingen sich in die jeweilige Energie des damit verbundenen Chakras ein. Am Ende der Übung wird Ihre Energie in der neuen Umgebung stärker verankert sein. Dies ist auch hilfreich bei Jet-Lag.

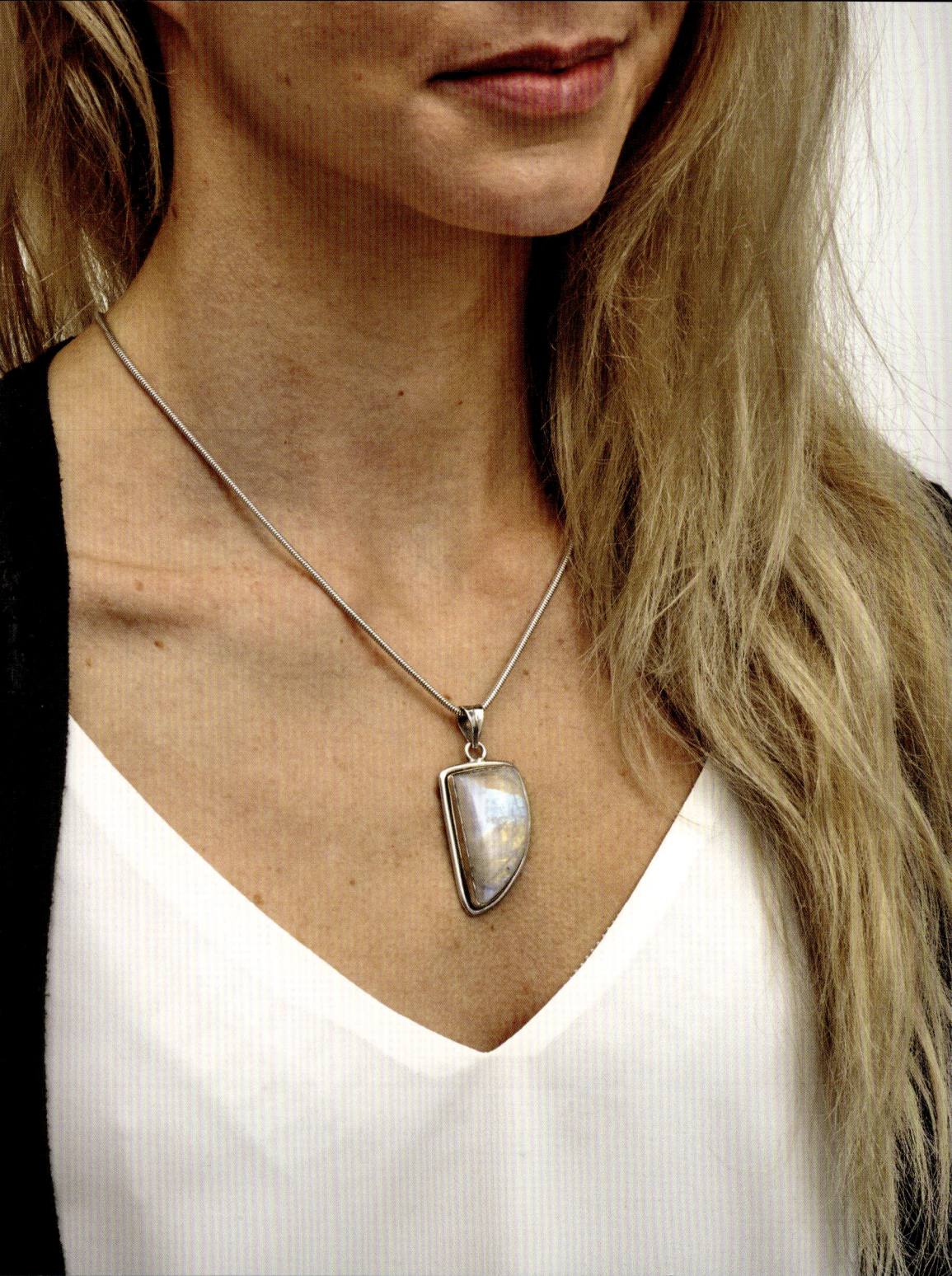

Farbheilung

Farbheilung ist eine besondere Art des ganzheitlichen Heilungsansatzes, bei der Therapeuten durch ihre Hände, die auf verschiedene Körperteile gelegt werden, unterschiedliche farbige Energie kanalisieren. Diese Art der Heilung tut sehr gut und lässt eine Person sich zutiefst friedlich und ausgeruht fühlen. Manchmal wird Farbheilung als „spirituelles Heilen" bezeichnet. Das bedeutet nicht, dass sie religiös ist, sie heilt einfach durch Energie. Auf den Seiten 132–135 finden Sie eine Meditation, bei der Sie Ihre Hände auf die Chakra-Stellen legen und deren Farben visualisieren. Dies ist eine Form der Farbheilung.

Wenn Sie sich stärker an die Energien der verschiedenen Chakren gewöhnt haben und deren Farben wahrnehmen können, können Sie jemand anderem Farbe senden. Wenn Sie dies tun, sollten Sie sich bewusst sein, dass die Energie nicht von Ihnen kommt, sondern durch Sie hindurchfließt: Sie sind ein Kanal für die Energie, die Sie teilen möchten.

Farbheilung schenken

Ihr Freund oder Ihre Freundin liegt bequem auf dem Bauch, ihre Arme und ihr Kopf auf einem Kissen gestützt. Sie knien an der Seite. Sie beide atmen ein paar Mal tief durch.

1 *Legen Sie Ihre Hände über die Basis der Wirbelsäule des anderen. Atmen Sie tief und spüren die rote Energie des Wurzelchakras.*

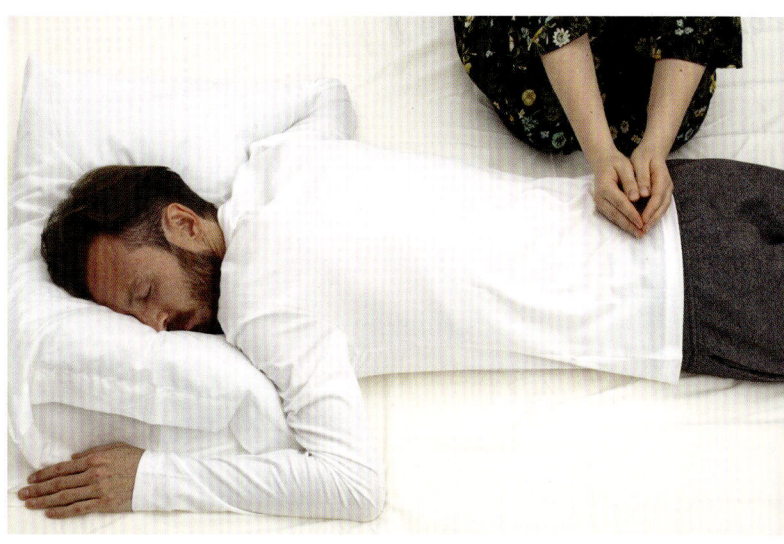

2 *Dann bewegen Sie Ihre Hände über die Kreuzbeinknochen und spüren die orangefarbene Energie seines Sakralchakras.*

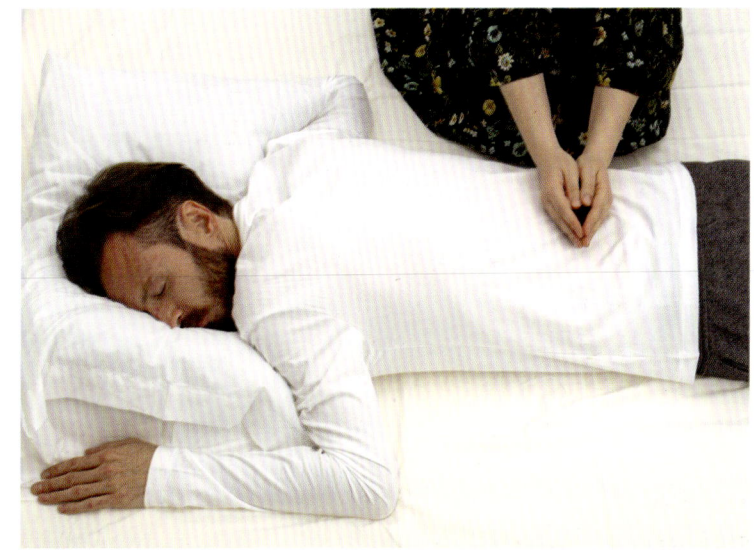

3 *Bewegen Sie sich zur Rückenmitte zum Solarplexuschakra und seiner goldenen Energie.*

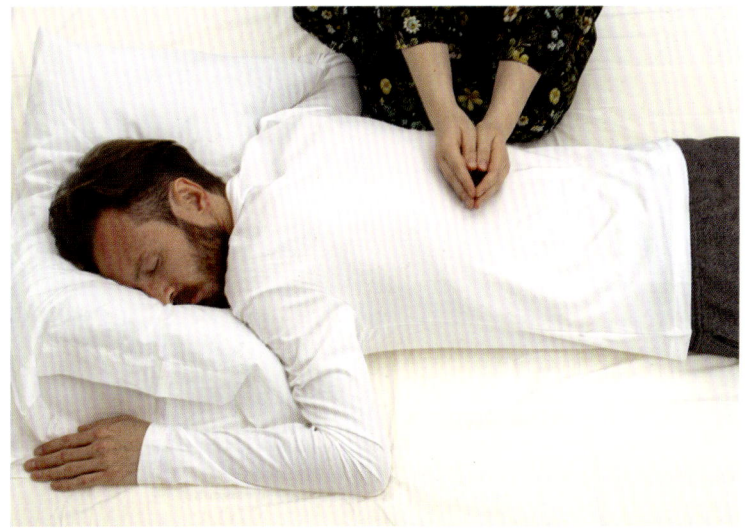

4 *Als nächstes bewegen Sie sich den Rücken Ihres Partners hinauf, um die grüne Herzchakra-Energie zu spüren.*

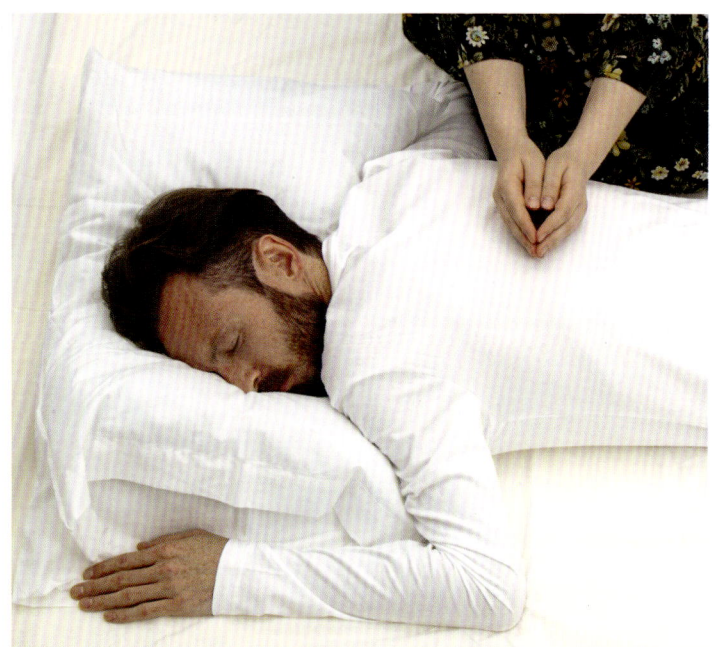

5 *Legen Sie Ihre Hände sanft auf die Basis des Halses, um die blaue Halschakra-Energie zu spüren.*

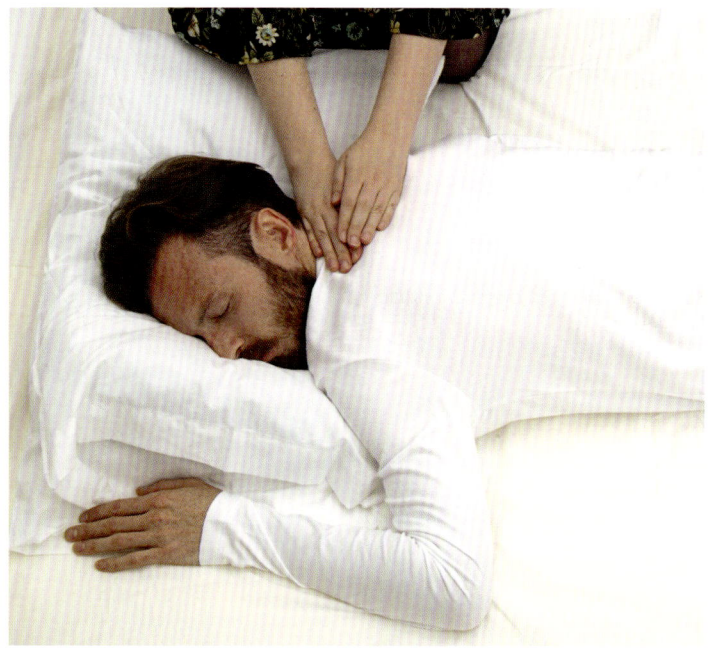

6 *Bewegen Sie sich nun zum Hinterkopf Ihres Partners, um die indigofarbene Energie des Dritten Auges zu erfahren.*

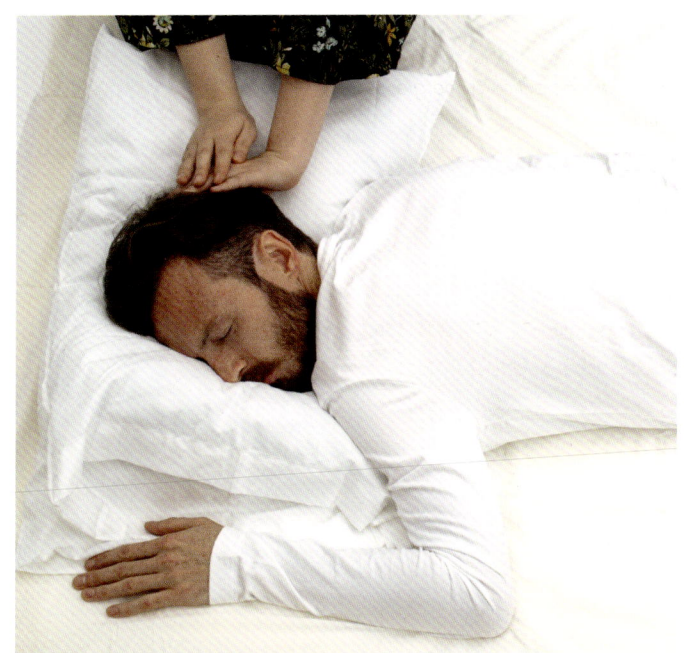

7 *Legen Sie Ihre Hände schließlich auf die Kopfoberseite, um die weiße oder violette Kronenchakra-Energie zu erhalten. Ihre Intuition führt Sie. Zum Abschluss streichen Sie drei Mal sanft den Rücken Ihres Partners hinab von den Schultern zu den Hüften. Nach einer Weile können Sie beide darüber sprechen, wie sich diese Erfahrung anfühlte.*

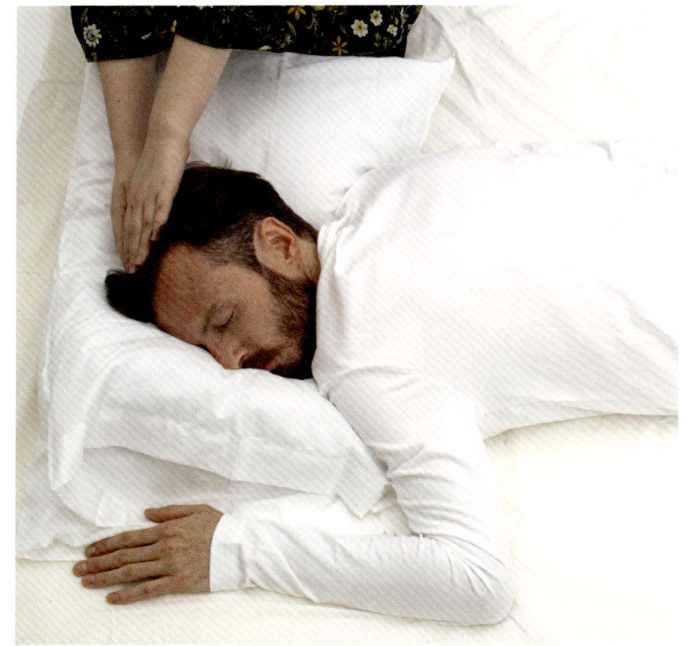

FARBHEILUNG DURCH ERNÄHRUNG Wir haben bereits über

die vielen verschiedenen Wege gesprochen, Energie durch die Chakren zu erfahren, indem wir verschiedene Heilungswerkzeuge und -ansätze verwenden. Ein anderer wichtiger Weg, Energie in den Körper zu bringen, geschieht durch unsere Nahrung. Wenn Sie sich der Chakra-Energie und der damit verbundenen Farben in Ihrem Leben bewusst werden, lohnt es sich auch, über Ernährung nachzudenken, um Ihrer Energiearbeit eine weitere Dimension hinzuzufügen.

Wenn wir essen, werden verschiedene Sinne angesprochen. Der Anblick der Nahrung ist dabei ebenso wichtig wie der Geschmack oder das Aroma. Einige kulinarische Traditionen, wie zum Beispiel japanisches Sushi, spielen mit sorgfältig auf dem Teller verteilten Farben und Formen.

Sind Sie sich der Farben auf Ihrem Teller bewusst? Wie wäre es, diese mit mehr

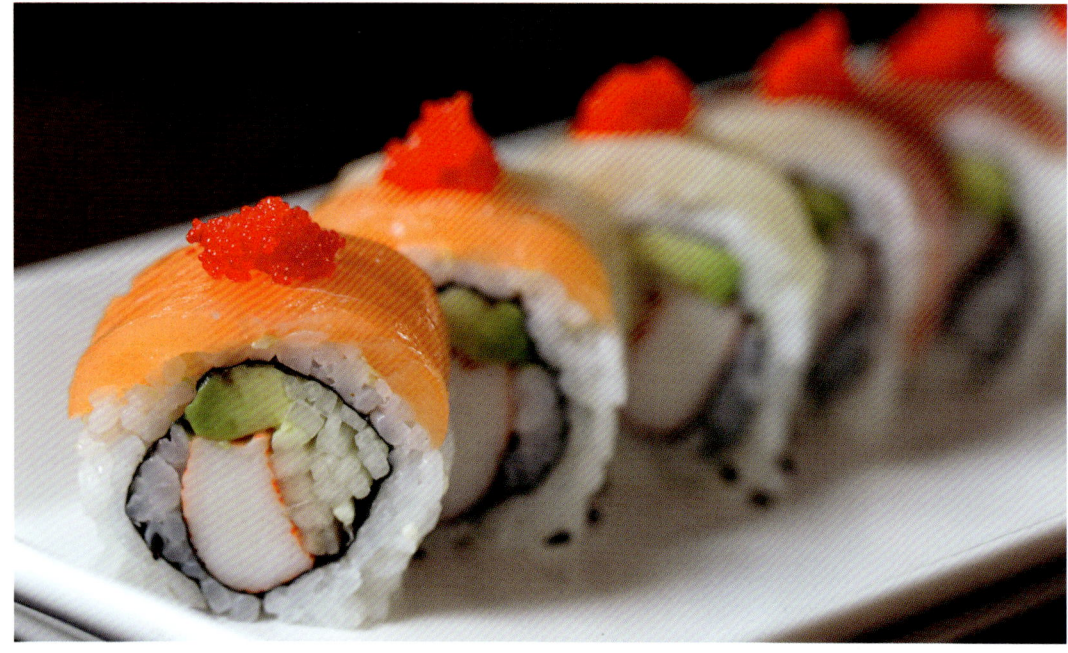

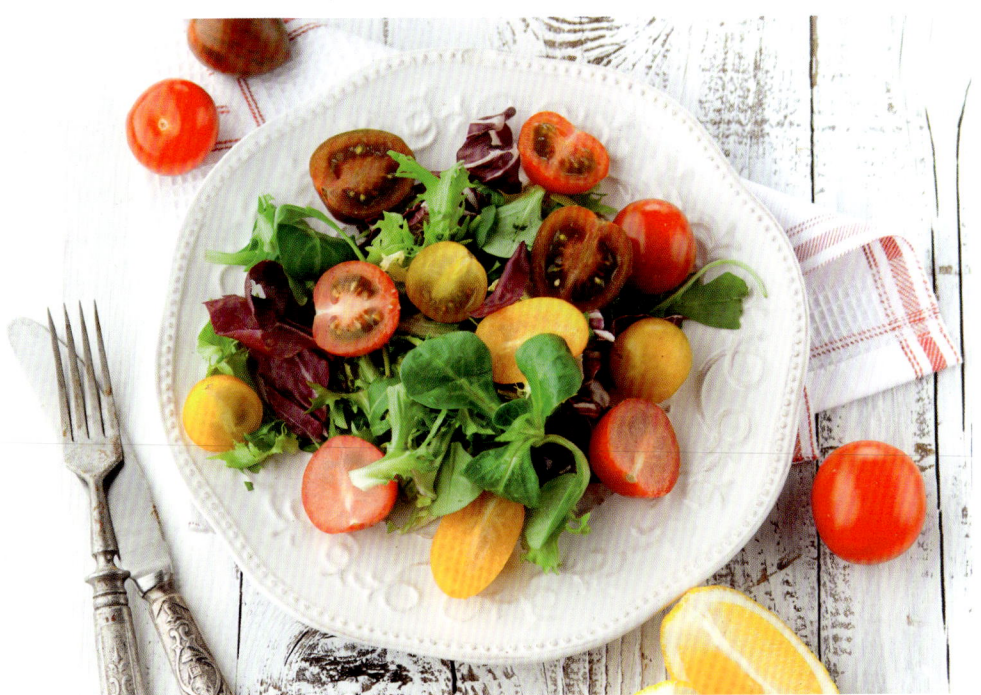

Bewusstsein zu arrangieren? Bei einem Salat etwa: sattgrüne Blätter, leuchtend rote Tomaten, geriebene orangefarbene Karotten, hellgrüne Gurken, leuchtend gelbe Paprika. . .

Aufwärmen

Wenn Ihr Akku leer ist, gibt es nichts Besseres als ein warmes, lebendiges Curry voll reicher Aromen, um Ihren Appetit zu wecken, und die warmen Farben beleben Ihre Wurzel- und Sakralchakren. Sie können auch das würzige Rot von Chilischoten probieren, um Ihr Wurzelchakra in Schwung zu bringen.

Bunte Leckereien

Smoothies eignen sich großartig, um Ihre Chakren zu unterstützen. Reichhaltige rote Beeren für das Wurzelchakra, blaue Beeren für die Chakren des Halses und des Dritten Auges, goldene Früchte wie Ananas oder Mango für das Sakral- oder Solarplexuschakra: Die kreativen Möglichkeiten sind endlos – und machen Spaß. Geben Sie nicht nur Ihrem Körper, sondern auch Ihrem Geist Nahrung.

CHAKRA-FARBEN TRAGEN

Kleidung in Chakra-Farben ist eine weitere Möglichkeit, diese Energie während des Tages bei sich zu tragen. Das funktioniert sowohl für Frauen als auch für Männer. Auch im Büro kann ein Anzug mit einer farbigen Krawatte belebt werden. Wenn für Ihren Job eine Uniform unverzichtbar ist, tragen Sie Ihre Lieblingschakra-Farben wann immer möglich in Ihrer Freizeit.

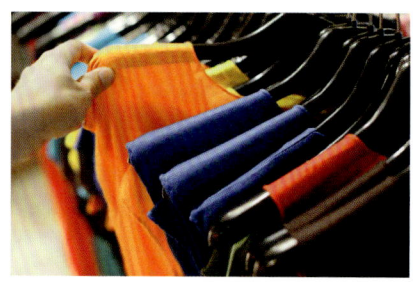

Kolorieren Sie Ihre Welt

Über Chakra-Farben bei der Kleiderwahl nachzudenken, bringt eine neue Lebensfreude und Energie in Ihren Tag – Sie können diese Energie, wörtlich gesprochen, durch den Tag tragen.

Die Hauptchakra-Farben sind rot, orange, gelb, grün, blau, indigo und violett: lauter lebhafte Farbtöne. Diese exakten Farbtöne könnten sich zu hell oder zu intensiv anfühlen, also versuchen Sie einmal, diese abzuwandeln, um ein bestimmtes Chakra zu symbolisieren. Zum Beispiel steht ein helles Orange nicht jedem, aber weiche Aprikosenfarben sind leichter zu tragen. Starkes Violett könnte etwas zu heftig wirken, aber mit Flieder oder einem weichen Lila sind Sie auch im Thema.

Was Ihr Geschmack Ihnen sagt

Schauen Sie mal in Ihren Kleiderschrank. Welche Farben dominieren, welche haben Sie instinktiv zu den Ihren gemacht? Wenn Sie viel schwarz, grau und weiß haben, könnte Ihr Leben definitiv etwas Farbe gebrauchen. Farbberater könnten Ihnen helfen, die richtige Palette zu finden. Mit cleveren Accessoires, wie etwa Schals, bringen Sie ein wenig Chakra-Farbenergie in Ihren Tag, sogar an den Arbeitsplatz.

Beim nächsten Einkauf

Wie wäre es mit einem Set T-Shirts in den sieben Chakra-Farben (oder in Abstufungen, mit denen Sie sich wohl fühlen)? Wenn Sie an einem bestimmten Chakra arbeiten, versuchen Sie auch, die Farbe dieses Chakras zu tragen. Schauen Sie, ob und wie Ihre Chakren-Heilpraxis davon profitiert.

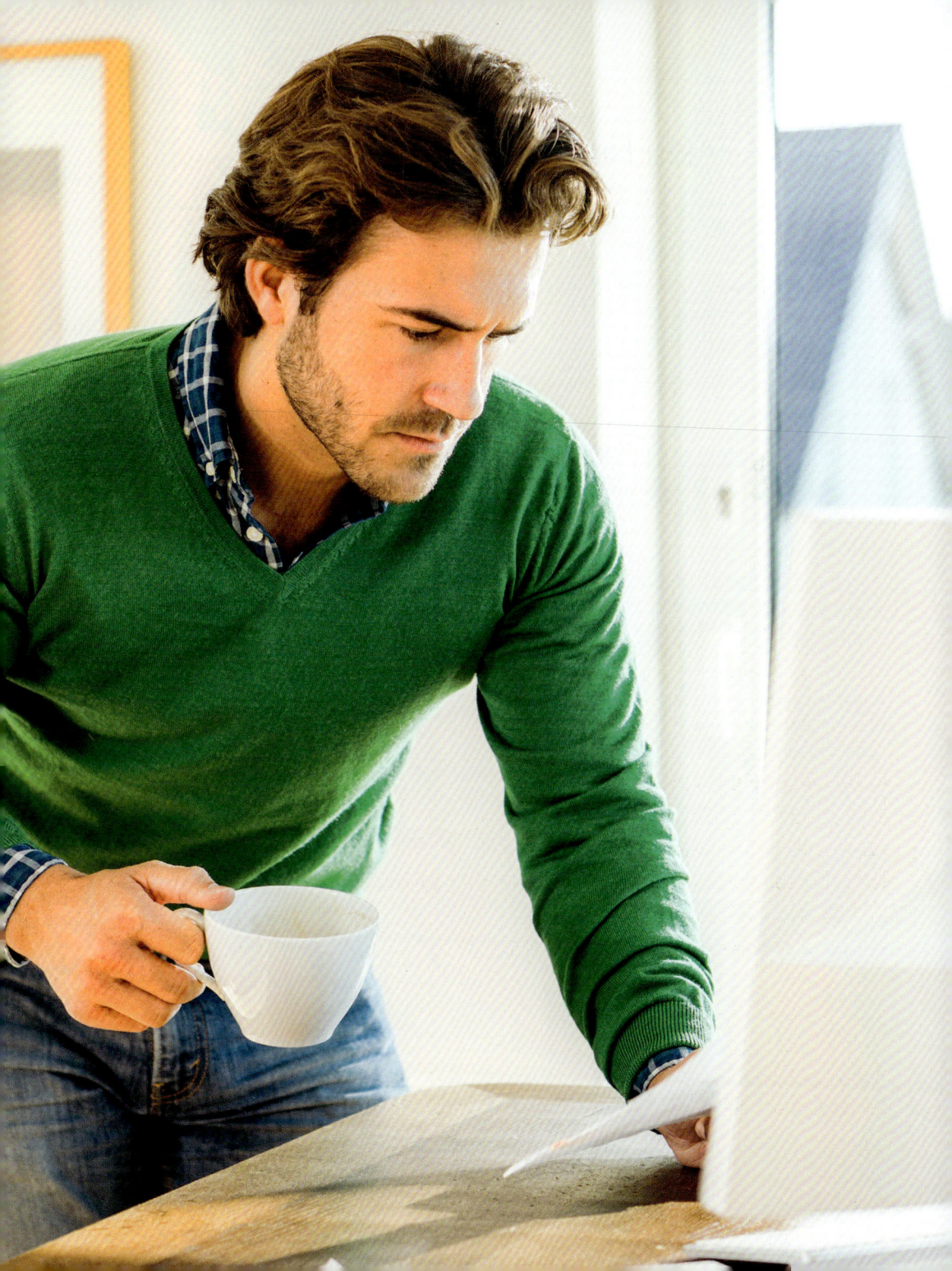

Klänge & Chakren

Im Abschnitt über das Halschakra haben wir Ihnen auf den Seiten 86–87 eine Übung vorgestellt, bei der die verschiedenen Vokale als einfache Stimmübung verwendet werden, mit denen Sie die Wirkung dieser Klänge auf Ihr Halschakra selbst erfahren können. Die Arbeit mit Tönen und Klängen ist ein sehr wichtiger Bestandteil der Chakrenarbeit. In hinduistischen und buddhistischen Traditionen werden Klänge zu heiligen Wörtern und Phrasen (Mantras) kombiniert und wegen Ihrer heilenden Wirkung gesungen.

Die vorgestellte, einfache Stimmübung ist tatsächlich auch eine Chakrenausgleichsübung. Die Vokale können mit den ersten fünf Chakren verknüpft werden.

A	Wurzelchakra
E	Sakralchakra
I	Solarplexuschakra
O	Herzchakra
U	Halschakra

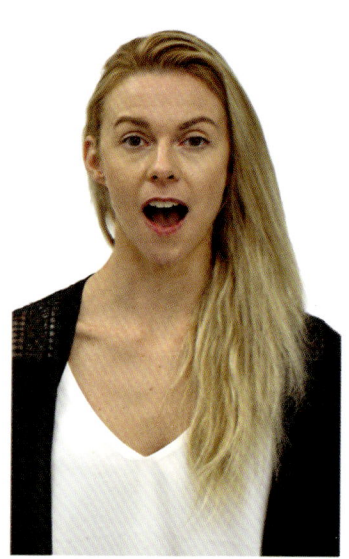

A

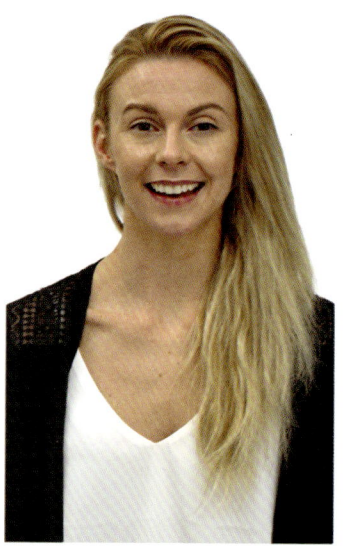

E

168

Es ist sehr hilfreich, die fünf Vokallaute zu sprechen oder zu singen, um diese fünf Chakren in Vorbereitung auf die Arbeit auf den höheren Ebenen des Dritten Auges und des Kronenchakras zu energetisieren und zu heilen.

Der einfache Vokal klingt klar und reinigt die Energievibrationen. Damit ist der Anfang gemacht. Für die zwei höheren Chakren ist das Singen von Mantras der nächste Schritt.

Inspirierende Stimmen

Ein wunderschönes Mantra ist das bekannte „Om mani padme hum", das Sie auf einer für Ihre Stimme angenehmen Tonhöhe singen können. Dieses uralte wunderschöne Mantra ist ein Ausdruck des „Juwels im Lotos", des Symbols des Kronenchakras. Es thematisiert die Einheit mit dem Universum, die über das Leiden hinausgeht, und die Liebe für alle Wesen.

Buddhistischen Mönchen zuzuhören, die dieses Mantra singen, ist eine starke Erfahrung – heilend, beruhigend und erhebend. Es entstand vor Hunderten von Jahren in den Bergen von Tibet. Die Tatsache, dass es Millionen Male über so lange Zeit gesungen wurde, verleiht diesen Klängen tiefe Kraft und Bedeutung. Dieses Mantra stärkt und ergänzt alle Chakren, besonders das Dritte Auge und das Kronenchakra.

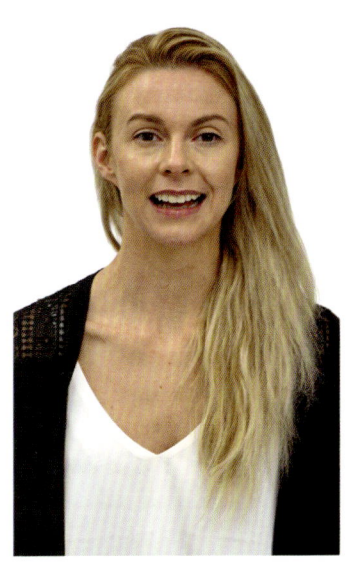 I

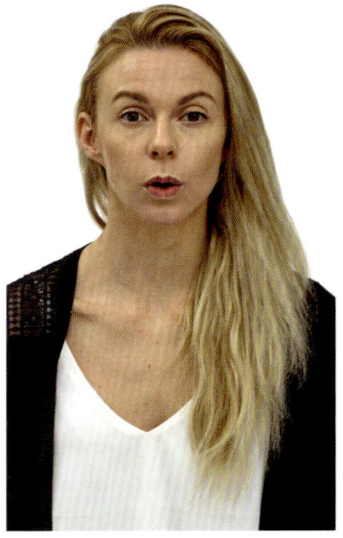 O

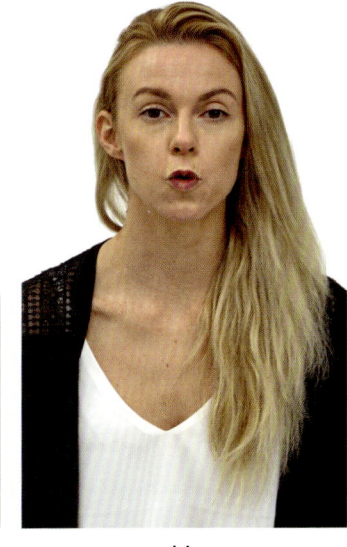 U

ALTE INDISCHE CHAKRA-KLÄNGE

In den hinduistischen Traditionen haben die sieben Hauptchakren ihre eigenen Laute. Diese werden *Bijas* genannt, "Samenlaute". Diese „Laute" sind ein uralter Aspekt des Chakrensystems und gehen bis zu seinen tiefsten Wurzeln zurück. Die einzelnen Silben sind jeweils Elemente des Bewusstseins, die sich durch die Stimme in einer bestimmten Resonanz ausdrücken und zur höchsten Ebene der spirituellen Schwingung im Kronenchakra führen.

Das Singen der Bijas ist Ausdruck universeller Liebe. Wenn Sie diese Silben lernen, versuchen Sie, sich gleichzeitig auf das relevante Chakra zu konzentrieren und sich der Resonanz dieser Klänge in deren Zentren bewusst zu sein. Machen Sie diese Übung am besten mit gekreuzten Beinen auf dem Boden oder setzen Sie sich, wenn das nicht angenehm ist, gerade auf einen festen Stuhl, Ihre Füße flach auf den Boden, Ihre Hände liegen entspannt in Ihrem Schoß.

Während Sie die Bijas singen, heilen und energetisieren Sie jedes Chakra der Reihe nach mit seiner ganz eigenen, alten Schwingung. Jede der ersten fünf Silben besteht aus Konsonanten, die den Vokallaut in ihre Mitte nehmen. In der alten hinduistischen Tradition sind die Vokallaute ewiger Geist und die Konsonanten bringen sie auf die Erde. Das Om ist ein reines Gleichgewicht von einem Vokal, einem Konsonanten – Erde und Geist in perfekter Harmonie.

Bijas

Beachten Sie, dass die beiden höheren Chakren als Om, die erste Silbe in „Om mani padme hum", ausgedrückt werden. Om ist eine sehr mächtige Silbe in diesem Mantra: Es beruhigt den Geist, besänftigt und schafft ein Gefühl von innerer Ruhe und Harmonie.

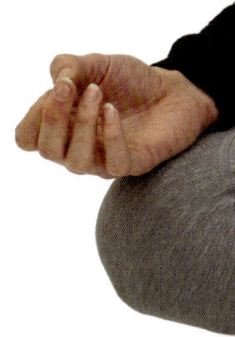

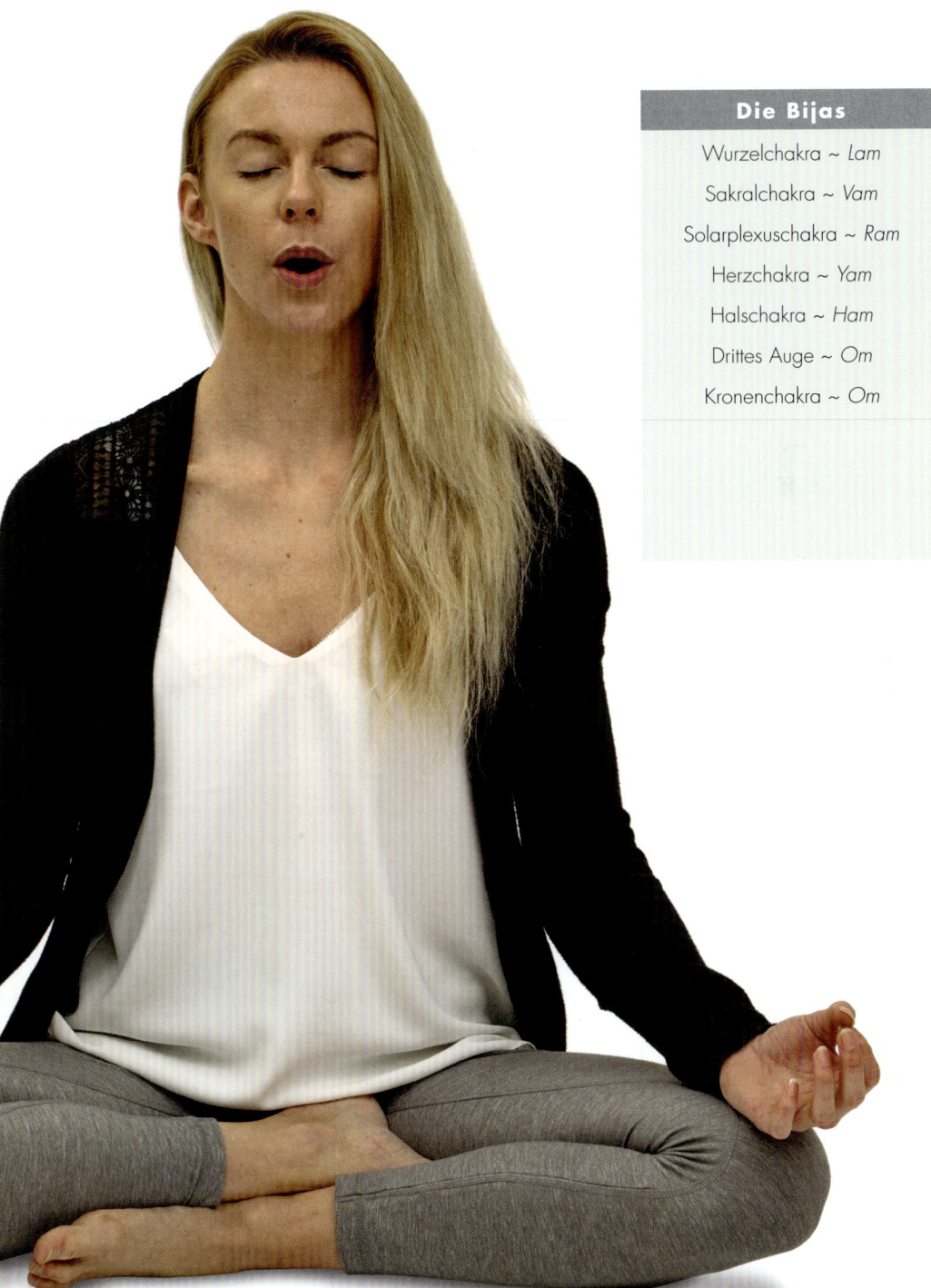

Die Bijas

Wurzelchakra ~ *Lam*

Sakralchakra ~ *Vam*

Solarplexuschakra ~ *Ram*

Herzchakra ~ *Yam*

Halschakra ~ *Ham*

Drittes Auge ~ *Om*

Kronenchakra ~ *Om*

KLANGHEILUNGSWERKZEUGE Mit Klängen zu heilen ist eine alte
Praxis, die ihre Wurzeln in Tibet und China hat. Die Instrumente, die auf diesen Seiten
gezeigt werden, schwingen bei bestimmten Frequenzen, deren Töne den Energien der
Chakren entsprechen. Wenn man sie auf, neben oder nahe dem Körper spielt, überträgt sich die Schwingung auf das energetische Feld der betreffenden Person und trägt
so dazu bei, tiefe Gefühle der Entspannung und des Friedens zu fördern. Sie werden
feststellen, dass bestimmte Töne und Klänge, wenn Sie ihnen zuhören, Sie ansprechen
und sich gut anfühlen – das sind die, die Sie brauchen.

Klangschalen

Wir haben auf Seite 23 gesehen, dass handgemachte tibetische Klangschalen aus einer traditionellen Kombination von Edelmetallen vibrieren oder sogar auf den Körper gelegt werden können und ihre Klangresonanz in die Chakren übertragen.

Die Tibeter verwenden unterschiedlich große und gestimmte Schüsseln, um die einzelnen Chakren zu energetisieren. Prüfen Sie beim Kauf einer Schale, auf welches Chakra sie abgestimmt ist. Wenn Sie den Klang einer Schüssel mögen, schwingt sie mit Ihnen. Es ist interessant herauszufinden, welches Chakra reagiert, weil es Energie benötigt.

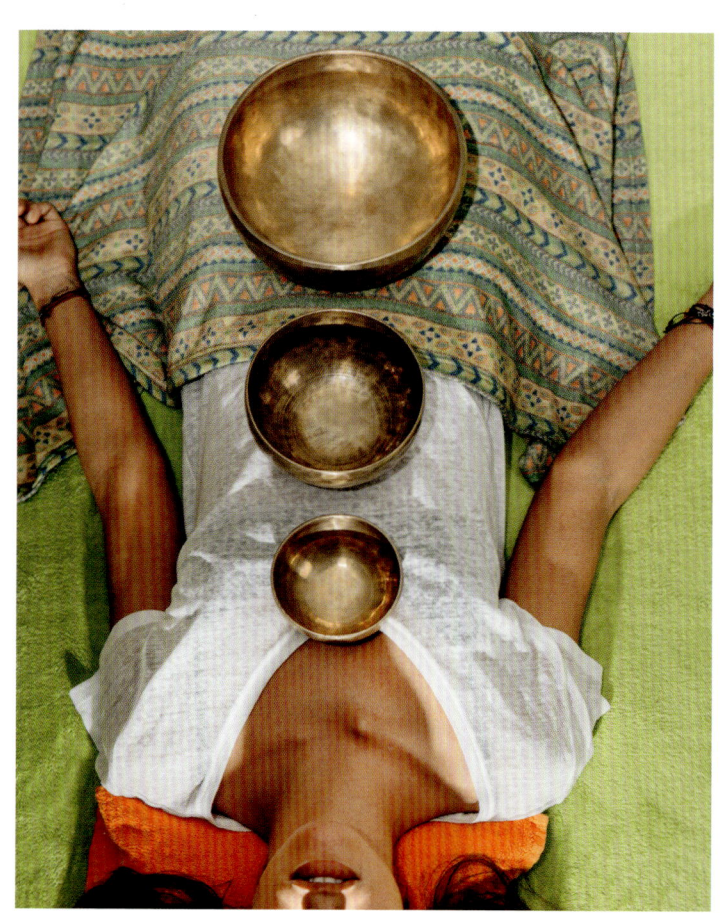

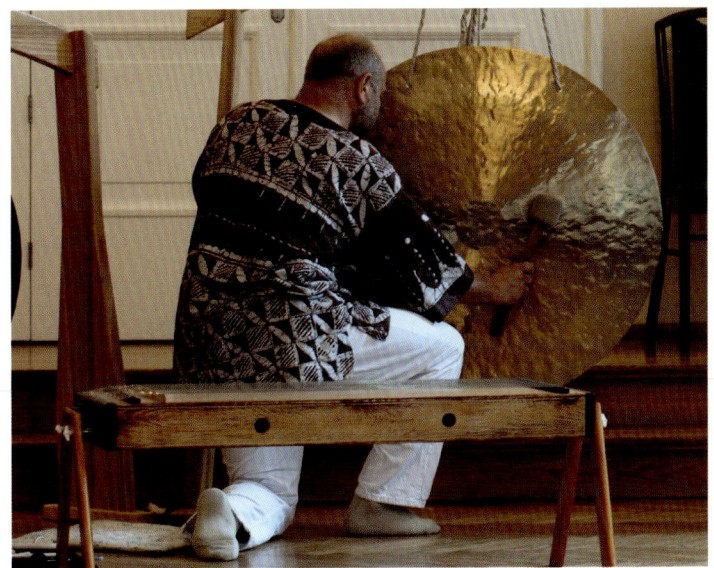

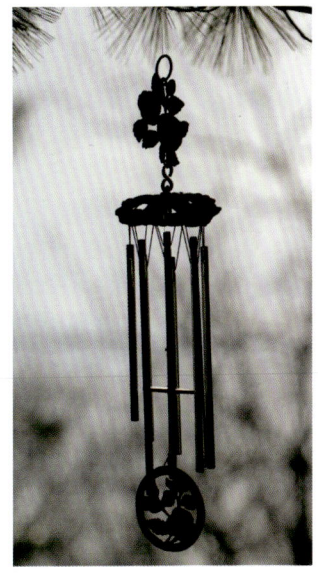

Gongs

Chinesische Metallgongs sind eine deutliche Erweiterung der Klangschalen. Sie werden immer noch aus altbewährten Metallen hergestellt. Gongs können viele verschiedene Klänge haben – hohe und helle, die mit den höheren Chakren mitschwingen, oder tiefe und resonante, die die unteren Chakren energetisieren. Klangheiler positionieren Gongs an Ihrem Kopf oder Ihren Füßen, sodass ihre Vibration wie eine Welle über Sie hinweggeht. Riesige Gongs wurden am chinesischen Kaiserhof verwendet; sie klingen wie himmlische Türen, die sich öffnen.

Klangstäbe

In der chinesischen Kunst des Feng-Shui sind Glockenspiele ein einfaches und schönes Mittel, wohltuende Schallwellen in Ihren Raum zu bringen. Sie sind erhältlich aus Metall, Holz oder Bambus. Hören Sie ihnen gut zu, und Ihre Intuition wird Sie zu dem Klang führen, der sich gut für Sie anfühlt. Draußen in einem Garten entlockt der Wind den Klangstäben sanfte Klangwellen, drinnen können Sie mit einem Finger darüberstreifen, um Ihren Raum mit ihren Tönen zu reinigen.

IN KLANG BADEN

Die ultimative Klangheilbehandlung ist ein Klangbad. Klangheiler verwenden dazu viele verschiedene Klangwerkzeuge: Glocken, Glockenspiele, Gongs, tibetische Klangschalen und solche aus Kristall, die sich zu wunderschönen Klang- und Schwingungskombinationen rund um Ihren Körper verbinden.

Für ein Klangbad legen Sie sich einfach entspannt hin und lassen die Klänge und Vibrationen auf sich wirken, die all Ihre Chakren einstimmen und energetisieren und Ihren Körper und Geist ins Gleichgewicht bringen. Ein auf Ihre Heilbedürfnisse abgestimmtes Klangbad ist ebenfalls eine wunderbar entspannende Erfahrung. Schauen Sie, ob es in Ihrer Nähe Klangheiler gibt, damit Sie diese Behandlung ausprobieren können.

Seien Sie ihr eigener Heiler

Wenn kein Klangheiler zur Verfügung steht, versuchen Sie es einmal mit Heilungsmusik, die auf CD oder über Streaming-Dienste erhältlich ist. Jede Kultur hat ihre eigene Definition von heilendem Klang: die Pfeifen der Anden, die Klangstäbe und Glocken von Tibet, die Gongs von China, die schamanischen Trommeln und Gesänge amerikanischer Indianer oder die schönen Harmonien des gregorianischen Gesangs. In der New-Age-Musik gibt es viele Arten von klangheilender Musik, einige sind sorgfältig auf Chakraheilung ausgerichtet. Finden Sie heraus, welche Sie anspricht, und lassen Sie sich dabei von Ihrer Intuition leiten.

Finden Sie Ihren Sound

Ein eigener Soundtrack kann Ihrer Chakra-Heilmethode sehr zugutekommen. Versuchen Sie, mit Hintergrundmusik oder in Stille zu arbeiten, und beachten Sie, wie beide Erfahrungen auf unterschiedliche Weise unterstützend wirken.

Die Erforschung der verschiedenen Traditionen von Klangheilung ist eine faszinierende Reise, vor allem wenn Sie die besonderen Klänge finden, die für Sie funktionieren. Je mehr Sie an Ihren Chakren arbeiten, desto besser stimmen sich Ihre Sinne auf die Schwingung ein, die Ihr System unterstützen und heilen.

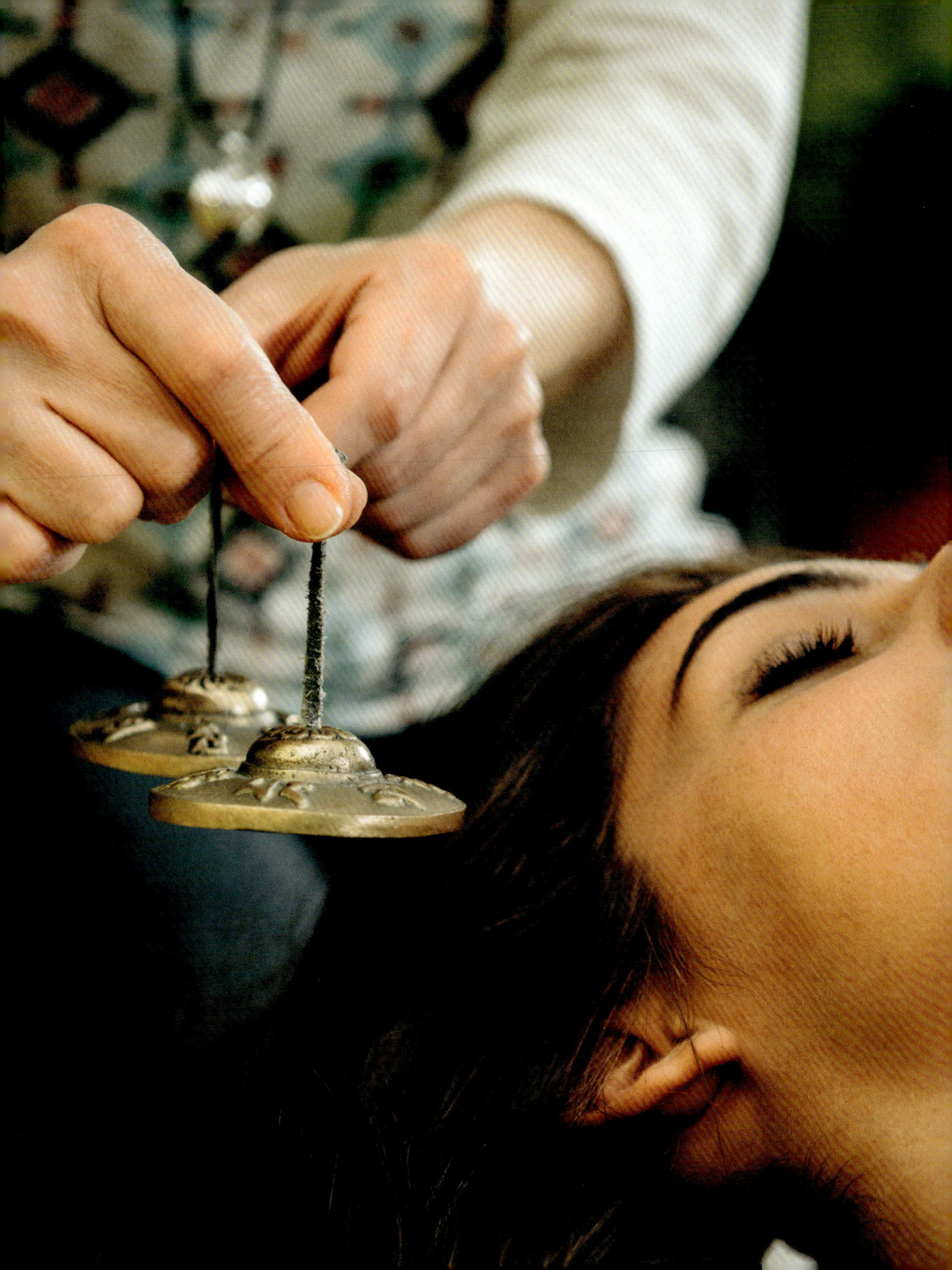

CHAKRA-ENERGIEN IM TÄGLICHEN LEBEN

In diesem Kapitel untersuchen wir, wie Sie die Energien der Chakren im täglichen Leben beobachten können. Nun, da Sie sie besser verstehen, werden Sie erkennen, wie verschiedene Chakra-Energien sich in den Handlungen anderer oder in verschiedenen Lebenssituationen zeigen. Dieses Verständnis ist bestens geeignet, die eigene Selbstwahrnehmung im Leben zu erhöhen und Ihnen zu helfen, die Energien anderer Menschen zu schätzen.

Die Chakren bei der Arbeit beobachten: Einleitung

Hier werden wir untersuchen, wie wir die Chakren im täglichen Leben, in der Welt, in der wir arbeiten, beobachten können.

Während unserer Reise haben wir die Chakren einzeln im Detail erforscht und Wege gesucht, sie zu erfahren, zu verstehen und sie wiederherzustellen. Wenn Sie mit Ihren Chakren arbeiten und spüren, wie sich ihre Energie verbessert, kann es verlockend sein, diese Praxis völlig vom täglichen Leben getrennt zu halten, um sie als etwas Spirituelles im Gegensatz zum Alltag zu betrachten. Es ist zwar gut, einen besonderen, ruhigen Raum für spirituelle Übungen zu haben, aber es ist auch von Vorteil, wenn dieses neue Bewusstsein andere Aspekte Ihres Lebens durchdringt.

Wie? Nun, da Sie die Chakren und ihre Energien besser kennen und verstehen, können Sie Ihre Zeichen, Verhaltensweisen, Aktivitäten und Dinge, bei denen Sie sich gut fühlen und die Sie im täglichen Leben herausfordern, aufgreifen und anhand der sieben Chakra-Energien überprüfen.

Andere wertschätzen

Es ist wahrscheinlich, dass Sie diese Anzeichen auch bei anderen Menschen beobachten werden. Jeder von uns hat Stärken und Schwächen, Dinge, die wir gut machen und Dinge, die wir schwierig finden. Alle von uns haben Talente, die uns zum Leuchten bringen, was auf starke Chakra-Energien hinweist. Wir sind alle faszinierend und anders. Die Chakren zu verstehen und zu beobachten, wie sie sich in anderen Menschen manifestieren, kann Ihnen in Ihren Beziehungen und Ihrer Arbeit helfen und Ihrer Kommunikation und Interaktion mehr Klarheit geben.

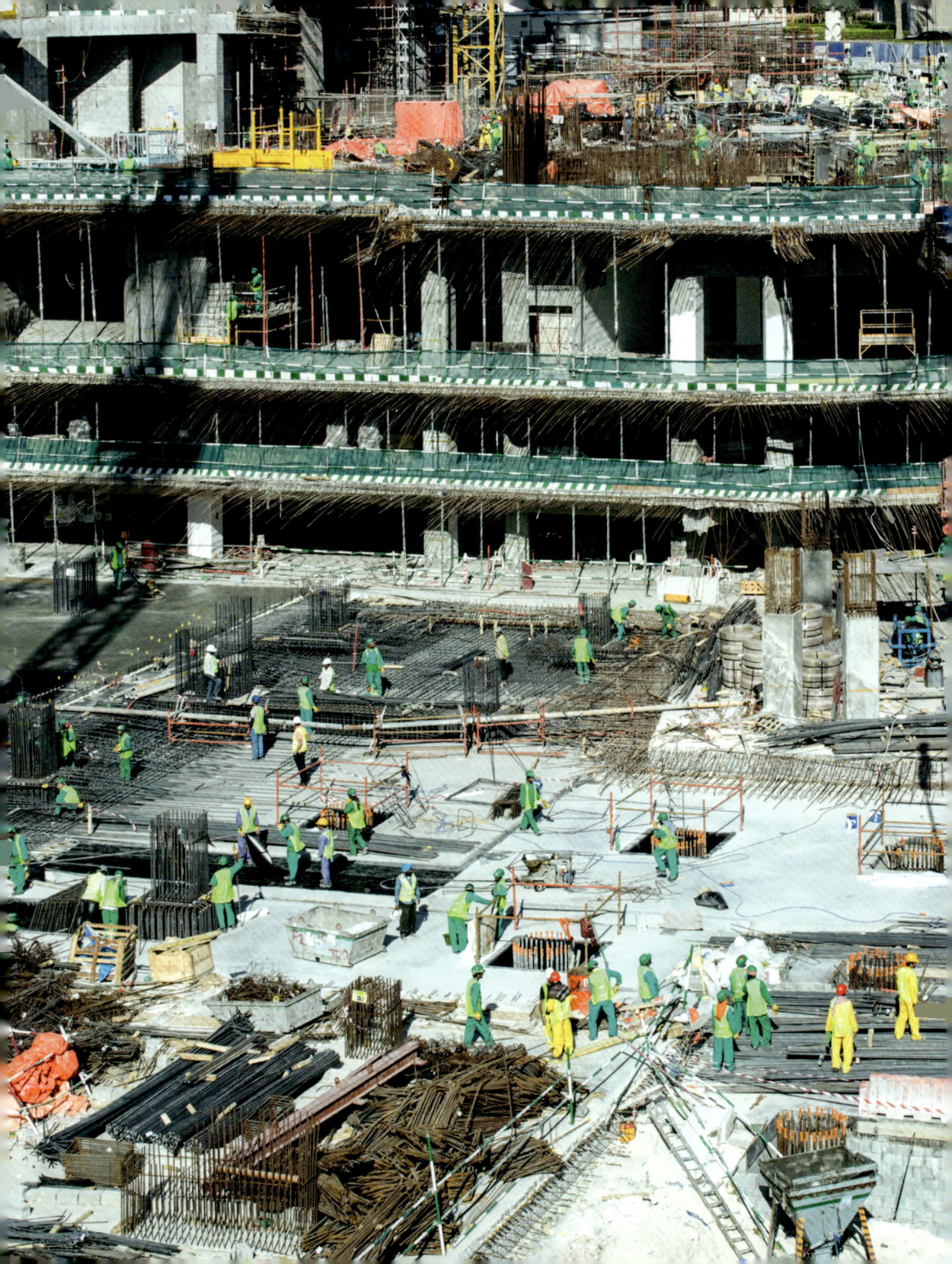

Kronenchakra-Menschen: Visionäre

Schauen Sie sich um: Jeder einzelne Gegenstand, den Sie sehen – ein Buch, eine Kerze, ein Computer, ein Teller, ein Stift – musste irgendwann irgendwo von irgendjemandem gemacht werden. Und dazu musste jemand die Idee dazu haben. Für einen Teller mag die Idee einer bestimmten Form oder Farbe oder eines bestimmten Musters der Ausgangspunkt gewesen sein: Für ein Buch vielleicht die, eine Geschichte zu einem bestimmten Thema zu schreiben: für einen Computer die, ihn noch kleiner und trotzdem sehr leistungsfähig zu bauen. Der Punkt ist, bevor eines von diesen Dingen Wirklichkeit wird, muss also jemand einen Plan haben. Ideen entstammen der Kreativität, und die ist die Domäne des Kronenchakras. Wenn die anderen Chakren ausgeglichen und offen sind, ebnet dies den Weg für die kreative Energie. Oft gibt es den Funken, den Moment, wenn die Idee im Kopf Gestalt annimmt. In diesem Stadium spielt es keine Rolle, wie diese Idee später realisiert wird. Alles, was zählt, ist die Inspiration und sie fließen zu lassen.

Die Innovatoren schätzen

An jedem Arbeitsplatz gibt es „Visionäre" oder „Ideenmenschen". Sie könnten selbst einer sein. Diese Menschen sind nicht praktisch und können ins Straucheln geraten, wenn sie sich um weltliche Aufgaben kümmern sollen, aber sie zeichnen sich durch Inspiration aus, und Ideen sind es, die das menschliche Leben vorantreiben. Diese Leute sind sehr verbunden mit ihrem Kronenchakra. Wenn Sie jemandem begegnen, der „immer in seinem Kopf" ist, hat diese Person vielleicht etwas zu geben. Wir alle haben Ideen, und man sollte sie schätzen. Vielleicht auch Sie, und Sie haben das Gefühl, dass Ihre Ideen nicht immer gehört werden. Indem Sie Ihr Kronenchakra nähren und den Funken kreativer Energie durch sich hindurchfließen lassen, werden Sie an Selbstvertrauen gewinnen, Ihre Ideen auszudrücken.

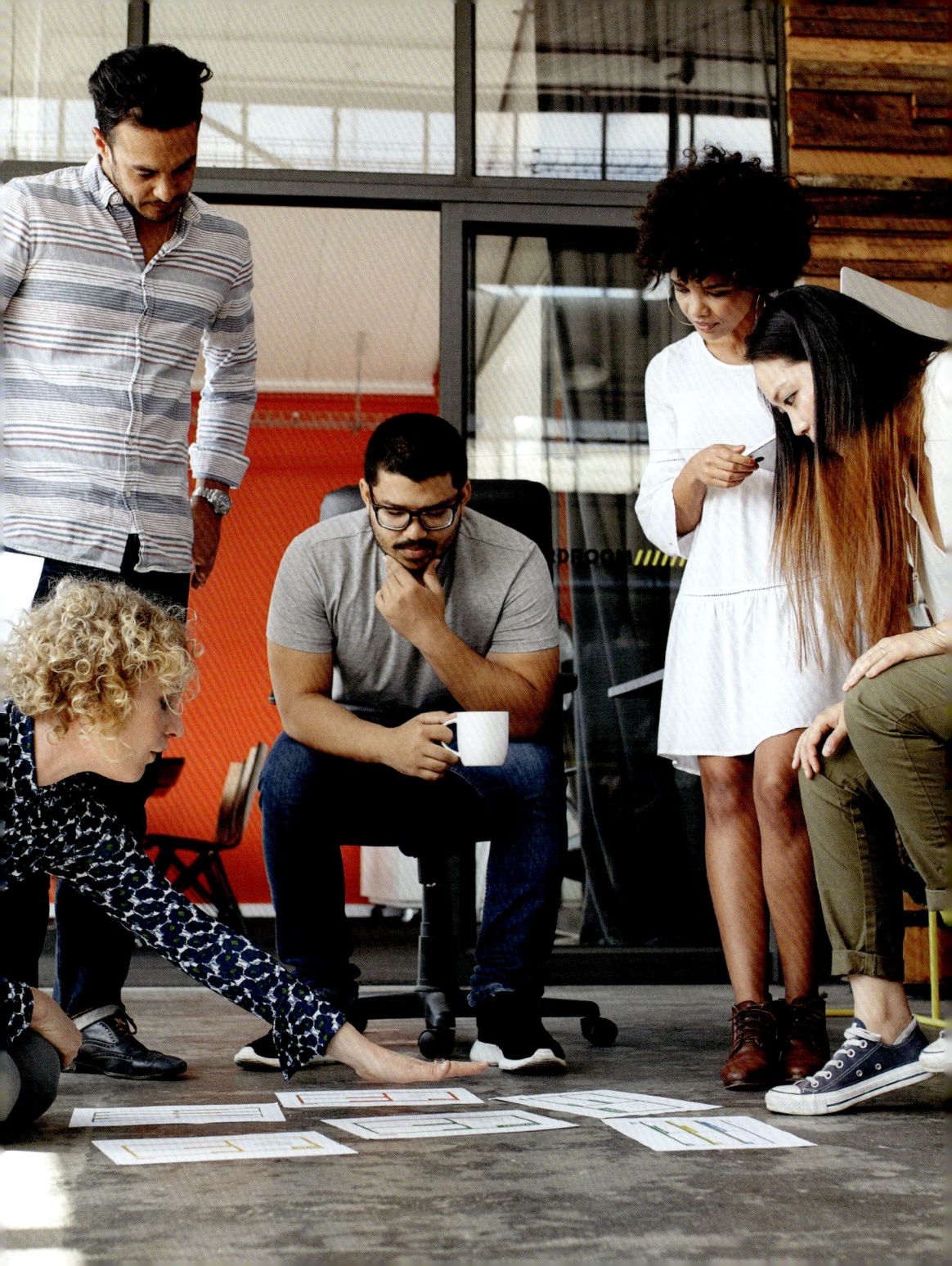

Drittes-Auge-Menschen: Designer

Intuition ist faszinierend. Manche Leute nennen sie einen „sechsten Sinn". Es ist eine innere Gewissheit, dass etwas auf eine bestimmte Art und Weise funktioniert, ohne genau zu wissen warum; es ist nicht logisch, aber irgendwie ist es richtig. Intuition lässt uns blitzschnell Verbindungen zwischen Dingen, Orten, Menschen oder Ideen herstellen, was überraschend sein kann. Die Kunst, mit Intuition zu arbeiten, besteht darin, auf sie zu vertrauen. Menschen mit starken intuitiven Fähigkeiten können die reine Idee des Visionärs nehmen und anfangen, sie in einen Kontext zu stellen, indem sie erkennen, wie, wo und warum etwas nützlich oder hilfreich sein wird.

Sie sind sehr verbunden mit ihrem Dritten Auge. Am Arbeitsplatz hat ein Visionär den Funken einer Idee, und eine intuitive Person wird sie erfassen und beginnen, ihr Gestalt zu verleihen. Sie sind Designer. Grafikdesigner etwa arbeiten auf dieser Ebene: Sie nehmen die Idee für ein Produkt auf und geben ihr Form, Farbe und Identität. In diesem Stadium existiert das Produkt selbst noch nicht, aber das „Aussehen" davon erscheint bereits.

Auch Werbung und Medien arbeiten sehr stark so: Das ständige Bombardement von Bildern, dem wir im Laufe unserer Tage über Bildschirme, Plakate, Anzeigen unterworfen sind, ist intensiv. All diese Bilder sollen unser Verlangen nach den gezeigten Produkten wecken: Wir haben sie noch nicht physisch erlebt, aber ihr Bild hat sich schon in unseren Köpfen breitgemacht.

Einen klaren Blick behalten

In der heutigen Zeit ist es sehr wichtig, die Energie des Dritten Auges aufzubauen und zu stärken. Die Intensität der Medien um uns herum lenkt uns davon ab, unsere eigene intuitive Energie zu verwenden, indem wir sie durch Ideen aus anderen Quellen ersetzen. Wir vergessen, unsere eigene Intuition einzusetzen, und wie jede Fähigkeit rostet diese dann ein. Die gute Nachricht ist, dass wir mit der Arbeit am Dritten Auge unsere Intuition wieder in Gang bringen können.

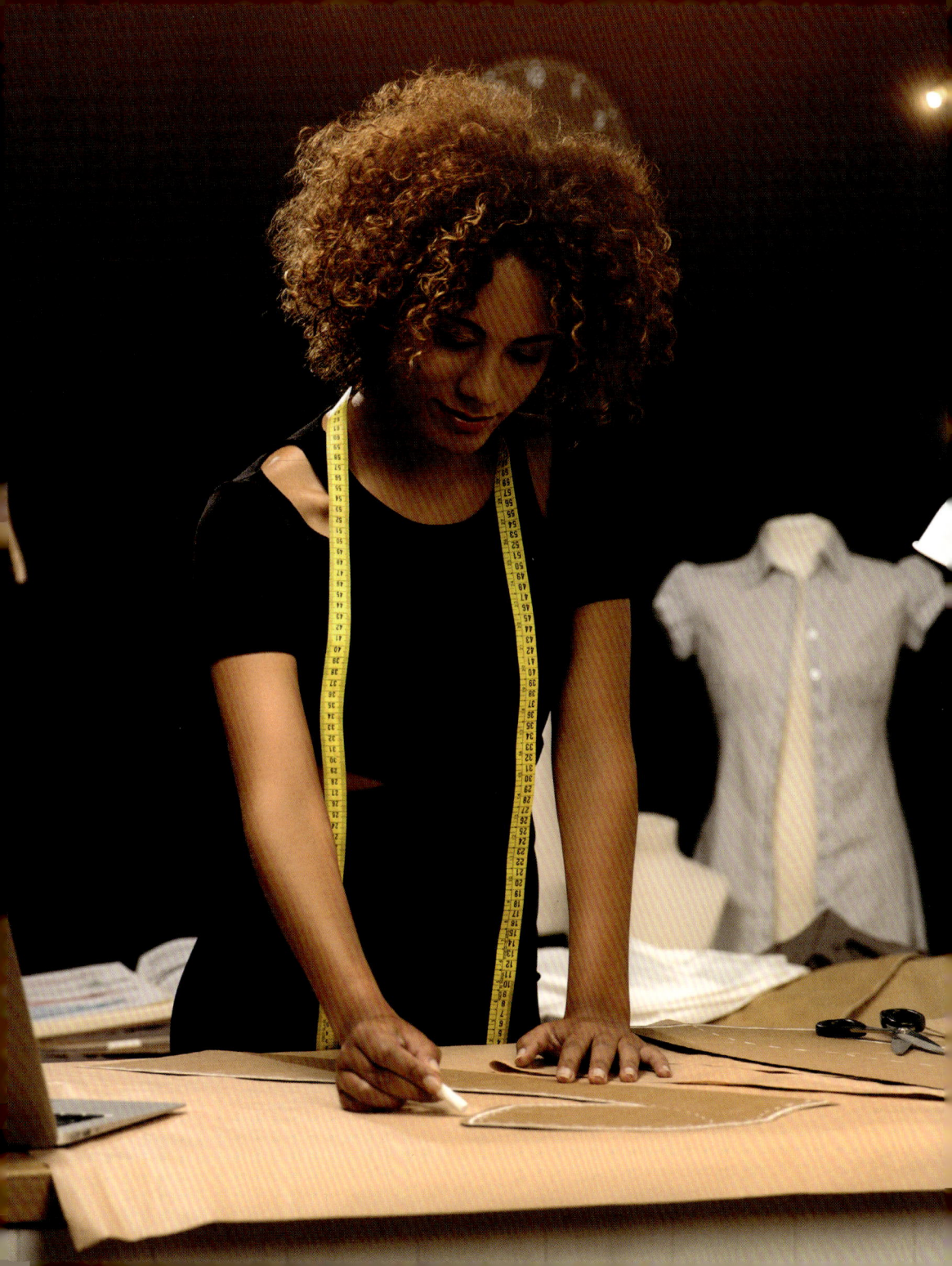

Halschakra-Menschen: Kommunikatoren

Beim Halschakra geht es um Sprechen, Singen, darum, seine Stimme zu benutzen und um Kommunikation. Dies ist die Chakra-Ebene, auf der über visionäre Ideen und intuitive Links gesprochen wird, die verbal ausgedrückt und mit anderen Menschen geteilt werden. Wenn Sie jemandem begegnen, der sehr entspannt ist und Ideen teilen, unterrichten, Dinge erklären oder vor einem großen Publikum Reden halten kann, ist es leicht zu denken: „Das ist ein echtes Talent." Tatsächlich ist diese Person aber sehr mit ihrem Halschakra verbunden, dessen Energie offen ist und fließt, sodass sie leicht die richtigen Worte findet und erfolgreich kommuniziert.

In der Welt der Musik, egal welchen Stils, schwirren einem viele Melodien im und um den Kopf, aber diejenigen, die wirklich bleiben, werden von Leuten mit echtem Talent gesungen, die Energie durch das Halschakra leiten können und Klänge erzeugen, die Sie berühren und Ihre Gefühle anregen. Wenn das Lied wirklich eine Saite in Ihnen zum Schwingen bringt, werden Sie es wahrscheinlich in Ihrem Herzchakra fühlen; Musik funktioniert auf vielen Ebenen.

Finden Sie Ihre eigene Stimme

Manche Menschen sind auf der Halschakra-Ebene talentiert, andere kämpfen damit. Viele fühlen, dass sie aus irgendeinem Grund ihre Wahrheit nicht ausdrücken können: etwa durch Schüchternheit, mangelndes Selbstvertrauen, ein Gefühl des Ungenügens. Sie werden am Arbeitsplatz um eine Präsentation gebeten, was für Sie Anlass zu schlaflose Nächte und Schweißausbrüchen ist, und am Tag X schnürt sich Ihnen die Kehle zu? Wenn das nach Ihnen klingt, dann versuchen Sie es mit Halschakra-Übungen und führen die entsprechenden Energiewerkzeuge bei sich, wenn es ernst wird. Indem Sie das Chakra auffüllen und energetisieren, können Sie diese Präsentation mit mehr Vertrauen angehen.

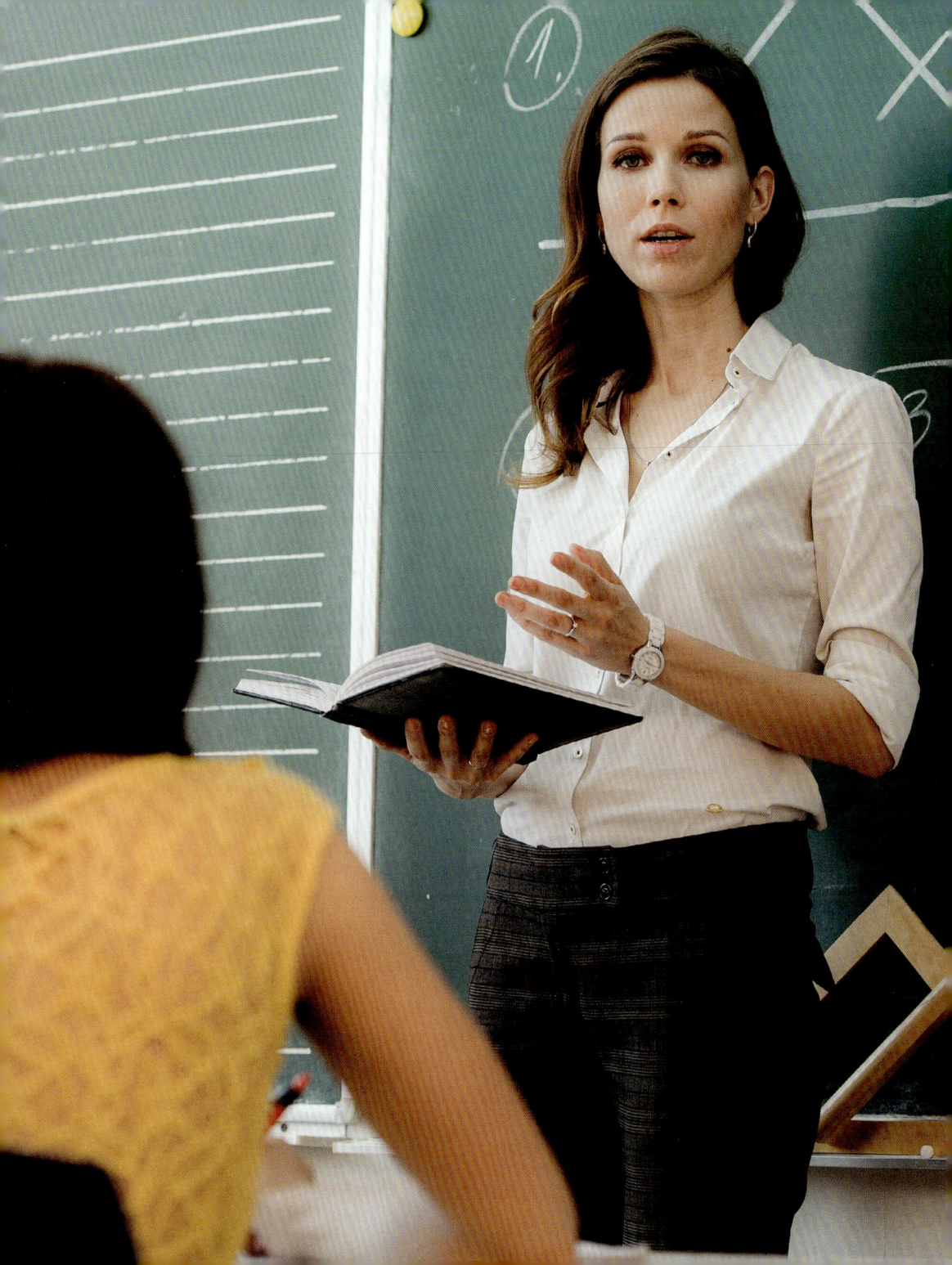

Herzchakra-Menschen: Kümmerer

Es gibt den Ausdruck „etwas mit ganzem Herzen tun". Dies beschreibt diejenigen, die tun, was sie aus Liebe tun. Wir alle kennen diese Art von Menschen – Kümmerer.

Beispiele für menschliche Großzügigkeit gibt es überall. Eltern müssen mit so vielen Aspekten des modernen Lebens jonglieren, um für ihre Kinder zu sorgen. Krankenschwestern, Ärzte, Hebammen, Rettungssanitäter, Pflegekräfte oder Therapeuten widmen sich der Pflege anderer. Sie fanden oft in diese Berufe, weil sie eine Berufung empfanden, eine Motivation, Menschen in Not zu helfen und sie zu unterstützen. Freiwillige tun Dinge ohne finanziellen Gewinn, nur aus der Motivation heraus, dazu beizutragen, das Leben der Menschen besser zu machen. Es gibt viele weitere Beispiele. Das Herz in das zu legen, was man tut, ist eine Investition der anderen Art. Man tut es nicht für das Geld, man tut es für das größere Wohl. Dies zeigt eine starke Herzchakra-Verbindung.

Liebe bewahren

Im täglichen Leben sind Sie vielleicht jemand, der sich um andere Menschen kümmert, der es mag zu helfen und der da ist, wenn er gebraucht wird. Sie sind die Person, zu der andere kommen, wenn sie ein offenes Ohr brauchen oder eine liebevolle Umarmung. Damit drücken Sie die Energie Ihres Herzchakras aus.

Menschen mit einem starken Herzchakra-Impuls müssen darauf achten, dass ihr eigenes Herzchakra immer wieder aufgeladen und wiederhergestellt wird. Symptome wie Erschöpfung, Stress, Überlastung und Burn-out sind Anzeichen dafür, dass das Herzchakra vollständig aufgebraucht ist und Sie im wahrsten Sinn Ihre Reserven alle „weggegeben" haben. Alle Herzchakra-Übungen und -Werkzeuge dienen dazu, das Herzzentrum wiederherzustellen und zu regenerieren. Ein Herzchakra-Mensch zu sein bedeutet, sich zuerst gut um sich selbst zu kümmern, damit man die Energie hat, anderen zu geben.

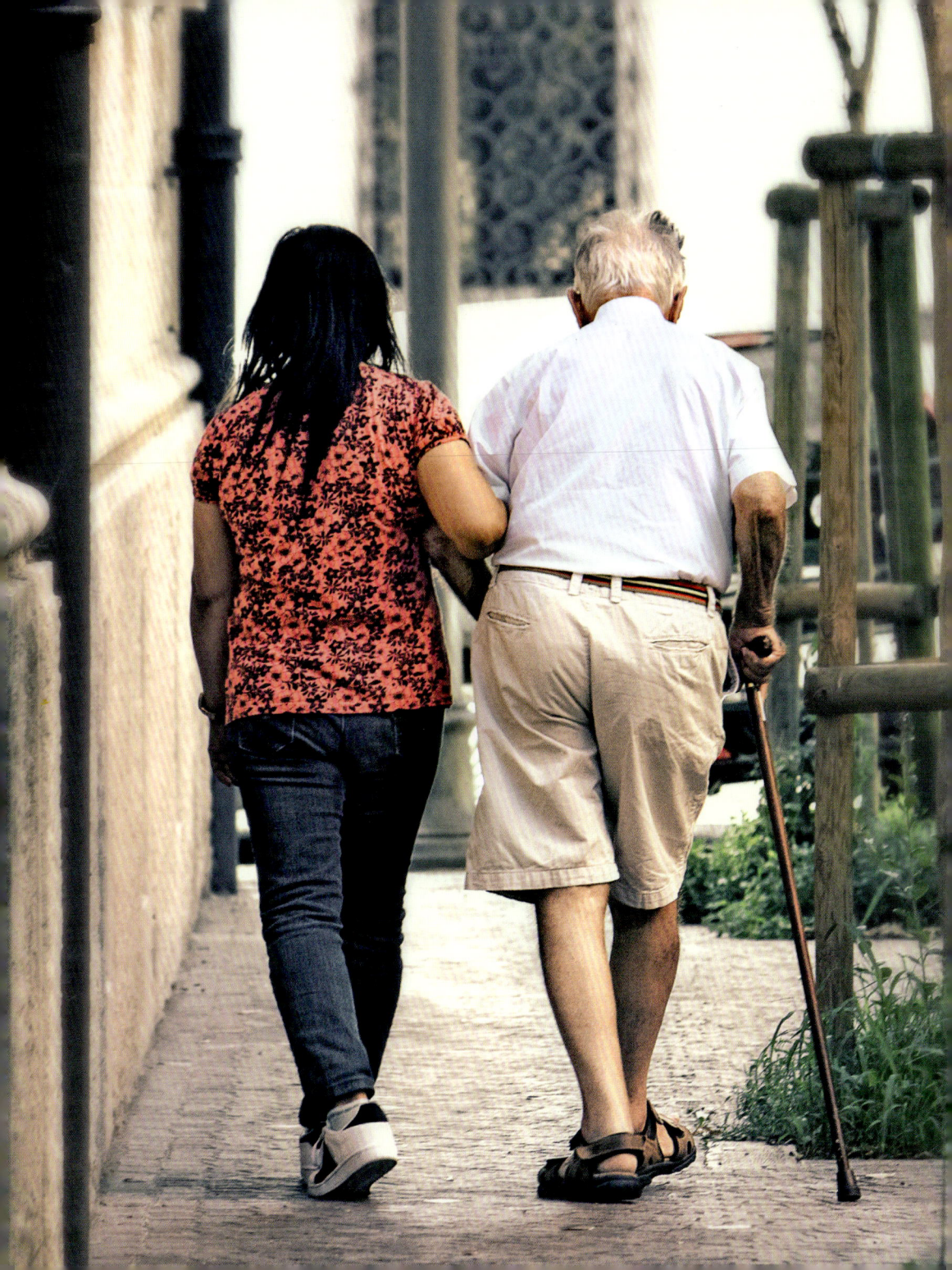

Solarplexuschakra-Menschen: Anführer

Menschen mit einem starken Solarplexuschakra sind die geborenen Anführer. Sie sind willensstarke Individuen, die sich mit ihrer persönlichen Kraft wohl fühlen. In einer positiven Situation kann Führung wie diese inspirierend sein und diejenigen, die folgen, ermutigen, das Beste aus ihrem individuellen Potenzial herauszuholen. Am Arbeitsplatz können dies Manager, Direktoren, Vorgesetzte sein – jeder, der für eine Gruppe von Menschen verantwortlich ist. Eine solche Führungsrolle ist nicht jedermanns Sache, aber damit Organisationen, Unternehmen und Länder gedeihen können, sind selbstbewusste Führungskräfte notwendig, um Dinge in Bewegung zu bringen.

Das Solarplexuschakra ist der Ort der persönlichen Kraft: Erinnern Sie sich, sein Sanskrit-Name *Manipura* bedeutet „Stadt der Edelsteine", sein Element ist Feuer. Es ist ein sehr mächtiges Chakra, in dem wir unseren Willen in der Welt manifestieren.

Gesunde Kraft

Dieses Chakra hat jedoch auch das Potenzial, aus dem Gleichgewicht gebracht und überreizt zu werden. Wenn Willenskraft nur zum eigenen Wohl eingesetzt wird oder auch, um andere zu unterdrücken, ist dies der negative Aspekt der Solarplexus-Energie. Denken Sie an Feuer: Wenn es wohltuend verwendet wird, bringt es eine willkommene Helligkeit und Wärme, aber ein loderndes Inferno kann zerstören.

Gleichgewicht erhalten

Das Solarplexuschakra muss mit der Energie des Herzchakras in Einklang gebracht werden, sodass das Gefühl des Wollens durch die Energie der bedingungslosen Liebe ausgeglichen wird. Solarplexuschakra-Energie ist für das System lebenswichtig, weil sie die Flamme liefert, die Energie, um Dinge zu bewirken; wir alle brauchen sie, um Fortschritte im Leben zu machen. Unser persönlicher Wille muss jedoch im Einklang mit den Bedürfnissen der Menschen in unserer Umgebung sein.

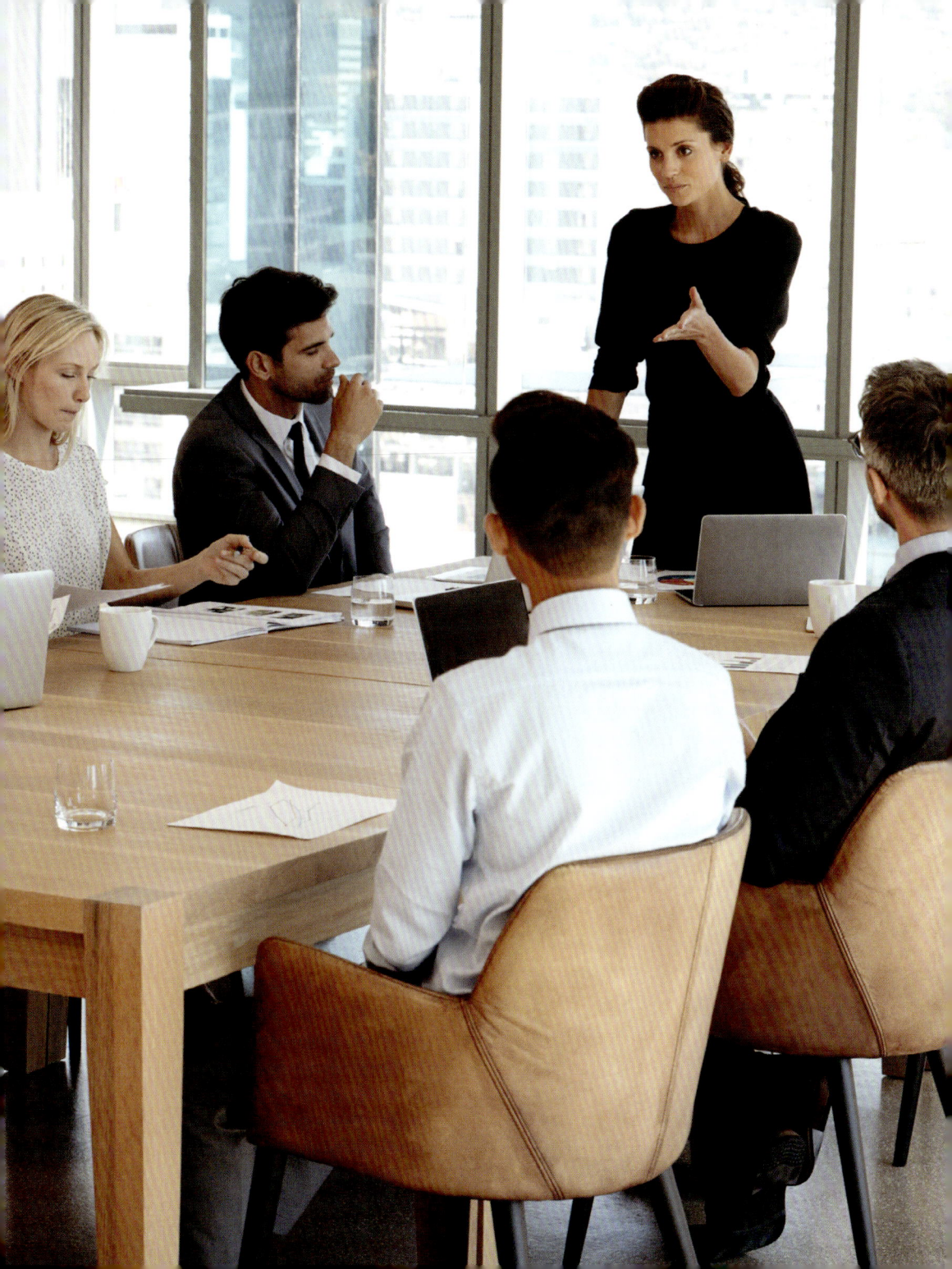

Sakralchakra-Menschen: Netzwerker

anche Menschen sind von Natur aus sehr kontaktfreudig: Sie möchten mit anderen teilen und Menschen miteinander verbinden. Sie sind die geboreren Netzwerker mit großem Freundeskreis. Sie glauben, dass man die richtigen Leute braucht, um das Leben voranzutreiben. Sie sind warmherzige, offene, freundliche Menschen, die keine Probleme haben, Sitzpläne für ein großes Abendessen zu arrangieren: Sie wissen genau, wer mit wem sitzen sollte. Diese Menschen sind sehr verbunden mit ihrer Sakralchakra-Energie.

In der Arbeitswelt leben Sakralchakra-Leute durch ihre Kontakte. Sie wissen, wen man anrufen oder anmailen muss, wenn etwas gebraucht wird, und kennen den Wert von Gastfreundschaft, um weitere Geschäftskontakte zu knüpfen. Mit anderen zu arbeiten passt besser zu ihnen als alleine und in Fokusgruppen, in Meetings und bei Brainstorming-Aktivitäten blühen sie auf.

Stärken Sie Ihre soziale Energie

Wenn es Ihnen unangenehm ist, „Teilhaber" zu sein, oder wenn Gruppen von Menschen Sie erdrücken und Sie dazu tendieren, sich für das Alleinsein zu entscheiden, ist es wahrscheinlich, dass Ihr Sakralchakra erschöpft ist und Hilfe benötigt. Die Arbeit an diesem Chakra wird Sie nicht über Nacht in eine andere Person verwandeln, aber sie kann Ihnen helfen, sich in sozialen Situationen wohler und offener zu fühlen und sich der Gelegenheiten bewusst zu werden, die man Ihnen anbietet, um Aktivitäten und Zeit mit anderen zu teilen.

Sakralchakra-Energie ist warm, offen, fröhlich und spontan, allesamt hervorragende Qualitäten, um reiche und lohnende Freundschaften aufzubauen. Niemand ist eine Insel, wie man so sagt: Wir Menschen haben uns als Spezies entwickelt, weil wir gelernt haben, zusammen zu leben, zu lieben und zu arbeiten. Die Aufrechterhaltung des Sakralchakras unterstützt ein wahrhaft soziales Leben.

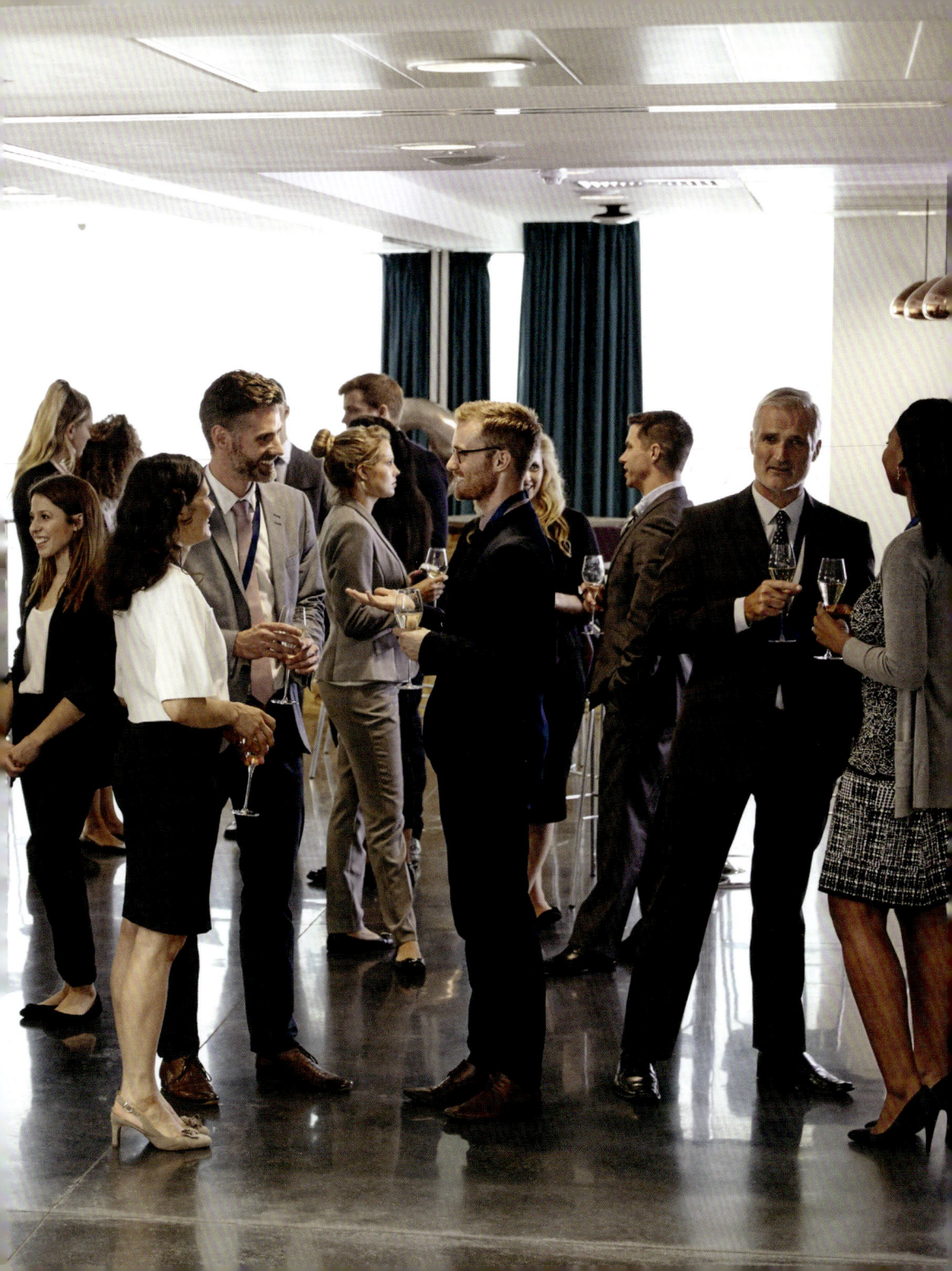

Wurzelchakra-Menschen: Macher

Als wir über Visionäre und Ideenmenschen sprachen, sagten wir, dass diese Menschen sich körperlich weniger wohlfühlen, weil sie auf der Ebene des Kronenchakras arbeiten. Keine ihrer Ideen könnte jedoch ohne diejenigen physische Gestalt annehmen, die am entgegengesetzten Ende des Spektrums arbeiten: die Macher. Das sind die Leute, die die Ärmel hochkrempeln, sich durchbeißen und tun, was nötig ist, um die Idee zu verwirklichen. Sie sind Wurzelchakra-Menschen; praktisch, geerdet, anpackend und bereit, wenn nötig, für ein Ergebnis zu schwitzen. Sie sind entscheidend für die erfolgreiche Verwirklichung jeder kreativen Idee.

Nehmen wir zum Beispiel den Bau eines Hauses: Der Visionär bestimmt den Zweck des Gebäudes, dann erstellt der Architekt einen Plan, aber das Gebäude wird erst Wirklichkeit, wenn jemand Ziegel und Mörtel mit seinen praktischen Fähigkeiten zusammenbringt, auf dass dieses Gebäude Bestand habe. Macher sind Menschen mit besonderen Fähigkeiten: Sie sind genauso lebenswichtig wie Ideenmenschen, bekommen aber nicht immer den Respekt, den sie verdienen.

Praktische Vernunft in Aktion

Mache stellen Fragen wie „Wie funktioniert das in der Praxis?", um die praktischen Implikationen von etwas zu erfahren, das sie erledigen sollen. Diese Aspekte werden oft von Menschen übersehen, die mehr Zeit im Bereich der Ideen verbringen, sodass Macher eine vitale Balance bieten.

Wenn Sie sich selbst mehr als einen Ideenmenschen betrachten, kann es interessant sein, in etwas Wurzelchakra-Arbeit zu investieren, um diese Energie in Ihrem System zu stimulieren und zu sehen, was passiert. Sie könnten plötzlich inspiriert werden, eine neue praktische Fähigkeit zu erwerben. Im Leben hat man immer die Wahl. Probieren Sie es aus: Sie wissen nie, was sich daraus entwickeln könnte.

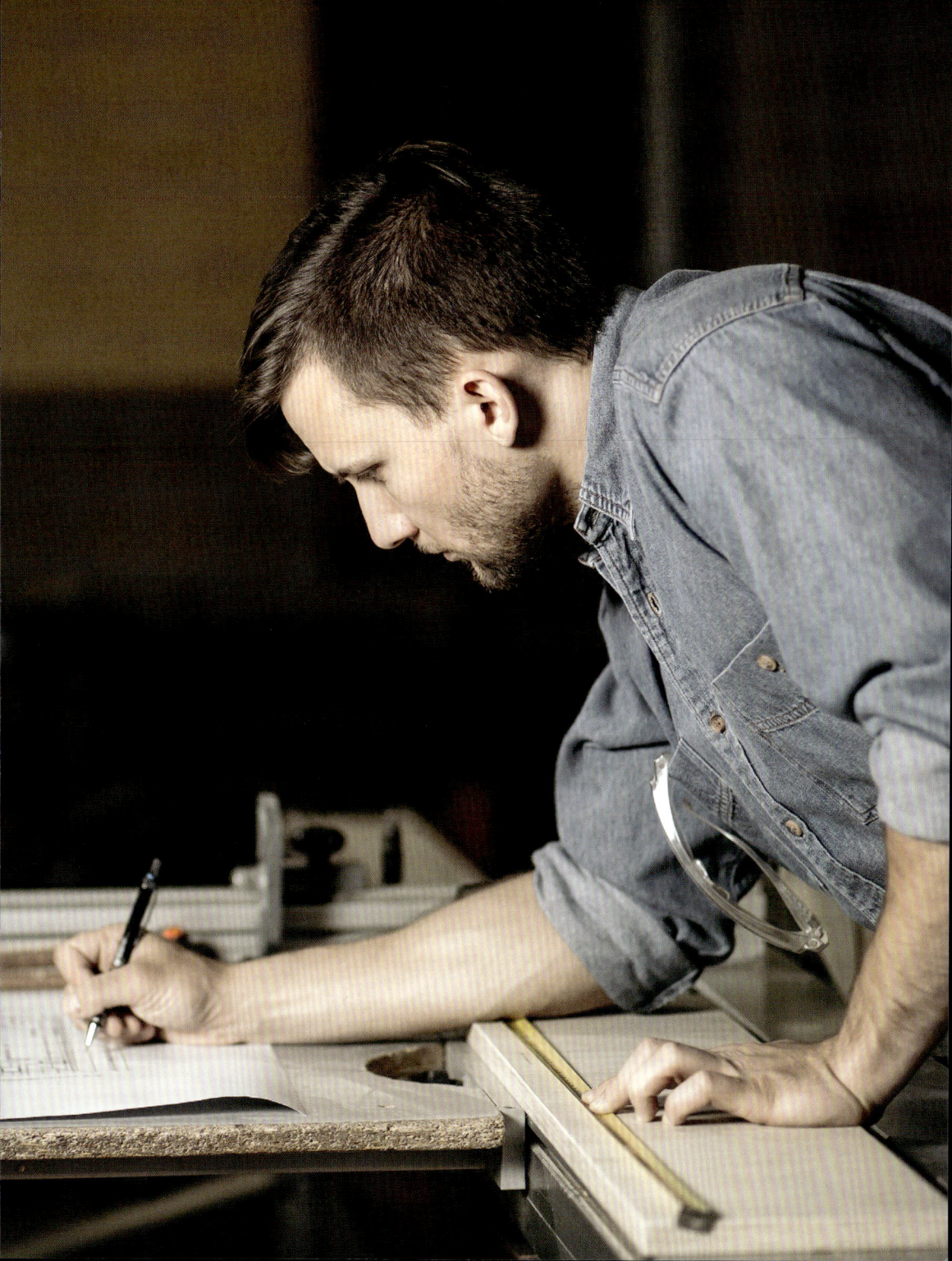

Überprüfen Sie Ihre Chakra-Stärken und -Defizite

Nachdem wir nun verschiedene Aspekte der Chakren erforscht haben, die sich im täglichen Leben manifestieren, versuchen Sie diese Übung, um Ihre eigenen Chakra-Talente und -Defizite zu überprüfen.

Chakra-Übung

Eine örtliche Gruppe, der Sie verbunden sind, möchte etwas Geld aufbringen, um ein von Ihnen genutztes Gebäude zu sanieren. Lesen Sie nun die gegensätzlichen Aussagen. Es ist wahrscheinlich, dass Sie bei mindestens ein oder zweien von ihnen denken: „Ja, ich würde das tun", bei anderen: "Nein, das bin ich nicht." Diese kleine Übung zeigt Ihnen die Chakra-Energien, die in Ihnen den Ton angeben, wie auch diejenigen, von denen Sie sich herausgefordert fühlen. Jetzt wissen Sie, was zu tun ist, wenn Sie diese Situation ändern möchten. Investieren Sie etwas Chakra-Arbeit in diesen Bereichen und sehen Sie, was passiert! Sie haben jetzt Werkzeuge an der Hand, um Veränderungen in Ihrem Leben vorzunehmen.

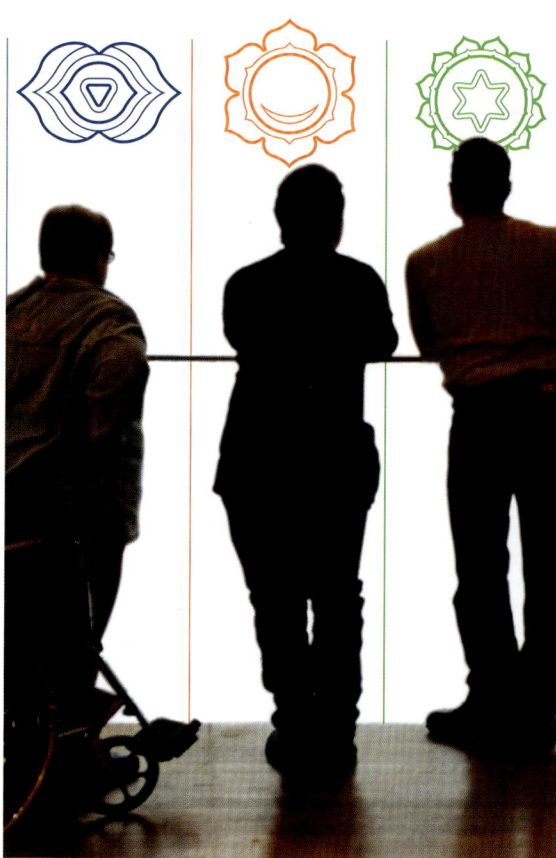

Drittes Auge
Ich möchte eine Fundraising-Webseite entwerfen, um die Aktivität zu unterstützen.

Sakral-chakra
Ich telefoniere und maile herum, damit alle meine Bekanntzu einem Treffen kommen.

Herzchakra
Ich finde die Idee wunderbar und unterstütze sie nach Kräften.

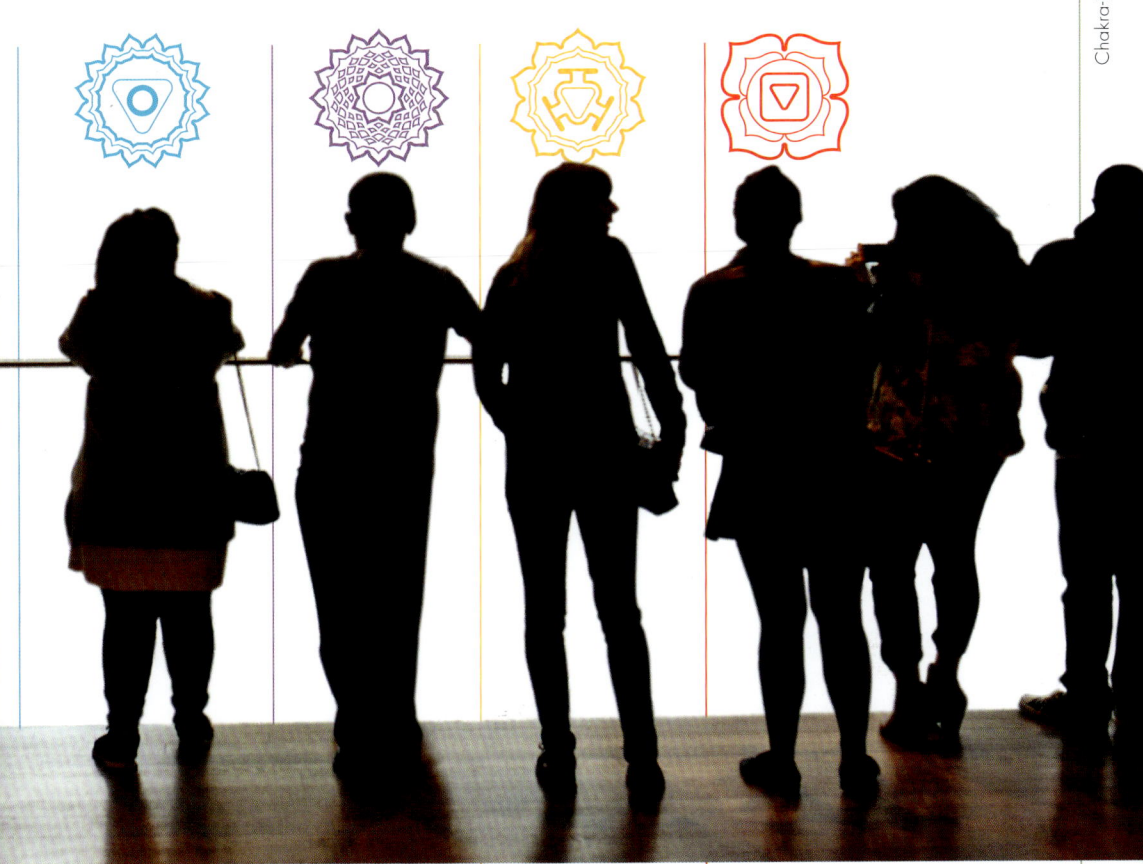

Halschakra

Ich werde von der lokalen Zeitung interviewt und erzähle ihnen alles über die Spendenaktion.

Kronenchakra

Ich habe eine brillante Fundraising-Idee.

Solarplexus-chakra

Ich leite ein Fundraising-Meeting und gehe voran, die Menschen zusammen-zubringen.

Wurzel-chakra

Ich laufe durch die Straßen und werfe Flugblätter in die Brief-kästen.

CHAKRA-ENERGIEN IM HAUS

In diesem Abschnitt erfahren Sie, wie Sie bestimmte Bereiche in Ihrem Haus mit verschiedenen Chakra-Energien verbessern können. Damit verwandeln Sie Ihr Lebensumfeld in einen wahrhaft wohltuenden und heilsamen, persönlichen Raum. Indem Sie daran arbeiten, Ihre Aufmerksamkeit für Ihre Chakren innen zu erhöhen, können Sie auch neue Energie nach außen tragen, um Ihr Leben wirklich ins Gleichgewicht zu bringen.

Wurzelchakra:
das Zuhause als Zufluchtsort

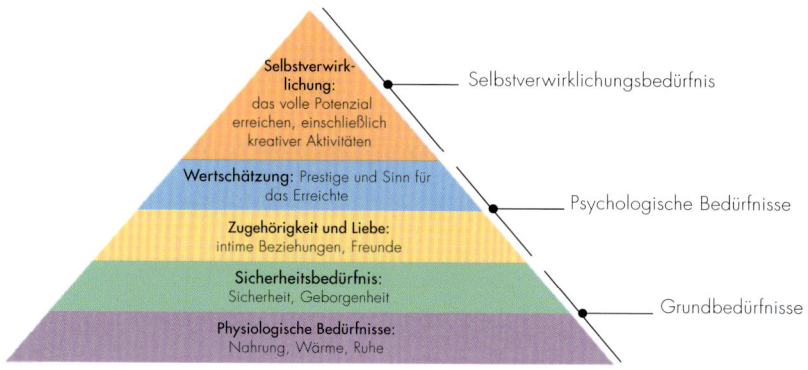

Selbstverwirk-lichung: das volle Potenzial erreichen, einschließlich kreativer Aktivitäten

Wertschätzung: Prestige und Sinn für das Erreichte

Zugehörigkeit und Liebe: intime Beziehungen, Freunde

Sicherheitsbedürfnis: Sicherheit, Geborgenheit

Physiologische Bedürfnisse: Nahrung, Wärme, Ruhe

Selbstverwirklichungsbedürfnis

Psychologische Bedürfnisse

Grundbedürfnisse

In den 1950er-Jahren entwickelte der Psychologe Abraham Maslow mit der „Bedürfnispyramide" ein Diagramm, das in mancher Hinsicht unserem Chakra-Diagramm ähnelt: Unten sind zwei Ebenen mit grundlegenden Bedürfnissen verbunden, die mittleren Ebenen mit psychologischen Bedürfnissen, und die obere Ebene mit der Selbstverwirklichung.

Auf der Ebene der Grundbedürfnisse sind Sicherheit und Geborgenheit sowie physische Grundbedürfnisse wie Nahrung und Unterkunft für das geistige und körperliche Wohlbefinden von entscheidender Bedeutung. Ein Zuhause bedeutet mehr als nur vier Wände: Mit ihm ist ein tiefes Gefühl von Erdung, Verwurzelung und Geborgenheit an diesem Ort verbunden.

Ihr Zuhause

Wie fühlen Sie sich in Ihrem Zuhause? Ist es für Sie ein sicherer Ort, an den Sie gerne zurückkehren? Hier geht es weniger um Schlösser an Türen und Fenstern und einen Sicherheitsalarm, sondern eher darum, wie Ihr Zuhause für Sie als Zufluchtsort funktioniert. Dies ist mit der Wurzelchakra-Energie verbunden. Haben Sie das Gefühl, in Ihr Zuhause zu gehören? Passt seine Energie zu Ihnen? Wenn Sie Ihr Zuhause selbst gewählt haben, wird das höchstwahrscheinlich der Fall sein. Wenn Sie jedoch irgendwohin ziehen mussten, was nicht ganz Ihrer Wahl entsprach, fühlen Sie sich vielleicht weniger wohl.

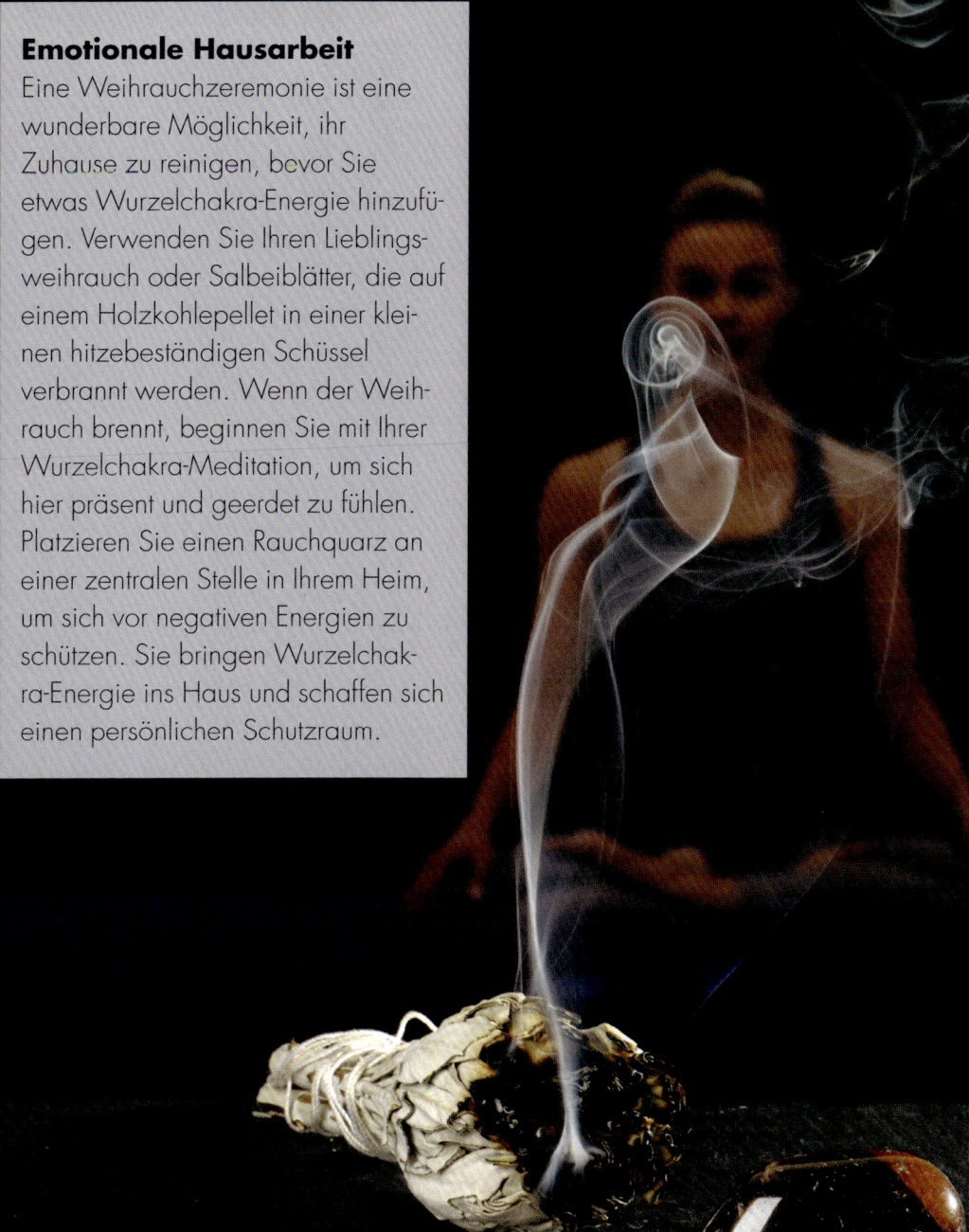

Emotionale Hausarbeit

Eine Weihrauchzeremonie ist eine wunderbare Möglichkeit, ihr Zuhause zu reinigen, bevor Sie etwas Wurzelchakra-Energie hinzufügen. Verwenden Sie Ihren Lieblingsweihrauch oder Salbeiblätter, die auf einem Holzkohlepellet in einer kleinen hitzebeständigen Schüssel verbrannt werden. Wenn der Weihrauch brennt, beginnen Sie mit Ihrer Wurzelchakra-Meditation, um sich hier präsent und geerdet zu fühlen. Platzieren Sie einen Rauchquarz an einer zentralen Stelle in Ihrem Heim, um sich vor negativen Energien zu schützen. Sie bringen Wurzelchakra-Energie ins Haus und schaffen sich einen persönlichen Schutzraum.

Sakralchakra: das Zuhause als Willkommensort

D as geflügelte Wort „Mein Haus ist dein Haus" zeigt sehr gut, wie man Sakralchakra-Energie in sein Zuhause bringt: Es geht darum, einen einladenden Raum zu schaffen, um all jene willkommen zu heißen, die hineinkommen.

Was ist der erste Eindruck von Ihrem Heim? Ist es unaufgeräumt, liegen im Flur überall Sachen herum? Wie erscheint es wohl jemandem, wenn er Sie besuchen kommt? Oft kommen diese Gedanken einem erst, wenn man sein Haus verkaufen möchte, aber Sie leben ja die ganze Zeit dort, und vielleicht ist es Zeit, sich das jetzt einmal anzusehen?

Würdigen Sie Ihre Gäste

Bei der Sakralchakra-Energie geht es darum zu teilen, offen zu sein, mit anderen Menschen zusammen zu sein und ihnen das Gefühl zu geben, willkommen zu sein. In vielen Kulturen ist die Idee der Gastfreundschaft heilig; dort erhält der Gast etwa einen besonderen Platz am Kamin oder den besten Platz am Tisch. Mit dieser Großzügigkeit erhält der Hausbesitzer im Gegenzug positive Energie vom Gast.

Denken Sie über Ihr Zuhause nach. Wo sind die Orte, an denen Sie und Ihre Familie oder Freunde zusammenkommen? Die Küche, das Esszimmer, das Wohnzimmer? Schauen Sie sich diese Räume an und fragen Sie sich: „Wie könnte ich sie einladender machen?" Vielleicht würden ein paar neue Kissen oder eine Überdecke Ihr Sofa einladender aussehen lassen. Das Neuordnen von Möbeln kann den Raum offener machen. Frische Blumen bringen einen Hauch von Natur, geputzte Fenster lassen strahlendes Tageslicht ins Haus.

Wärmende Farben

In der Küche können Sakralchakra-Töne wie Aprikose, sanftes Orange oder Terrakotta an Wänden eine einladende Atmosphäre schaffen. Farbige Tischdecken und Vorhänge können neutrale Farben und Oberflächen verändern. Spielen Sie mit Sakralchakra-Energie in Ihren Räumen und beobachten Sie, wie Ihre Freunde und Familie auf die Veränderungen reagieren.

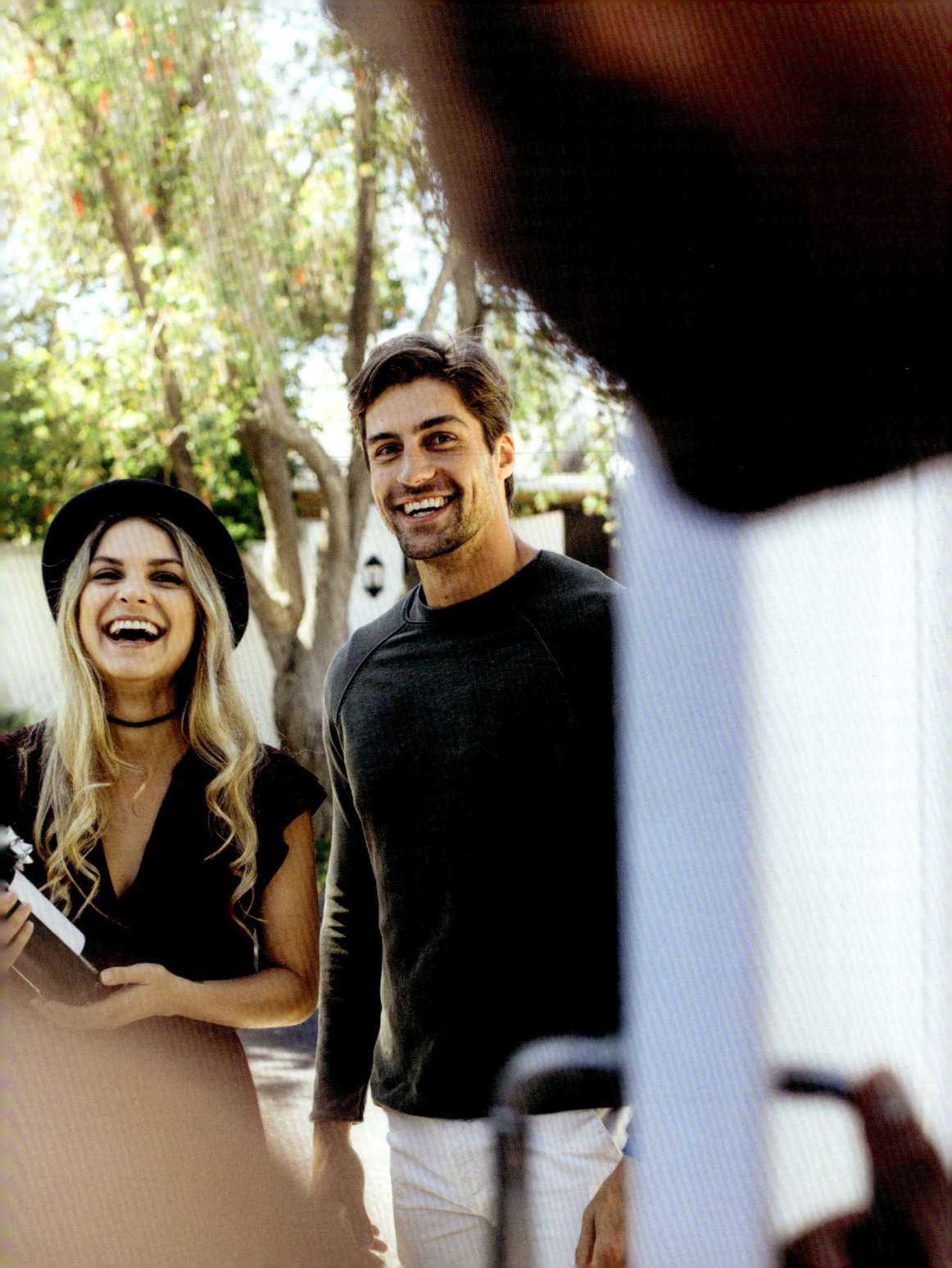

Solarplexuschakra: das Zuhause als Aufladestation

Das Solarplexuschakra wird durch die Sonne mit ihrem Licht, ihrer Kraft und Energie symbolisiert. Es in Ihrem Zuhause zu steigern bedeutet, den Ort zu finden, an dem das meiste Tageslicht hereinkommt, und diesen Ort noch offener zu machen.

Gehen Sie durch Ihre Räume und denken Sie darüber nach: Vielleicht haben Sie nie bemerkt, wo das meiste Licht ist, oder wie sich das Licht im Laufe des Tages ändert, wenn sich die Sonne über den Himmel bewegt.

Fenster sind die naheliegendste Art, Licht in einen Raum zu lassen; sie innen und außen sauber zu halten, lässt strahlendes Tageslicht herein und hält die Energie des Innenraums frisch.

Reflektierendes Licht

In der chinesischen Kunst des Feng-Shui ist die Platzierung bestimmter Objekte wichtig, um Energie in einem Raum fließen und sich bewegen zu lassen, um Stagnation zu vermeiden. Die Spiegel an den Wänden sind hier der Schlüssel: Sie reflektieren das Licht und erhellen die Räume, selbst dort, wo die Sonne nicht scheint. Das Aufhängen großer Spiegel in kleinen Räumen kann den Raum völlig verändern.

Licht kann auch durch natürliche Kristalle wie z. B. klarem Quarz, Citrin oder Gehänge aus geschliffenem Glas reflektiert werden, die Licht in wundervollen Regenbogenfarben brechen. Die Verwendung dieser lichtdurchfluteten Objekte verleiht einem Raum eine endgültige energetische Note.

Folgen Sie Ihrem Instinkt

Solarplexuschakra-Energie ist ein wichtiger Ausdruck persönlicher Energie und Kraft. Kristalle dort zu platzieren, wo Ihre Intuition Sie hinführt, ist ein sehr positiver Weg, die Solarplexuschakra-Energie in Ihrem Heim zu verbessern. Größere Kristalle können im Raum einen starken Fokuspunkt bilden. Sie werden vielleicht einige Orte ausprobieren, bevor Sie genau den richtigen für sie gefunden haben. Dadurch steigern Sie intuitiv Ihre persönliche Energie im Raum.

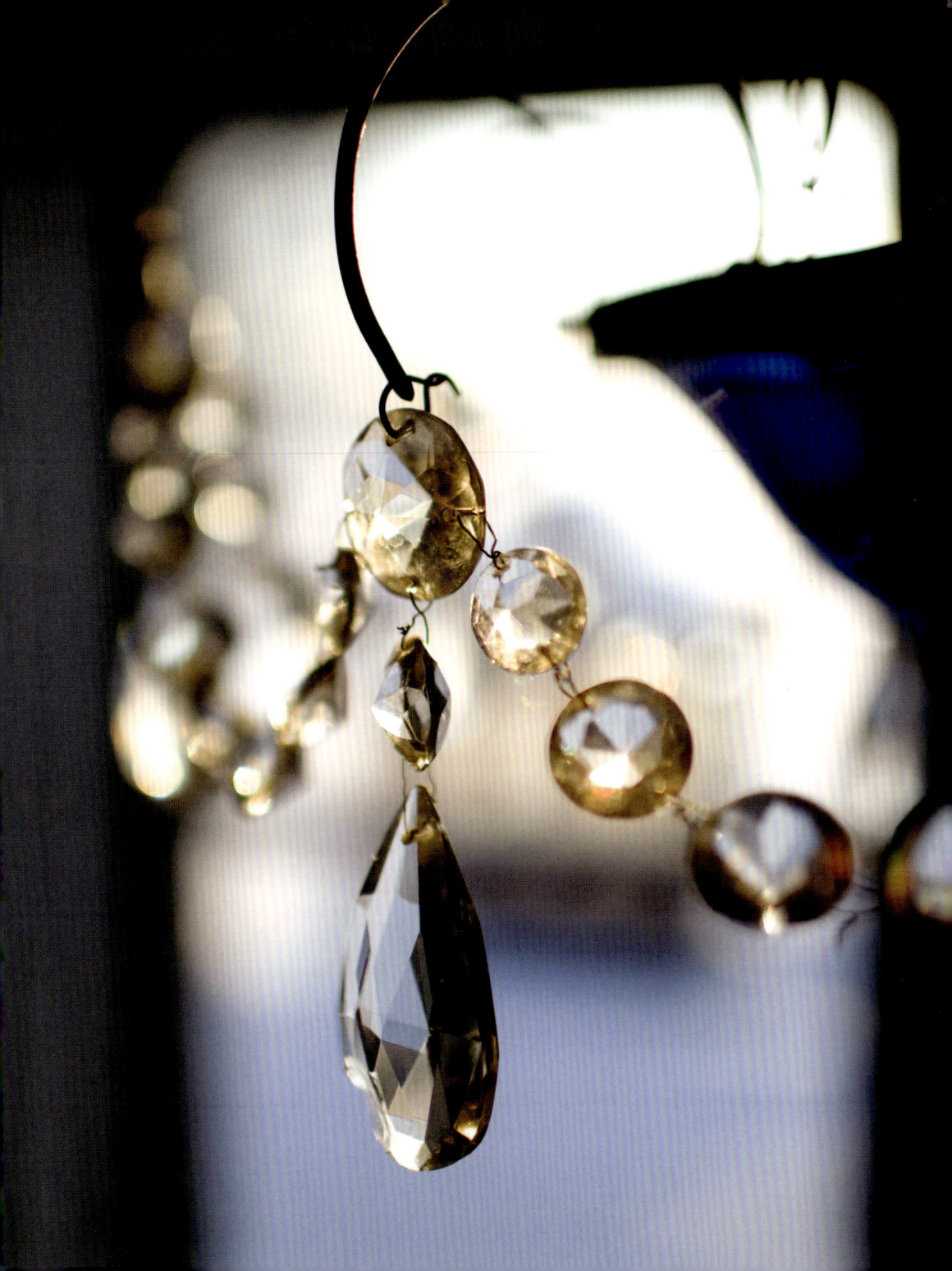

Herzchakra: das Zuhause als Grünzone

Grün ist eine der Hauptfarben des Herzchakras und eine lebenswichtige Farbe der Natur. Um die Herzchakra-Energie in Ihrem Heim zu verbessern, ergibt es deshalb Sinn, Orte zu prüfen, wo Sie die Energie von Pflanzen und Blumen einbringen können.

Wenn Sie einen eigenen Garten haben, beginnen Sie dort. Je mehr Sie mit Garten und Pflanzen interagieren, desto mehr steigern Sie Ihre eigene Herzchakra-Energie. Wie funktioniert Ihr Gartenraum für Sie? Wenn er sich für Sie eher als Last denn als Lust anfühlt, dann überlegen Sie, wie Sie es anstellen können, dass Sie lieber dort sind. Ein professioneller Gärtner kann einem langweiligen Rasen und Blumenbeeten neue, spannende Impulse verleihen. Wenn Ihr Garten abschüssig ist, können Sie Terrassen hinzufügen und so auf verschiedenen Ebenen Pflanzen setzen. Wenn es Ihnen schwerfällt, sich zu bücken, um Unkraut zu jäten, sind Hochbeete eine Option, damit Sie leichter an die Pflanzen kommen können. Einen Garten zu haben, ist ein Segen: Je mehr Zeit Sie darin verbringen, desto mehr wird Ihre Herzchakra-Energie erhöht.

Begrenzte Flächen nutzen

Zu Ihrer Wohnung gehört vielleicht ein Balkon. Das wäre ein idealer Platz für einige Topfpflanzen. Sie können dort Blumen haben oder Gemüse wie Babytomaten oder Mini-Zucchini oder Kräuter ziehen, um Ihre Küche zu bereichern. Wenn Sie in einer Wohnung ohne Balkon leben, können Sie immer noch grüne Energie in Form von Zimmerpflanzen und Blumen ins Haus bringen. Spinnenpflanzen helfen, negative Energie im Haus zu neutralisieren. Ein warmes Binnenklima begünstigt schöne exotische Arten wie Orchideen. Mit Zimmerpflanzen lässt sich intuitiv grüne Herzchakra-Energie dort platzieren, wo Sie sie haben möchten.

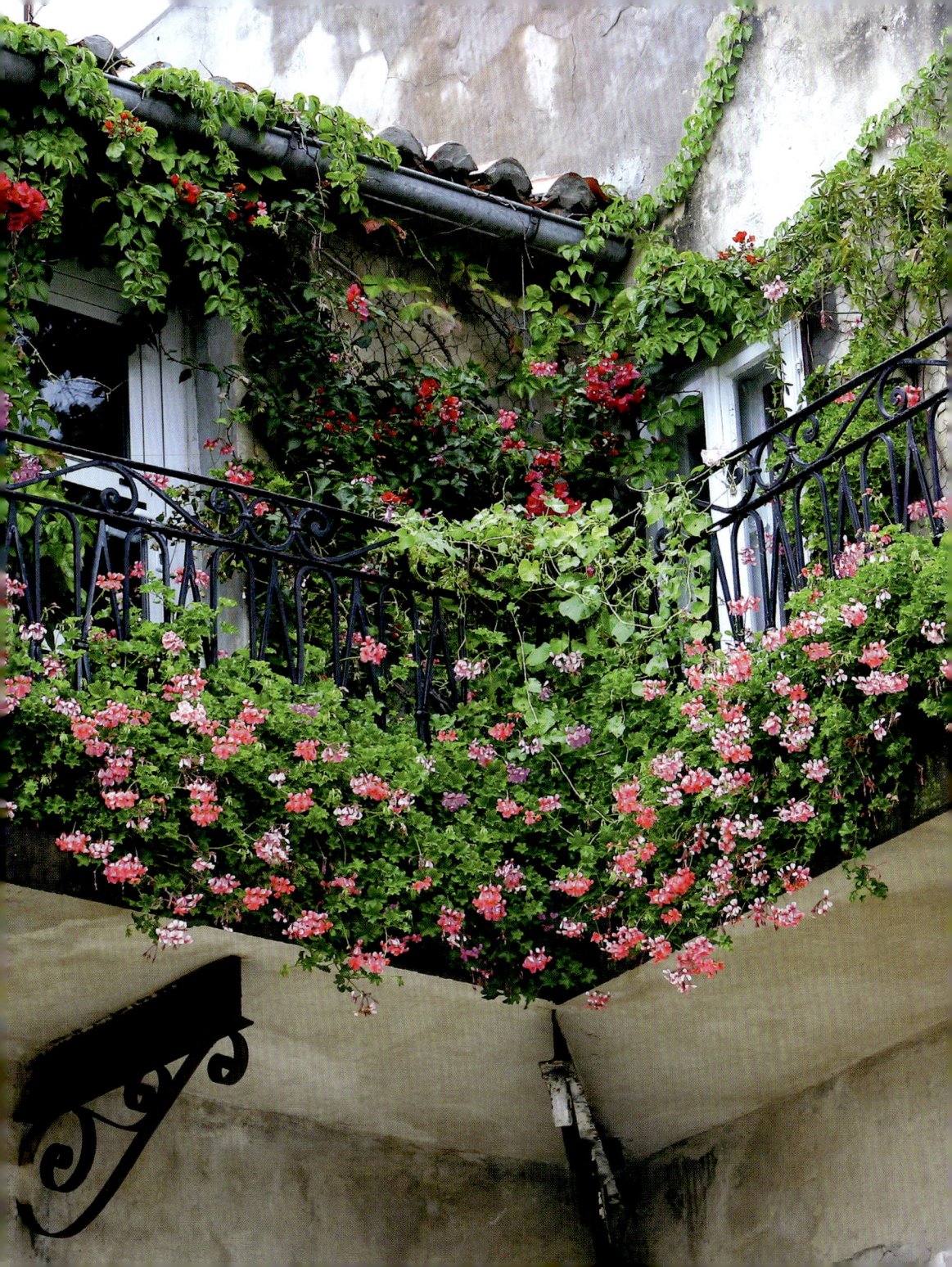

Halschakra: das Zuhause als Ausdruck Ihrer Persönlichkeit

Sich einen eigenen Raum zu schaffen ist ein sehr tiefer menschlicher Instinkt. Das Halschakra gibt uns die Energie, Aussagen über die persönliche Identität zu machen, sei es durch die Worte, die wir sprechen, oder die Dinge, die wir um uns herum haben, um zu reflektieren, wer wir sind.

Haben Sie jemals bemerkt, wie wichtig die Personalisierung von Räumen für Menschen ist? Zum Beispiel nimmt im Zug jeder Fahrgast innerhalb kürzester Zeit Beschlag von seinem Sitzplatz durch die Art, wie er seine persönlichen Gegenstände, Mäntel, Schal oder Gadgets dort anordnet. Wenn eine Familie Sitze besetzt, wird das ganze Abteil sehr schnell zu ihrem eigenen! Oder beobachten Sie an einem Strand, an dem Urlauber ankommen, wie schnell jeder einen Anspruch auf einen Platz stellt, indem er seine Sachen um ein Handtuch herum platziert. Einen angenehmen Ort um uns herum zu arrangieren, ist etwas, das wir alle tun.

Wenn Sie diesen Gedanken auf Ihr Zuhause beziehen, dann ist das, was Sie um sich herum sehen, wie Sie die Dinge anordnen und wie sich der Raum anfühlt, allesamt Ausdruck Ihrer Persönlichkeit. Schauen Sie sich jetzt in Ihrem Zuhause um, so, als würden Sie es zum ersten Mal sehen. Wie gut spiegelt es Sie wider? Und wie könnte es Sie stärker widerspiegeln?

Bin ich das?

Selbst kreativ zu werden, um einen eigenen Raum zu schaffen, ist aufregend, befreiend und stärkend. Die Bilder, die Sie an die Wände gehängt haben, die Bücher in den Regalen, die Kissen auf dem Sofa, die Teppiche auf dem Boden, sogar die Farben der Wände: alles um Sie herum von Ihnen ausgewählt. Wenn Sie mehr Energie aus dem Halschakra in Ihr Heim bringen möchten, dann fragen Sie sich beim Herumschauen: Was entspricht mir, was entspricht mir nicht mehr? Seien Sie mutig und lassen Sie Dinge los, die passé sind. Lassen Sie sich von der Energie des Halschakras leiten, um einen Raum zu erschaffen, der wirklich von Ihnen spricht.

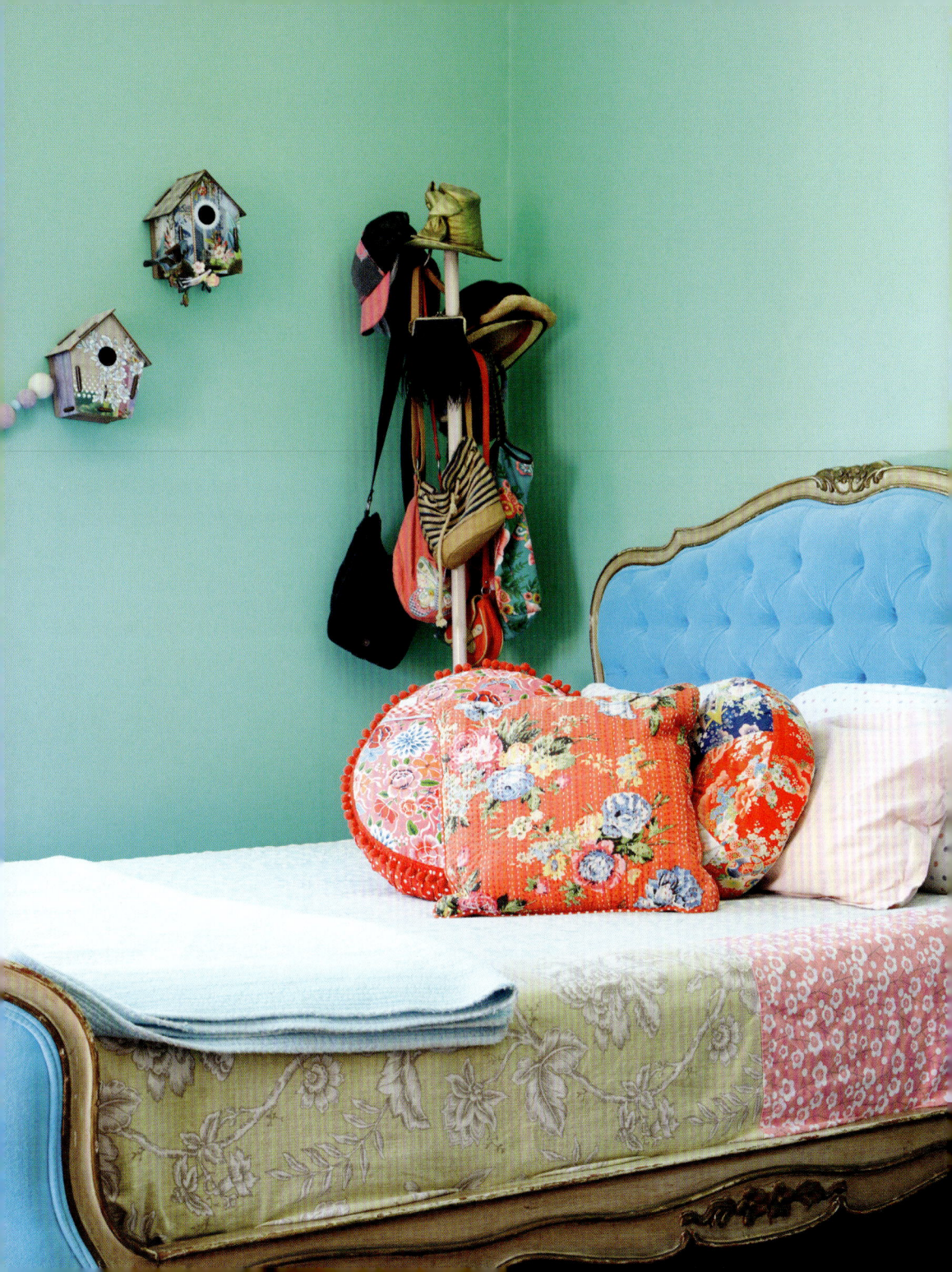

Drittes Auge: das Zuhause als Kreativraum

Wenn Sie in letzter Zeit an Ihrem Dritten Auge gearbeitet haben, werden Sie vielleicht feststellen, dass Sie von dem Wunsch besselt sind, kreativer zu sein. Eine besondere Ecke in Ihrem Zuhause zu schaffen, um Ihre Kreativität auszuleben, kann diesen Prozess noch verstärken.

Erinnern wir uns an die „Höhle" unserer Kindheit: ein besonderer Raum, voller Farben und Dinge, die uns geholfen haben, unsere eigene kreative Welt aufzusuchen. Es könnte ein Baumhaus gewesen sein, wo wir uns als Kinder vor den Erwachsenen zurückgezogen haben, oder eine Garage oder ein Dachboden, auf dem wir mit unseren Freunden herumhängen durften.

Die „Höhlen" des Erwachsenenalters können andere sein. Etwas so Einfaches wie ein Schuppen im Garten kann in etwas wirklich Ungewöhnliches und Individuelles verwandelt werden. Wenn Sie sich für grüne und nachhaltige Gebäude interessieren, werfen Sie einen Blick auf Öko-Gartenhäuser, die im Außenbereich installiert werden können. Im Haus könnte ein Zimmer, das nicht mehr benutzt wird in eine kreative Oase umgewandelt werden. Wenn kein Zimmer frei ist oder Sie es mit anderen Leuten teilen müssen, können Sie immer einen inspirierenden Ort schaffen: Trennen Sie ihn durch einen schön gestalteten Raumteiler vom Rest ab, damit er sich besonders anfühlt.

Machen Sie es!

Die Idee der Höhle ist die eines besonderen Raums, in dem Ihre ganz eigene kreative Energie auf spannende Art und Weise Gestalt annehmen kann. Malen, Musik machen, fotografieren, nähen, schreiben: Was auch immer Ihre Leidenschaft ist, hier können Sie es tun oder lassen, wann immer Sie wollen. Es ist ein Raum, um mit dem Dritten Auge zu arbeiten, ein Ort, an dem Sie Ihre eigene Magie erschaffen und die Inspiration aus Ihrer Energiearbeit nutzen können.

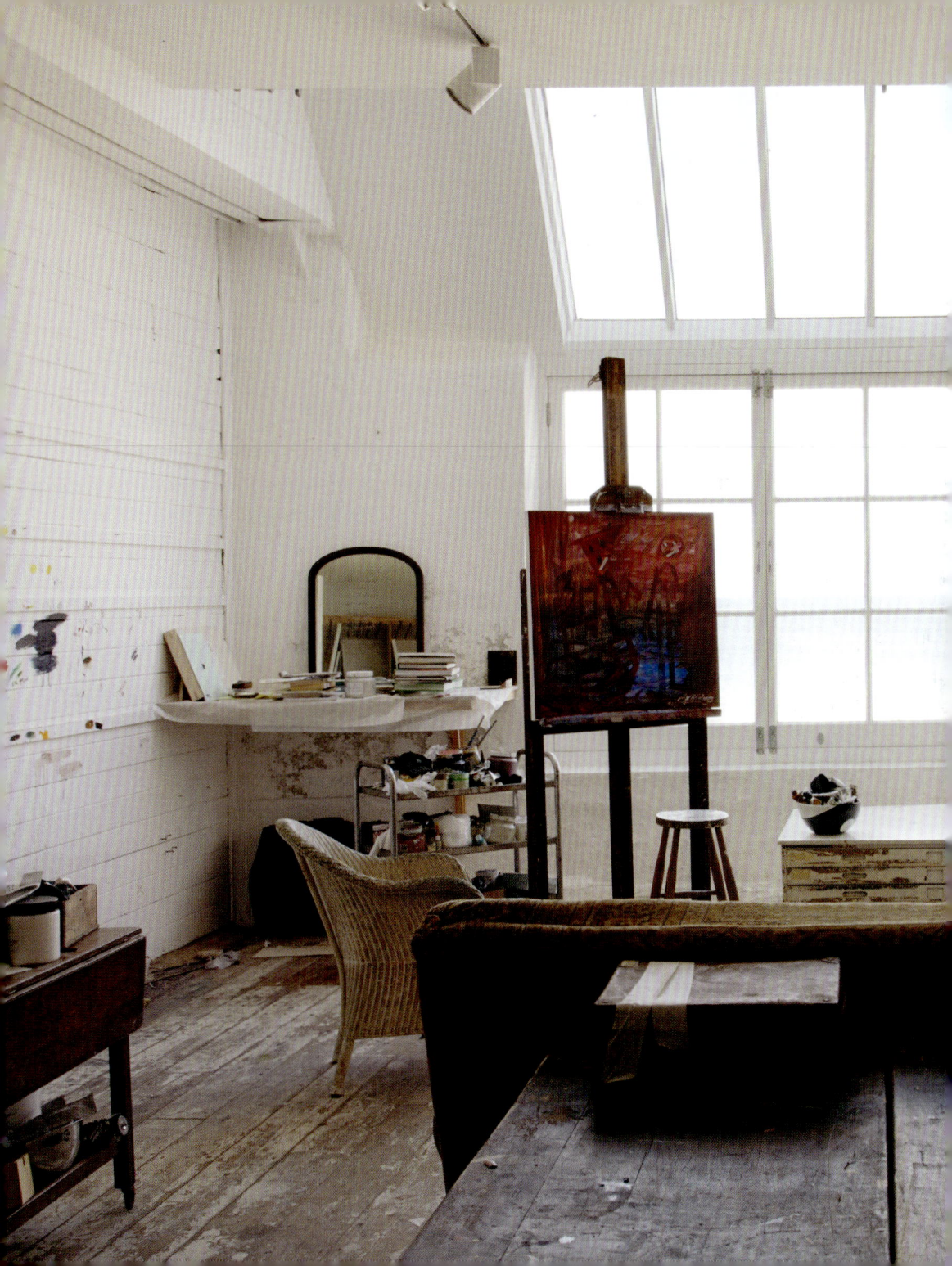

Kronenchakra: das Zuhause als heiliger Ort

In vielen Ländern, besonders im Fernen Osten, haben gewöhnliche Häuser kleine Schreine oder Altäre im Inneren, die jeden Tag mit frischen Blumen geschmückt werden und nach Räucherwerk duften. Das ist eine Tradition, die Jahrhunderte zurückreicht: Man ehrt seine Vorfahren im Familienschrein oder einen besonderen spirituellen Lehrer wie Buddha mit einer Statue an einem besonderen Ort. Diese Praxis schafft einen heiligen Raum innerhalb des Hauses; sich auf diesen Raum zu konzentrieren, verbindet Sie mit dem Kronenchakra und dem Ausdruck spiritueller Energie.

Einen Altar in Ihrem Zuhause einzurichten, ist eine wunderbare Möglichkeit, spirituelle Energie in Ihren Raum zu bringen. Sie können religiöse Symbole oder auch nur irgendwelche Objekte darauf platzieren, die eine spirituelle Bedeutung für Sie haben.

Der richtige Ort

Es ist wichtig darüber nachzudenken, wo man seinen Altar platziert. Es könnte sein, dass Sie bereits einen Lieblingsplatz für Ihre Meditationen und Yoga-Übungen im Rahmen Ihrer Chakren-Arbeit gefunden haben. Einen Altar hier aufzustellen, würde helfen, diese Energie zu fokussieren.

Ein kleiner, niedriger Tisch ist ideal: Legen Sie ein Tuch in einer Farbe darüber, die Sie mögen, oder vielleicht einen bunten Schal, wenn Sie möchten. Eine Vase für frische Blumen, ein Kerzenständer und ein Weihrauchhalter sind wichtige Gegenstände. Die Blumen bringen die Energie der Natur auf den Altar, die Kerze und der Weihrauch reinigen den Raum. Dann können Sie andere Elemente hinzufügen, die für Sie von Bedeutung sind: Kristalle, Strandsteine, kleine Statuen, Federn – alle platziert, wie und wo Sie es wünschen. Durch das tägliche Anzünden von Kerze und Weihrauch und das Frischhalten der Blumen pflegen Sie den Altar und bringen die wunderschöne spirituelle Energie des Kronenchakras ins Haus.

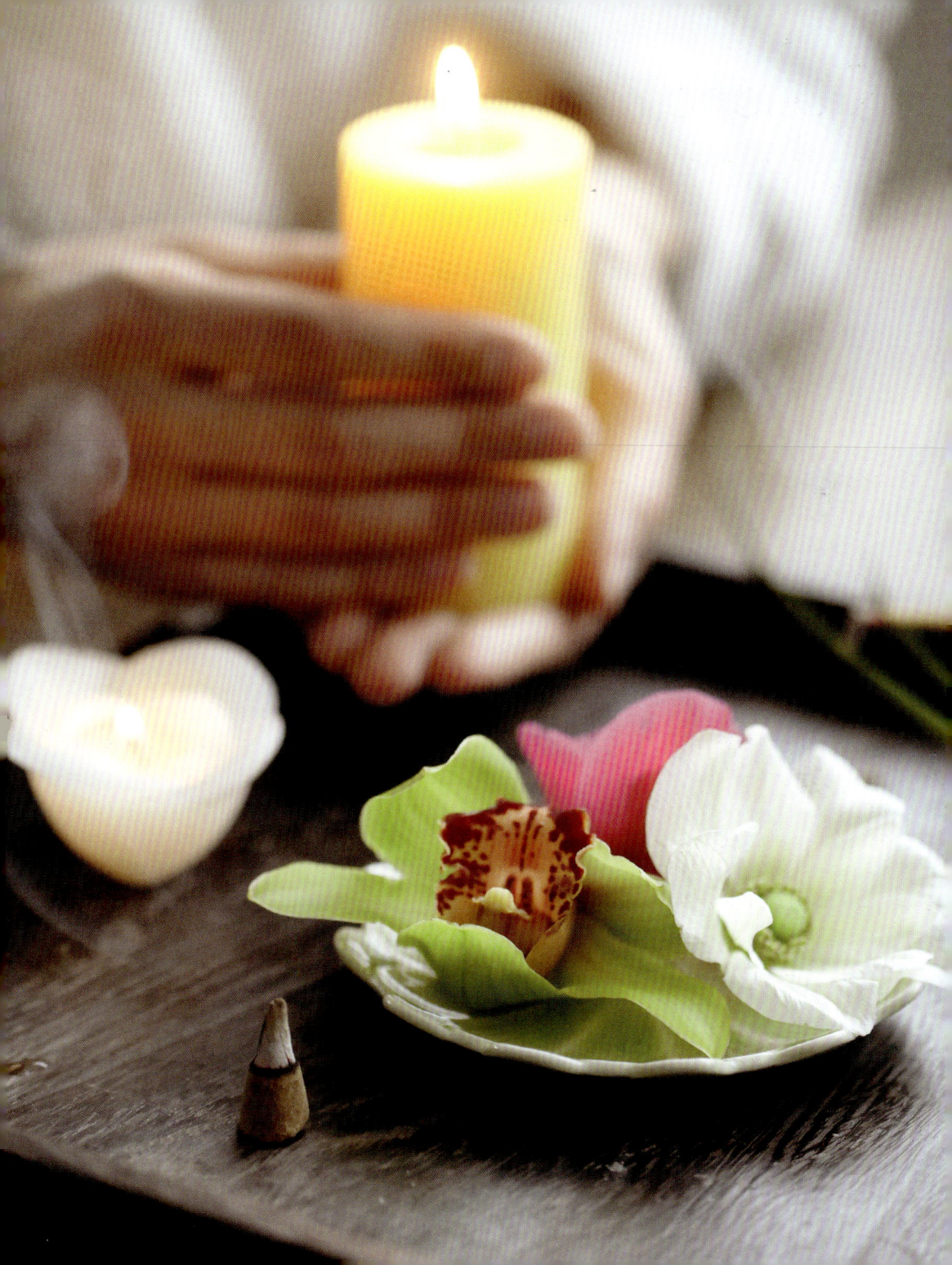

Die Chakren-Reise: einfach beginnen

Wie wir auf der Reise durch dieses Buch gesehen haben, ist die Erforschung der Chakren eine faszinierende Möglichkeit, dem Leben spirituellen Sinn zu geben. Vom individuellen Betrachten der Chakren und sie zu energetisieren, bis zum Erkennen der Zeichen der Chakra-Energie im täglichen Leben und sie sowohl auf der Arbeit als auch zu Hause zu entwickeln, bereichern solche Übungen das Leben und erweitern das persönliche Bewusstsein.

Wenn Sie diesen Punkt erreicht haben, fragen Sie sich vielleicht, wo Sie anfangen sollen. Das Wichtigste daran ist einfach Folgendes zu tun: seine Schritte auf diesen Weg zu leiten.

Die Freude am Lernen

Ein Vorschlag wäre, zu Kapitel 2 über die einzelnen Chakren zurückzukehren und sie durch die vorgeschlagenen Übungen kennenzulernen. Einige Chakra-Energien werden sich bereits vertraut anfühlen; das ist ein Zeichen dafür, dass sie gut funktionieren. Andere fühlen sich vielleicht anspruchsvoller an, was bedeutet, dass diese Energieübungen diese Ebenen energetisieren und stärken werden. Dies ist eine Entdeckungsreise, also gehen Sie langsam, erspüren Sie Ihren Weg und was für Sie richtig ist. Seien Sie sanft zu sich selbst. Die Reise soll Ihnen Vergnügen bereiten, inspirierend, magisch und expansiv sein. Je mehr Schritte Sie unternehmen, desto mehr werden Sie entdecken wollen. Gehen Sie diese Reise mit einem Gefühl von Neugier und Freundlichkeit für sich an.

Vor allem: viel Vergnügen!

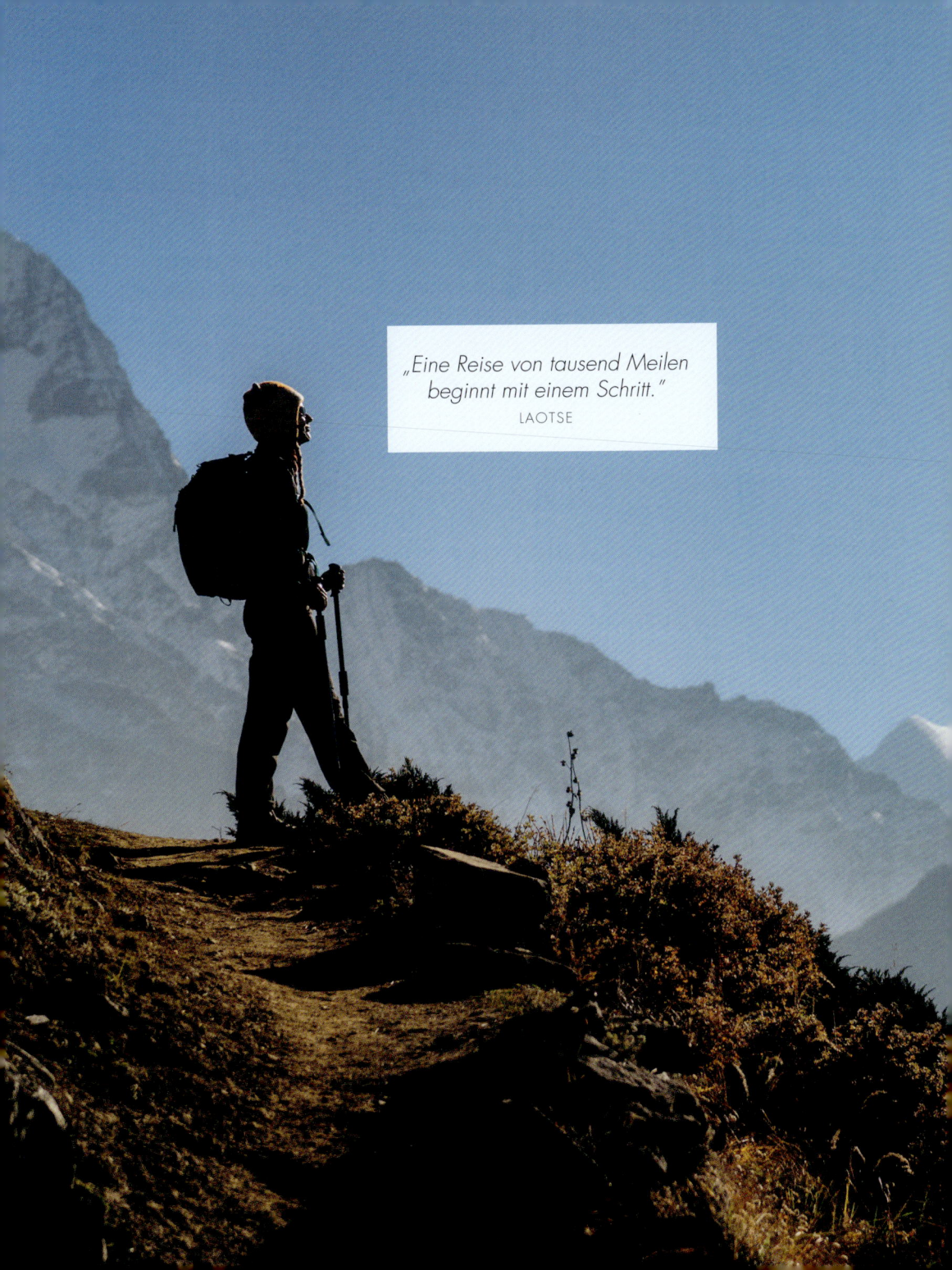

„Eine Reise von tausend Meilen beginnt mit einem Schritt."

LAOTSE

GLOSSAR

BEGRIFFE AUS DEM SANSKRIT

Asana eine Yoga-Stellung.

Ayurveda die altindische „Wissenschaft des Lebens", die Spiritualität, Medizin, Yoga, Ernährung und Gesundheit beinhaltet.

Bijas wörtlich „Samenlaute"; uralte individuelle Silben für die Chakren.

Chakra wörtlich „Rad"; der Ausdruck zur Beschreibung der Energiezentren des menschlichen Systems.

Mantra eine Reihe von heiligen Sanskrit-Wörtern, die einen Satz bilden, der gesungen wird, zum Beispiel „Om mani padme hum".

Prana die Lebensenergie des menschlichen Körpers, übertragen von der kosmischen Quelle in die menschliche Gestalt und entlang der Wirbelsäule durch die Chakren geleitet.

ANDERE BEGRIFFE

Aromatherapie die Verwendung von ätherischen Ölen zur Unterstützung des seelischen und körperlichen Wohlbefindens.

Ätherisches Öl ein reines, natürliches Aroma, das aus einer einzelnen Pflanze, Frucht, Kraut, Holz oder Blume extrahiert wird.

Aura ein Energiefeld, das den menschlichen Körper durchdringt und umgibt. Manche Menschen mit sensiblen Heilungsfähigkeiten können es als ein Feld von Farben um eine Person sehen. Die Chakra-Farben erscheinen in der Aura als stärkere oder schwächere Tönungen, je nachdem, wie gut sie funktionieren.

Brustbein ein starker Knochenbereich in der Mitte der Brust, der die beiden Seiten des Brustkorbs zusammenhält; der physische Ort des Herzchakras.

Duftbrenner, Verdampfer eine flammenbetriebene oder elektrische Einheit, um ätherische Öle zu erwärmen und ihren Duft in einem Raum zu verteilen.

Farbschwingung Die sieben Farben des Regenbogens (auch die sieben Hauptchakra-Farben) sind die Hauptfarben, die wir sehen. Alle Farben sind Lichtschwingungen: Weißes Licht hat die schnellste Schwingung, schwarz die langsamste, alle Chakra-Farben dazwischen variieren in ihrer Intensität. Zum Beispiel ist die Schwingung des Violetts des Kronenchakras viel höher als die langsamere, dichtere Schwingung des roten Wurzelchakras.

Feng-Shui eine alte chinesische Kunst, die den Energiefluss in einem Raum, zum Beispiel ein Zuhause, ausgleicht, indem bestimmte Objekte an speziellen Orten platziert werden.

Ganzheitliche Heilung die Herstellung eines Gleichgewichts von Geist, Körper und Seele durch Zuhilfenahme aller Mittel der Heilung.

Heilenergie Der Begriff beschreibt eine Kraft, die das gesamte Universum und alle Lebewesen durchdringt. In der chinesischen Medizin heißt es Chi und in der indischen ayurvedischen Praxis Prana.

Heilung die Kunst, Energie mit vielen verschiedenen Werkzeugen, wie Farbe, Klang, ätherische Öle in der Aromatherapie oder Massage ins Gleichgewicht zu bringen.

Hormon eine regulatorische Substanz, die vom menschlichen Körper produziert wird, um bestimmte Organe, Gewebe oder Systeme zu beeinflussen; zum Beispiel den Schlaf, die Stimmung oder die Menstruation bei Frauen.

Kreuzbein eine große knöcherne Fläche in Form eines Dreiecks an der Basis der Wirbelsäule.

Meditation eine Praxis, den Geist zu beruhigen; man sitzt in einer entspannten, aber fokussierten Haltung und wendet Atemübungen oder Visualisierungen an, um einen Zustand inneren Friedens zu erreichen.

Pendeln uralte Energieerkennungsübung unter Verwendung eines Gewichts an einer Schnur, das Ja- und Nein-Antworten geben soll.

Sechster Sinn Beim Heilen sollen die fünf regulären Sinne – Sehen, Hören, Riechen, Schmecken und Fühlen – durch den sechsten Sinn verstärkt werden, die Intuition – ein Blitz des plötzlich inspirierten Wissens.

Selbstheilung eine Heilpraxis, die man auf sich selbst anwendet. Es ist eine Maßnahme, die Entspannung und Ruhe fördert.

Weihrauch natürliche aromatische Harze und Kräuter, die gemahlen und zu einer Paste verarbeitet werden, um Räucherstäbchen zu beschichten, oder als loses Pulver verkauft werden, um auf Holzkohle zu brennen.

REGISTER

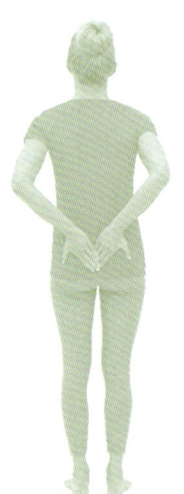
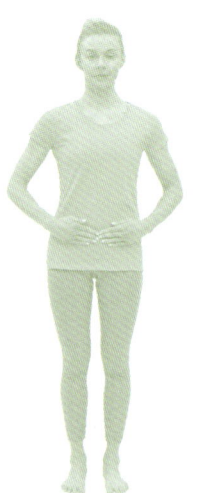
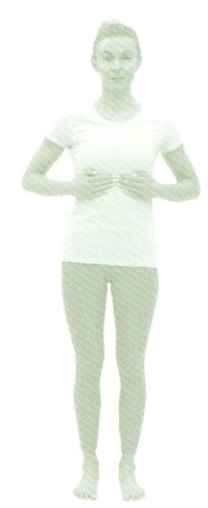

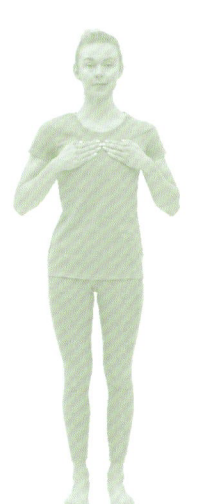 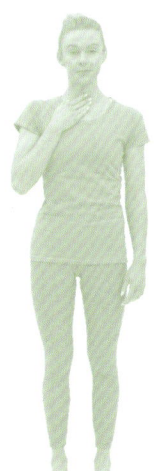 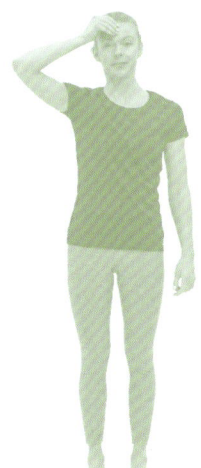 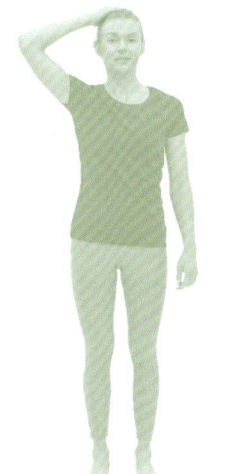

DANKSAGUNG

Ich danke allen bei Ivy Press für ihre liebevolle Arbeit an diesem Buch. Des Weiteren danke ich meinen Mentoren und den Helfern auf meiner Heilungs-Laufbahn, inbesondere Greta Gill und Andrew Ferguson für ihre Einsichten über Chakren und ihre Energien, Robert Tisserand in Sachen Aromatherapie, Richard Scull in Sachen Kristalle, Paddy Bailie in Sachen Klangheilung sowie Belinda Thompson für ihre Yoga-Tipps.

Ich widme dieses Buch meinen heilenden Freunden in nah und fern.

BILDNACHWEIS

Der Herausgeber bedankt sich für die Genehmigung zur Veröffentlichung urheberrechtlich geschützten Materials.

Alamy Stock Photo/Image Source: 40 (links); Johner Images: 203; Mariusz Szczawinski: 83; Radius Images: 211; Westend61 GmbH: 167. **Ivy Press/**John Woodcock: 19. **Prashanthns/**CC BY-SA 3.0: 13. **Shutterstock/**Africa Studio: 145, 147 (ganz rechts); Alex Segre: 177; Alexander Raths: 40 (rechts); AmyLv: 146 (Mitte links); Atosan: 179; Berislav Kovacevic: 205; Brandon Heiss: 173; Christian Bertrand: 64 (links); Cultura Motion: 71; Denis Belitsky: 213; DGLimages: 28; Fabrizio Misson: 187; Feyyaz Alacam: 59; fizkes: 9; Flexey: 53 (links); Gamzova Olga: 146 (Mitte rechts); haveseen: 195; iko: 183; ImageFlow: 113; Jacob Lund: 181, 201; Julia Metkalova: 165; Karelian: 47; Kazmulka: 147; KucherAV: 41 (oben); Kzenon: 64 (rechts); lightpoet: 127; Luna Vandoorne: 35; MediaGroup_BestForYou: 166; Microgen: 172, 175; Monkey Business Images: 189, 191, 207, 209; Narong Jongsiriku: 164; Nikodash: 77; Ocskay Mark: 14; Olga Zelenkova: 4; Photographee.eu: 95, 193; Pixeljoy: 18; plprod: 144; PlusONE: 52; Roman Kosolapov: 185; S.Borisov: 65; S.SITTA H: 146 (ganz links); shooarts: 53 (rechts); Sollex: 19; Swapan Photography: 147; Syda Productions: 197; Symonenko Viktoriia: 41 (unten); Tatyana Chaiko: 76; TijanaM: 2; Trybex: 173; vasanty: 23 (oben); wavebreakmedia: 107, 117; ZephyrMedia: 112.

Sämtliche vertretbaren Anstrengungen wurden unternommen, die Rechteinhaber ausfindig zu machen und die Genehmigung zur Nutzung des urheberrechtlich geschützten Materials einzuholen. Für unabsichtlich in der obigen Liste aufgetretene Fehler möchte sich der Herausgeber entschuldigen und nimmt, wenn er darauf aufmerksam gemacht wird, in folgenden Nachdrucken gern Berichtigungen vor.